医学考试应试指南系列丛书

本科生复习考试用书 / 研究生入学考试用书 / 执业医师资格考试用书

妇产科学应试指导

（第 3 版）

U0197170

主　编　廖秦平

副主编　吕　涛　黄振宇

编　委（按姓名汉语拼音排序）

陈华云　陈　锐　冯岩岩　冯宗昊　黄振宇

李嘉琪　廖秦平　刘　俊　刘　瑛　吕　涛

马　珂　尚梦远　孙晓彤　王晓茜　文　佳

杨　曦　曾　桢　张　蕾　朱思敏

北京大学医学出版社

FUCHANKEXUE YINGSHI ZHIDAO

图书在版编目（CIP）数据

妇产科学应试指导 / 廖秦平主编．—3 版．—北京：
北京大学医学出版社，2022.11
ISBN 978-7-5659-2644-0

Ⅰ．①妇… Ⅱ．①廖… Ⅲ．①妇产科学－医学院校－
教学参考资料 Ⅳ．① R71

中国版本图书馆 CIP 数据核字（2022）第 078786 号

妇产科学应试指导（第 3 版）

主　　编：廖秦平
出版发行：北京大学医学出版社
地　　址：(100191) 北京市海淀区学院路 38 号　北京大学医学部院内
电　　话：发行部 010-82802230；图书邮购 010-82802495
网　　址：http://www.pumpress.com.cn
E-mail：booksale@bjmu.edu.cn
印　　刷：北京溢漾印刷有限公司
经　　销：新华书店
责任编辑：刘陶陶　　责任校对：靳新强　　责任印制：李　啸
开　　本：850 mm×1168 mm　1/16　印张：21.25　字数：688 千字
版　　次：2022 年 11 月第 3 版　2022 年 11 月第 1 次印刷
书　　号：ISBN 978-7-5659-2644-0
定　　价：65.00 元

前　言

　　《妇产科学应试指导》一书的出版是为适应我国医学本科生和研究生教育，由北京大学医学出版社出版的《妇产科学》的配套辅导教材。全书涵盖产科、妇科和计划生育3大部分共32章，包括选择题、填空题、名词解释和问答题等多种题型，涵盖了妇产科学专业多年来各种考试的设计思路、解题方法，以及临床医学本科生复习考试和研究生入学考试要点。至今已出版了两版。每版均根据学科发展和培养计划的要求进行了更新。尤其是近些年来住院医师培训基地的日臻完善，考试更加严格，尤显该类书籍的重要。该书出版以来陪伴了无数在校医学生度过系统课后、出科考试前、考研前的时光，同时也培养了一批又一批的妇产科住院医师，该书深受广大医学生的喜爱。由于近5年来相关妇产科疾病的诊治指南不断更新，因此知识点和考核内容也需随之修改。北京大学医学出版社提出书籍再版要求，并仍由清华长庚医院妇儿部部长廖秦平教授担任主编。此书再版的一大特色是在前两版单一测试功能的基础上引入了妇产科学各章节重要知识点，并以国内外最为推崇的思维导图形式展现，重点突出，在很大程度上提高了医学生的学习兴趣，并帮助学生快速理解和记忆妇产科基本理论知识，使得此书真正成为集学习、复习、考试为一体的综合辅助教材。

　　此书在编辑过程中得到了北京大学医学出版社领导和老师们的鼎力支持，获得了清华大学附属清华长庚医院妇产科全体青年骨干教师的大力帮助，在此深表感谢。由于是首次尝试使用 Xmind 软件制作思维导图，或许存在一些不妥之处，望各位读者不吝赐教。

主编

目 录

第一章　女性生殖系统解剖

思维导图

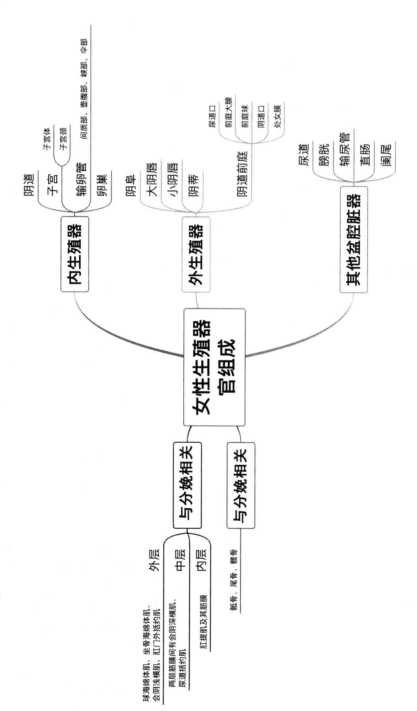

图 1-1　女性生殖器官组成

试 题

一、名词解释

1. perineum　2. vulva　3. major vestibular gland　4. isthmus uteri　5. true pelvis

二、填空题

1. 女性生殖系统包括_____、_____、_____。
2. 狭义的会阴指_____和_____之间的软组织区域，非孕期厚_____ cm，表面为_____和_____，向内依次为_____、_____、_____，又称_____。
3. 女性外生殖器包括_____、_____、_____、_____和_____。
4. 阴道前庭包括_____、_____、_____、_____。
5. 前庭大腺位于_____，如_____大小，开口于_____，生理功能是_____。
6. 骨盆的常见类型有_____、_____、_____、_____。
7. 骨盆由_____、_____、_____组成。
8. 内生殖器包括_____、_____、_____、_____。
9. 阴道前壁长_____，阴道后壁长_____。
10. 阴道环绕子宫颈周围的部分称_____。

三、选择题

【A1/A2 型】

1. 外阴部外伤后最易发生血肿的部位是
   A. 阴阜
   B. 阴蒂
   C. 小阴唇
   D. 会阴体
   E. 大阴唇

2. 子宫韧带一共有几对
   A. 2
   B. 3
   C. 4
   D. 5
   E. 6

3. 广义的会阴不包括
   A. 前庭
   B. 外阴裂
   C. 前庭窝
   D. 大阴唇前联合
   E. 耻骨

4. 不与前庭大腺毗邻的组织是
   A. 前庭球
   B. 会阴浅横肌
   C. 球海绵体肌

   D. 坐骨海绵体肌
   E. 会阴体

5. 女性内、外生殖器血液供应不来自
   A. 阴道动脉
   B. 臀上动脉
   C. 子宫动脉
   D. 阴部内动脉
   E. 卵巢动脉

6. 阴部内动脉的分支不包括
   A. 会阴动脉
   B. 痔下动脉
   C. 阴蒂动脉
   D. 阴唇动脉
   E. 骶正中动脉

7. 女性骨盆底最外层肌肉不包括
   A. 球海绵体肌
   B. 坐骨海绵体肌
   C. 会阴浅横肌
   D. 肛门外括约肌
   E. 肛提肌

8. 女性骨盆底中层包括
   A. 肛门内括约肌

B. 会阴浅横肌

C. 尿道括约肌

D. 肛提肌

E. 大收肌

9. 输尿管一般在宫颈部外侧_____ cm 与子宫动脉交叉。

　　A. 1

　　B. 2

　　C. 3

　　D. 4

　　E. 0.5

10. 下列是肛提肌的组成部分的是

　　A. 耻尾肌

　　B. 球海绵体肌

　　C. 坐骨海绵体肌

　　D. 梨状肌

　　E. 髂腰肌

11. 子宫峡部是

　　A. 子宫颈阴道部

　　B. 属于宫颈的一部分

　　C. 子宫颈管最狭窄部分

　　D. 子宫颈与子宫体之间最狭窄部分

　　E. 子宫体最狭窄部分

12. 21 岁女学生，骑自行车 1 天，自觉外阴疼痛、肿胀就诊。可能发生的是

　　A. 小阴唇裂伤

　　B. 大阴唇血肿

　　C. 处女膜破裂

　　D. 阴道前庭损伤

　　E. 前庭大腺肿大伴出血

【A3/A4 型】

张某，女性，平素月经规律，3/28 天，LMP：2020.2.29，现停经 2 月，突发左下腹痛，查尿 hCG 阳性。行超声检查发现宫腔内未见孕囊，宫外发现一个混合回声团，大小约 5 cm，触之疼痛，临床考虑异位妊娠收治入院。

1. 异位妊娠最常见的部位是

　　A. 子宫角

　　B. 腹膜

　　C. 卵巢

　　D. 输卵管

　　E. 宫颈

2. 输卵管异位妊娠最常见的发生部位是

　　A. 峡部

　　B. 间质部

　　C. 壶腹部

　　D. 伞部

　　E. 系膜部

【B 型】

　　A. 1∶1

　　B. 1∶2

　　C. 2∶1

　　D. 1∶3

宫体和宫颈的比例因年龄而异

1. 儿童期为

2. 成年女性为

3. 老年期为

四、简答题

简述女性生殖系统的组成。

参考答案

一、名词解释

1. perineum：会阴，广义的会阴是指盆膈以下封闭骨盆出口的所有软组织，前起自耻骨联合下缘，后至尾骨尖，两侧为耻骨降支、坐骨升支、坐骨结节和骶结节韧带。狭义的会阴指阴道口和肛门之间的楔形软组织，非孕时厚 3 ~ 4 cm，又称会阴体，由表及里为皮肤、皮下脂肪、筋膜、部分肛提肌和会阴中心腱。会阴伸展性大，妊娠后期组织变软，有利于分娩。

2. vulva：外阴，又称女性外生殖器，指女性生殖器的外露部分，位于两股之间，前方为耻骨联合，后方为会阴，包括阴阜、大阴唇、小阴唇、阴蒂及阴道前庭部。

3. major vestibular gland：前庭大腺，又称为巴氏腺，位于大阴唇后方，为球海绵体肌覆盖，黄豆大小，

左右各一，有腺管向内侧开口于前庭后方小阴唇与处女膜之间的沟内。性兴奋时分泌黏液起润滑作用。正常情况下不能触及，若腺管口阻塞，可形成前庭大腺囊肿，伴有感染时形成脓肿，则可以触及并看到。

4．isthmus uteri：子宫峡部，子宫体和子宫颈之间形成最狭窄的部分称子宫狭部，上端为解剖学内口，下端为组织学内口，非孕期长 1 cm，孕中期后逐渐变长、变薄，临产时可达 7～11 cm，形成子宫下段，成为软产道的一部分，为剖宫产术常用的切口部位。

5．true pelvis：真骨盆，又称为小骨盆，为胎儿娩出的骨产道，由骨盆入口、骨盆出口和骨盆腔构成，骨盆腔后壁是骶骨和尾骨，两侧为坐骨、坐骨棘和骶棘韧带，前壁为耻骨联合和耻骨支。骨盆腔呈前浅后深的形态，其中连接骨盆各平面中点的假想曲线为骨盆轴，分娩时胎儿沿此轴娩出。

二、填空题

1．外生殖器　内生殖器　　相关组织
2．阴道口　肛门　3～4　皮肤　皮下脂肪　筋膜　部分肛提肌　会阴中心腱　会阴体
3．阴阜　大阴唇　小阴唇　阴蒂　阴道前庭
4．前庭球　前庭大腺　尿道外口　阴道口和处女膜
5．大阴唇后方　黄豆　小阴唇和处女膜之间的沟内　性兴奋时候分泌黏液起润滑作用
6．女型　男型　类人猿型　扁平型
7．骶骨　尾骨　髋骨
8．阴道　子宫　输卵管　卵巢
9．7～9 cm　10～12 cm
10．阴道穹隆

三、选择题

[A1/A2 型]
1．E　2．C　3．E　4．D　5．B　6．E　7．E　8．C　9．B　10．A　11．D　12．B
[A3/A4 型]
1．D　2．C
[B 型]
1．B　2．C　3．A

四、简答题

女性生殖系统由内、外生殖器及其相关组织组成，其中外生殖器包括阴阜、大阴唇、小阴唇、阴蒂、阴道前庭；内生殖器包括阴道、子宫、输卵管、卵巢，后两者又常常称为子宫附件。

第二章 女性生殖系统生理

思维导图

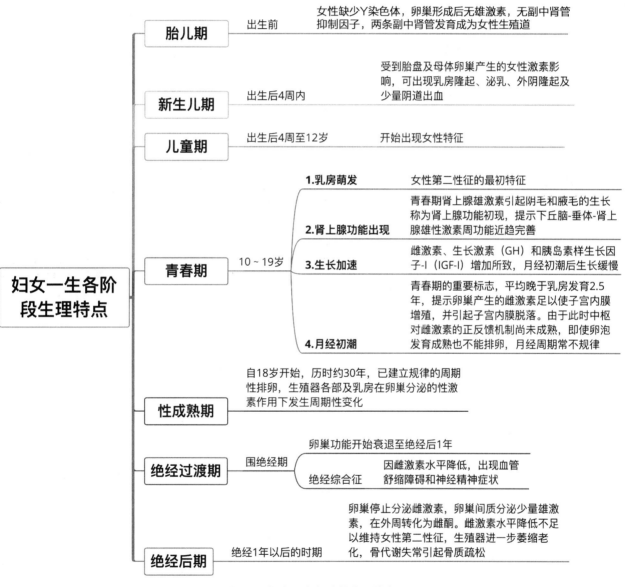

图 2-1 妇女一生各阶段生理特点

妇女一生各阶段生理特点

胎儿期 出生前 女性缺少Y染色体，卵巢形成后无雄激素，无副中肾管抑制因子，两条副中肾管发育成为女性生殖道

新生儿期 出生后4周内 受到胎盘及母体卵巢产生的女性激素影响，可出现乳房隆起、泌乳、外阴隆起及少量阴道出血

儿童期 出生后4周至12岁 开始出现女性特征

青春期 10～19岁

1. 乳房萌发 女性第二性征的最初特征

2. 肾上腺功能出现 青春期肾上腺雄激素引起阴毛和腋毛的生长称为肾上腺功能初现，提示下丘脑-垂体-肾上腺雄性激素周功能近趋完善

3. 生长加速 雌激素、生长激素（GH）和胰岛素样生长因子-I（IGF-I）增加所致，月经初潮后生长缓慢

4. 月经初潮 青春期的重要标志，平均晚于乳房发育2.5年，提示卵巢产生的雌激素足以使子宫内膜增殖，并引起子宫内膜脱落。由于此时中枢对雌激素的正反馈机制尚未成熟，即使卵泡发育成熟也不能排卵，月经周期常不规律

性成熟期 自18岁开始，历时约30年，已建立规律的周期性排卵，生殖器各部及乳房在卵巢分泌的性激素作用下发生周期性变化

绝经过渡期 围绝经期 卵巢功能开始衰退至绝经后1年

绝经综合征 因雌激素水平降低，出现血管舒缩障碍和神经精神症状

绝经后期 绝经1年以后的时期 卵巢停止分泌雌激素，卵巢间质分泌少量雄激素，在外周转化为雌酮。雌激素水平降低不足以维持女性第二性征，生殖器进一步萎缩老化，骨代谢失常引起骨质疏松

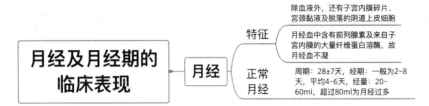

图 2-2　月经及月经期的临床表现

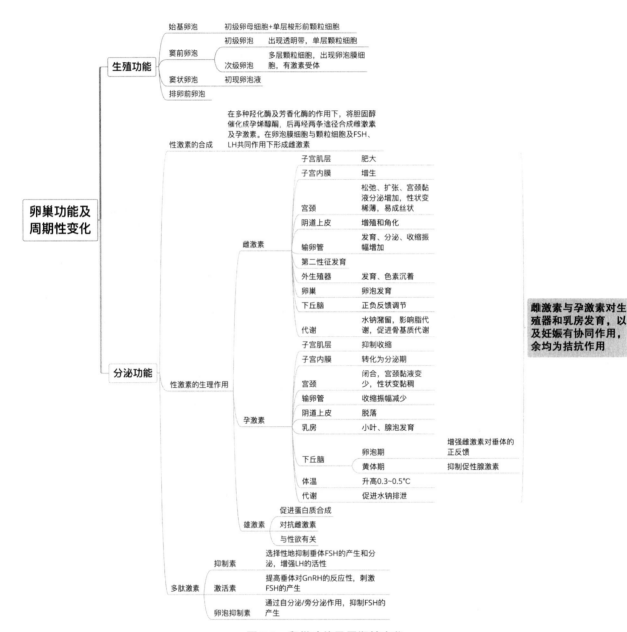

图 2-3　卵巢功能及周期性变化

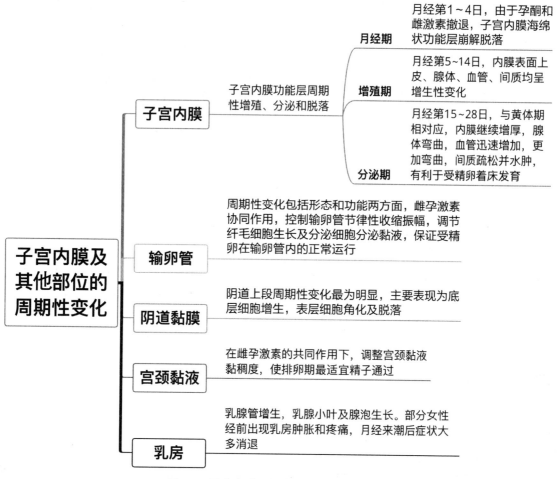

图 2-4 子宫内膜及其他部位的周期性变化

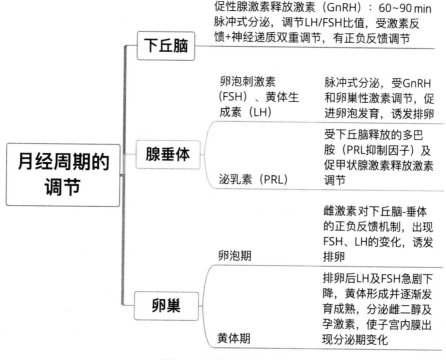

图 2-5 月经周期的调节

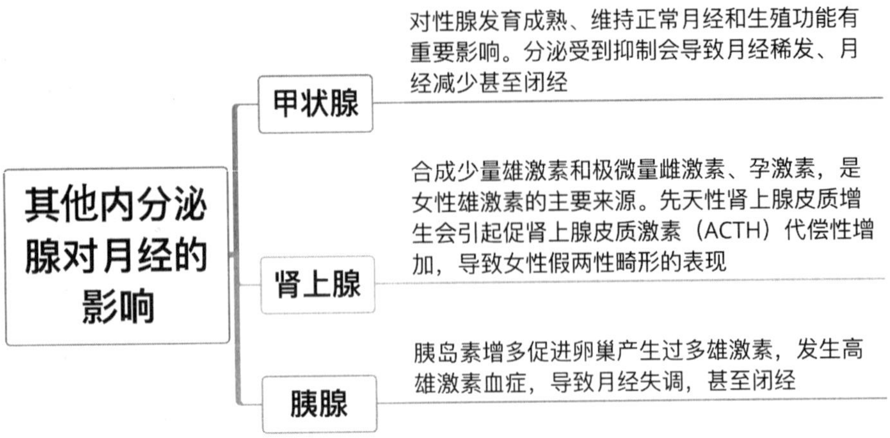

图 2-6　其他内分泌腺对月经的影响

试　题

一、名词解释

1．adrenarche　2．menstrual cycle　3．gonadotropin-releasing hormone

二、填空题

1．前列腺素对女性的调节包括_____、_____、_____几个方面。

2．卵巢主要功能为 _____和 _____两部分。

3．由于受母体雌激素的影响，女性新生儿出生后可发生 _____、_____及 _____，短期内可_____。

4．女性青春期的主要生理特点为 _____、_____、_____。

5．女性第二性征表现为 _____、_____、_____、_____及 _____。

6．成熟卵泡由内向外依次为_____、_____、_____、_____、_____、_____。

7．_____为排卵前雌激素的主要来源，排卵后 _____分泌雌、孕激素。

8．雌激素由 _____和 _____协同产生，卵巢主要合成 _____、_____两种雌激素，妇女体内生物活性最强的雌激素为 _____。

9．甲状腺对月经有重要影响，其功能减退可引起 _____、_____、_____；亢进可引起_____、_____，甲状腺功能亢进进一步加重时，可出现月经稀发、月经减少，甚至闭经。

三、选择题

【A1/A2 型】

1．阴道上皮细胞内糖原受下列哪种激素的影响在阴道杆菌作用下形成乳酸

　　A．雌激素

　　B．孕激素

　　C．肾上腺皮质激素

　　D．垂体促性腺急速

　　E．促性腺激素释放激素

2．下列对卵巢生理的描述正确的是

　　A．成熟卵泡的持续时间是恒定的

　　B．卵泡成熟度与宫颈黏液分泌量呈平行关系

　　C．排卵后阴道上皮出现大量角化细胞

　　D．排卵后由于孕激素的中枢升温作用，因此基础体温升高

　　E．整个月经周期中仅出现一次雌激素高峰

3．下述方法中作为了解子宫内膜周期性变化较为准确的方法是

　　A．基础体温

　　B．性激素

　　C．刮取子宫内膜组织检查

　　D．宫颈黏液结晶检查

　　E．阴道脱落细胞涂片

4．有关卵巢激素，下述错误的是

　　A．雌激素是由卵泡膜细胞与颗粒细胞协同产生的

　　B．孕激素是雄激素的前身，雄激素又是雌激素的前身

　　C．雌三醇是雌二醇与雌酮的代谢产物

　　D．孕二醇是黄体酮（孕酮）的主要代谢产物

　　E．女性雄激素只来源于卵巢门细胞

5．有关卵巢周期，下述不正确的是

　　A．颗粒细胞是由始基卵泡的菱形细胞变来的

　　B．每一个始基卵泡中含有一个卵母细胞

　　C．卵泡内、外膜细胞都是由卵巢皮质的间质细胞衍化而来的

　　D．放射冠是直接围绕卵细胞的卵泡内膜细胞构成

　　E．卵泡膜黄体细胞是由卵泡内膜细胞衍化而来的

6．关于雌激素的生理作用，下列叙述错误的是

　　A．促使子宫发育并使子宫收缩力增强

　　B．加强输卵管节律收缩的振幅

　　C．有助于卵巢储存胆固醇

　　D．促进水钠的排泄

　　E．促进钙质的沉积

7．下列检查不能反映雌激素分泌水平的是

　　A．宫颈黏液干燥后形成羊齿状结晶

　　B．尿雌二醇的测定

　　C．子宫内膜呈增生期变化

　　D．阴道脱落细胞中大部分为角化细胞

　　E．出现基础体温高温相

8．下列不是雌激素和孕激素相互发生拮抗作用的是

　　A．促使子宫收缩或松弛

　　B．促进或抑制乳腺的发育

　　C．宫颈黏液的变化

　　D．阴道上皮细胞角化或脱落

　　E．加强或抑制输卵管的蠕动

9．正常月经的建立不依赖于

　　A．下丘脑 - 垂体 - 卵巢轴

　　B．子宫内膜

　　C．大脑皮质

　　D．松果体

　　E．卵巢

10．29 岁不孕症患者，月经 3/28 天，末次月经 10 月 1 日，10 月 14 日所做检测的结果不能提示排卵的是

　　A．宫颈黏液稀薄、量多、拉丝度长

　　B．宫颈黏液黏稠、量少、拉丝度短

　　C．阴道涂片：致密核角化细胞可达 90%

　　D．子宫内膜呈分泌期改变

　　E．基础体温为双相

11．卵巢性激素以胆固醇为原料的合成途径顺序正确的是

　　A．雄激素→雌激素→孕激素

　　B．雌激素→孕激素→雄激素

　　C．孕激素→雄激素→雌激素

　　D．雌激素→雄激素→孕激素

　　E．孕激素→雌激素→雄激素

12．在雌、孕激素作用下，出现周期性变化最显著的是

　　A．子宫内膜

　　B．宫颈上皮

　　C．输卵管黏膜

　　D．阴道黏膜

　　E．卵巢表面上皮

13．能够引起排卵后体温升高的激素是

　　A．黄体生成素

　　B．卵泡刺激素

　　C．雌激素

　　D．孕激素

　　E．催乳素

14．雌激素水平低下的特征性症状是

　　A．阴道干涩

　　B．潮热

　　C．情绪低落

　　D．失眠

　　E．月经稀少

15．下列属于青春期女性生理特点的是

　　A．自 18 岁至 48 岁

　　B．卵巢功能减退

　　C．卵泡无雌激素分泌

　　D．开始出现女性特征

　　E．月经初潮

16．女性青春期最早出现的是

A．月经来潮

B．乳房发育

C．体格发育

D．骨盆变化

E．脂肪蓄积

17．青春期开始的重要标志为

A．卵泡开始发育

B．出现周期性排卵

C．第一次月经来潮

D．开始出现第二性征

E．出现体格发育第二高峰

18．关于雌激素生理作用，下列叙述错误的是

A．促进女性附属性器官的生长，激发女性第二性征的出现

B．使子宫内膜增生，血管增长，腺体分泌

C．增强子宫平滑肌、输卵管平滑肌对缩宫素的敏感性

D．使阴道上皮增生角化，糖原合成，维持酸性环境

E．刺激乳腺导管增生

19．关于雌激素生理作用，下列叙述不正确的是

A．使子宫发育

B．促进水与钠排泄

C．促进输卵管发育

D．促进骨中钙的沉积

E．促进阴道上皮细胞的增生

20．下列叙述属于雌激素作用的是

A．宫颈黏液减少

B．阴道上皮细胞脱落加快

C．促进乳腺腺泡发育成熟

D．促进水钠潴留

E．抑制输卵管肌收缩的振幅

21．下列叙述，属于孕激素生理作用的是

A．使阴道上皮细胞脱落加快

B．使宫颈黏液变稀薄

C．使子宫肌层增厚

D．使子宫内膜增生

E．使血液循环中胆固醇水平降低

22．造成宫颈黏液涂片干后镜下见羊齿状结晶的激素是

A．雌激素

B．孕激素

C．雄激素

D．催乳激素

E．甲状腺素

23．有关孕激素的生理作用的叙述，下列叙述正确的是

A．使子宫内膜发生增生期变化

B．使子宫内膜发生分泌期变化

C．降低血浆低密度脂蛋白含量

D．促使并维持女性第二性征的出现

E．促进子宫收缩

24．下列叙述属于孕激素生理作用的是

A．使子宫内膜增生

B．促卵泡发育

C．使乳腺管增生

D．促进钠与水的潴留

E．排卵后使基础体温上升 $0.3 \sim 0.5℃$

25．下列叙述不属于雌激素生理作用的是

A．使子宫内膜发生增生期变化

B．可协调 FSH 促进卵泡发育

C．可诱导 LH 高峰

D．是导致排卵的直接原因

E．促使子宫肌细胞增生和肥大

26．月经周期中期能起正反馈于下丘脑-垂体的激素是

A．孕激素

B．雄激素

C．雌激素

D．甲状腺激素

E．促性腺激素

27．月经前性激素的生理变化是

A．孕激素出现两个高峰

B．出现雌、孕激素高峰

C．只出现雌激素高峰

D．只出现孕激素高峰

E．雌、孕激素均不出现高峰

28．月经周期长短取决于

A．黄体退化为白体时间

B．白体寿命长短

C．增生期长短

D．分泌期长短

E．月经期长短

29．月经周期为28天并有排卵的妇女，于月经周期第11天刮宫，镜检子宫内膜应为

A．增生期中期

B．增生期晚期

C．分泌期早期

D．分泌期中期

E．分泌期晚期

30．子宫内膜腺上皮细胞的核下出现含糖原小泡，相当于月经周期的

A．增生期早期

B．分泌期早期

C．增生期中期

D．分泌期中期

E．分泌期晚期

【B型】

A．使阴道上皮细胞增生角化

B．使阴道上皮细胞脱落加快

C．能直接调控卵巢的周期性变化

D．促进阴毛与腋毛生长

E．抑制腺垂体卵泡刺激素分泌

1．雄激素可

2．孕激素可

A．雌激素

B．孕激素

C．雄激素

D．FSH

E．LH

3．卵泡发育必需的激素是

4．促进卵母细胞启动减数分裂促进排卵的是

A．原始卵泡

B．原始卵泡

C．窦状卵泡

D．成熟卵泡

E．卵泡闭锁

5．卵泡发育到一定程度后自行退化，此退化过程称为

6．在卵泡发育的最后阶段，大多数窦状卵泡发生退化。此时成熟卵泡体积显著强大，直径可达 10～20 mm，此时的卵泡称为

A．老年期

B．围绝经期

C．性成熟期

D．青春期

E．儿童期

7．卵巢功能逐渐衰退，生殖器官开始萎缩向衰退变更称为

8．从月经初潮至生殖器官逐渐发育成熟的时期为

【X型】

对于 GnRH 的描述正确的有

A．肽类激素

B．脉冲式分泌

C．接受正反馈调节

D．接受负反馈调节

E．接受神经递质调节

四、问答题

1．简述雌激素、孕激素、FSH、LH 的周期性变化。

2．简述子宫内膜周期性的组织学变化。

3．雌激素、孕激素如何相互作用？

参考答案

一、名词解释

1．adrenarche：肾上腺功能初现，是指青春期肾上腺雄激素分泌增加引起阴毛和腋毛的生长。

2．menstrual cycle：月经周期，出血第 1 日为月经周期的开始，两次月经周期第 1 日的间隔时间称 1 个月经周期。

3．gonadotropin-releasing hormone：下丘脑促性腺激素释放激素，由下丘脑分泌，呈脉冲式释放，刺激或抑制垂体促性腺激素的分泌，调节 FSH/LH 的比值，对人类的生殖调控起重要作用。

二、填空题

1. 排卵　月经　子宫收缩

2. 内分泌　生殖

3. 乳房略隆　分泌少量乳汁　少量阴道出血　自行消失

4. 生殖器及身体发育迅速　第二性征形成　月经初潮

5. 音调变高　乳房发育　出现阴毛和腋毛分布　骨盆横径的发育大于前后径　胸肩部皮下脂肪变多

6. 透明带　放射冠　卵丘　卵泡腔　颗粒细胞　卵泡内膜　卵泡外膜

7. 卵泡膜细胞与颗粒细胞　黄体细胞

8. 颗粒细胞　卵泡膜细胞　雌二醇　雌酮　雌二醇

9. 月经过少　闭经　稀发　月经过多　功能失调性子宫出血

三、选择题

[A1/A2 型]

　1. A　　2. D　　3. C　　4. E　　5. D　　6. D　　7. E　　8. B　　9. D　　10. A

　11. C　　12. A　　13. D　　14. B　　15. E　　16. B　　17. C　　18. B　　19. B　　20. D

　21. A　　22. A　　23. B　　24. E　　25. D　　26. C　　27. E　　28. C　　29. B　　30. B

[B 型]

1. D　2. B　3. D　4. E　5. E　6. D　7. B　8. D

[X 型]

ABCDE

四、简答题

1.（1）雌激素的变化：卵泡早期，雌激素的分泌量很小，随着卵泡的发育，分泌量逐渐升高，排卵前达峰。分泌较促性腺激素的分泌峰早约 24 h，以后降低。在黄体发育过程中分泌量又逐渐增加，于排卵后 7～8 天黄体成熟时达高峰，以后逐渐减少，至月经前急剧降低至最低水平。

（2）孕激素的变化：卵泡早期孕激素含量甚微。排卵前，卵泡开始黄素化减少，血中孕激素含量也略增高，排卵后随黄体发育，孕激素分泌量显著增加，排卵后 7～8 天黄体成熟时达高峰，以后逐渐下降，至黄体的后半期更急剧下降，月经前达最低水平。

（3）FSH 的变化：月经来潮后开始略有上升，卵泡前半期维持较低水平，卵泡后半期略有下降，至卵泡排卵前 24 h 左右出现低值，随后迅速升高。排卵后 24 h 后自最高值直线下降，月经来潮前达最低水平。

（4）LH 的变化：卵泡的前半期处于较低水平，以后逐渐上升，排卵前 24 h 左右与卵泡刺激素同时出现分泌高峰，但较之更高，也于排卵后 24 h 左右自最高值骤降。在黄体期，LH 维持在较 FSH 略高的水平。黄体期后逐渐下降，月经前达最低水平。

2. 子宫内膜功能层受卵巢激素的影响而呈周期性变化，可分为 3 期，各期之间相互交叉：

（1）增生期：行经时功能层子宫内膜剥脱，随月经血排出，仅留基底层。在雌激素作用下，内膜很快修复，逐渐生长变厚，细胞增生。分为早、中、晚 3 期：①增生早期：在月经期的第 5～7 日，内膜较薄；腺上皮细胞呈立方状或低柱状；间质较致密，细胞呈星形；小动脉较直，壁薄。②增生期中期：月经第 8～10 日。特征为间质水肿明显；腺体增多、增长；腺上皮细胞增生活跃，细胞呈柱状，有核分裂象。③增生期晚期：月经周期的第 11～14 日，内膜增厚 2～3 mm，表面高低不平；上皮细胞呈高柱状，腺上皮继续生长，核分裂象增多，腺体更长，形成弯曲状；间质细胞呈星形并结合成网状；组织内水肿明显，小动脉略弯曲，管腔增大。

（2）分泌期：在雌激素和孕激素的作用下，子宫内膜继续增厚，腺体增大，也分为早、中、晚 3 期：①分泌期早期：月经周期第 15～19 天。此期腺体更长，屈曲更明显；腺上皮细胞的核下开始出现含糖原的小泡，间质水肿；螺旋小动脉继续增生。②分泌中期：月经周期第 20～23 日。内膜较前更厚并呈锯齿状；腺体内的分泌上皮细胞顶端胞膜破碎，细胞内的糖原溢入腺体；间质更加水肿、疏松、螺旋小动脉增生、卷曲。③分泌期晚期：月经周期第 24～28 日，子宫内膜厚达 10 mm，并呈海绵状。内膜腺体开口面向宫腔，有糖原等分泌物溢出，间质更加疏松、水肿；螺旋小动脉迅速增长超出内膜厚度，也更卷曲，血管管腔继续增大。

（3）月经期：月经周期的第 1～4 日。内膜中血液循环障碍加剧，组织变性、坏死加重，螺旋小动脉交替性痉挛与扩张，血管破裂；变性、坏死的内膜与血液混合排出，月经来潮。

3．雌激素与孕激素既有协同作用，又有拮抗作用。雌激素的作用主要在于促使女性生殖器和乳房的发育，而孕激素则在雌激素作用的基础上，进一步促使它们发育，为妊娠准备条件，此为两者的协同作用。雌激素与孕激素的拮抗作用表现在子宫的收缩、输卵管的蠕动、宫颈黏液的变化、阴道上皮的角化和脱落、水钠潴留与排泄等方面。

第三章　妊娠生理

思维导图

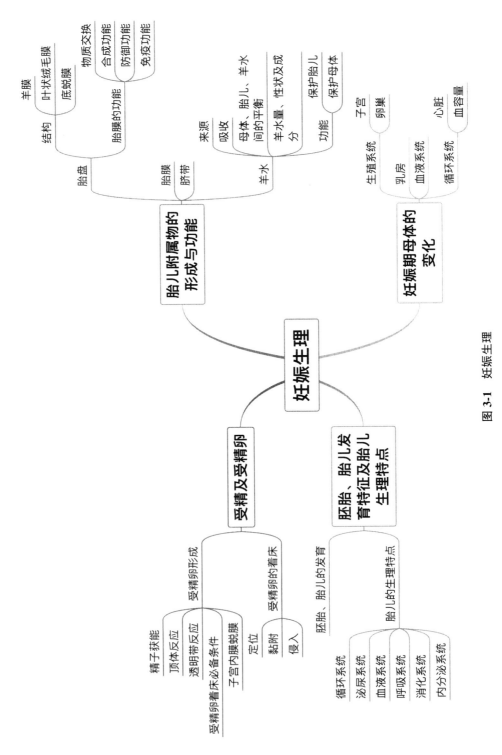

图 3-1　妊娠生理

14

试　题

一、名词解释

1. zona reaction　2. Braxton-Hicks 收缩　3. human choronic gonadotropin

二、填空题

1. 妊娠＿＿＿＿＿＿＿周心排血量达高峰，正常孕妇可在心尖及肺动脉区闻及柔和吹风样收缩期杂音，其原因与＿＿＿＿＿＿、＿＿＿＿＿＿、＿＿＿＿＿＿及＿＿＿＿＿＿有关。

2. 甲胎蛋白主要产生于＿＿＿＿＿＿和＿＿＿＿＿＿，孕妇血清甲胎蛋白异常增高，主要原因是＿＿＿＿＿＿，但在＿＿＿＿＿＿及＿＿＿＿＿＿时也可升高。

3. 精子获能的部位主要是＿＿＿＿＿＿和＿＿＿＿＿＿，卵子受精的部位是＿＿＿＿＿＿。

4. 受精卵着床需经过＿＿＿＿＿＿、＿＿＿＿＿＿、＿＿＿＿＿＿3 个阶段。

5. 羊膜由内而外由＿＿＿＿＿＿、＿＿＿＿＿＿、＿＿＿＿＿＿、＿＿＿＿＿＿、＿＿＿＿＿＿5 层组成。

6. 一个初级绒毛干及其分支形成一个＿＿＿＿＿＿，一个次级绒毛干及其分支形成一个＿＿＿＿＿＿。

7. 缩宫素酶的作用为＿＿＿＿＿＿，其活性降低见于＿＿＿＿＿＿、＿＿＿＿＿＿。

8. 妊娠子宫增大最初受＿＿＿＿＿＿影响，以后系＿＿＿＿＿＿所致。

9. 羊水的吸收主要由＿＿＿＿＿＿、＿＿＿＿＿＿、＿＿＿＿＿＿、＿＿＿＿＿＿共同完成。

三、选择题

【A1/A2 型】

1. 关于月经的临床表现，下述叙述正确的是
   A. 初潮的迟早与营养及体质强弱等有关
   B. 初潮年龄大多数在 18 岁左右
   C. 正常月经血呈鲜红色，易凝固
   D. 决定月经周期长短的是黄体期
   E. 月经周期是从月经干净到下次月经的第 1 天

2. 关于蜕膜，下列叙述正确的是
   A. 孕卵着床后，子宫内膜受雌、孕激素作用发生蜕膜变
   B. 与滋养层接触的蜕膜称底蜕膜
   C. 覆盖在囊胚上面的蜕膜称真蜕膜
   D. 除底蜕膜外，覆盖于子宫腔内的蜕膜为包蜕膜
   E. 随着羊膜腔的增大，约在妊娠 26 周，包蜕膜与真蜕膜相贴近，宫腔消失

3. 关于羊水，下列叙述正确的是
   A. 羊水呈酸性
   B. 在妊娠早期，羊水是由羊膜分泌的
   C. 在妊娠中期，胎尿可能是羊水的重要来源
   D. 通过交换，羊水约每 24 h 更换一次
   E. 妊娠足月时羊水呈无色透明状

4. 关于人绒毛膜促性腺激素（hCG）的描述，下列叙述正确的是
   A. hCG 是一种甾体激素
   B. 妊娠期子宫蜕膜的维持是 hCG 的直接作用
   C. hCG 的分泌受卵巢所分泌的雌、孕激素的影响
   D. 孕妇尿中 hCG 于 12 周后迅速下降，是妊娠黄体萎缩的结果
   E. hCG 的生物活性与黄体生成素相似

5. 关于胎盘催乳素（hPL），下列叙述正确的是
   A. 是一种甾体激素
   B. 主要由朗汉斯细胞分泌
   C. 随妊娠进展而增加，直至孕末期
   D. 可用于促排卵
   E. 葡萄胎时 hPL 升高

6. 一般自觉胎动开始于
   A. 妊娠 12～14 周
   B. 妊娠 18～20 周
   C. 妊娠 24～28 周
   D. 妊娠 30～32 周
   E. 妊娠 32 周以后

7．胎盘由以下哪些组织合成
　　A．光滑绒毛膜 + 包蜕膜 + 羊膜
　　B．光滑绒毛膜 + 底蜕膜 + 真蜕膜
　　C．叶状绒毛膜 + 包蜕膜 + 真蜕膜
　　D．叶状绒毛膜 + 底蜕膜 + 羊膜
　　E．叶状绒毛膜 + 真蜕膜 + 底蜕膜

8．下列叙述中正确的是
　　A．胎盘合体细胞产生大量硫酸脱氢表雄酮（DHAS），经母体肝合成雌三醇，再由母体尿中排出
　　B．胎儿肾上腺产生大量硫酸脱氢表雄酮（DHAS），经胎儿肝后至胎盘转化成雌三醇，再由母体尿中排出
　　C．胎儿肾上腺产生大量雌三醇，经胎盘由母体尿中排出
　　D．妊娠期间孕妇尿中所含的雌激素主要是雌二醇
　　E．雌三醇由垂体分泌，而从尿中排出

9．正常妊娠的生理改变有
　　A．肾上腺皮质激素降低
　　B．醛固酮降低
　　C．血浆蛋白降低
　　D．皮质醇降低
　　E．甲状腺素降低

10．羊水进入母体循环最主要的途径是
　　A．子宫颈内膜静脉
　　B．胎盘附着部位的血窦
　　C．不正常开放的子宫血管
　　D．宫体内膜静脉
　　E．剖宫产子宫切口切断的血管

11．关于受精，下列叙述错误的是
　　A．受精通常是在输卵管壶腹部进行的
　　B．性交后 1～3 天的精子具有受精能力
　　C．卵子排出后如 24 h 不受精，则开始变性
　　D．精子受精前在女性生殖道内有一个获能过程
　　E．卵母细胞在受精前已完成第二次减数分裂

12．关于着床，下列叙述错误的是
　　A．囊胚与子宫内膜的结合称为着床
　　B．透明带在着床前消失
　　C．着床的先决条件是囊胚和子宫内膜发育的同步化
　　D．孕卵着床一般在受精后的第 8～9 天

　　E．细胞滋养层（即郎汉斯细胞层）能分泌一种蛋白溶解酶，侵蚀子宫内膜，有利于着床

13．关于合体滋养细胞及朗汉斯细胞，下列叙述错误的是
　　A．合体滋养细胞由朗汉斯细胞分化而来
　　B．朗汉斯细胞是分裂生长的细胞
　　C．合体滋养细胞是执行功能的细胞
　　D．妊娠晚期朗汉斯细胞退化稀疏呈断续排列
　　E．朗汉斯细胞分泌绒毛膜促性腺激素

14．关于胎盘功能，下列叙述错误的是
　　A．葡萄糖可通过易化扩散的方式通过胎盘
　　B．免疫球蛋白 G 可通过胎盘，使胎儿出生后短期内具有免疫力
　　C．具有良好的防御功能，细菌、病毒均不能通过
　　D．分泌大量雌、孕激素参与母体妊娠期各系统改变
　　E．合体滋养细胞产生大量胎盘催乳素，促进胎儿发育

15．关于脐带，下列叙述错误的是
　　A．妊娠足月（40 周末），脐带长度一般为 50 cm
　　B．脐带有两根脐动脉和一根脐静脉
　　C．脐带表面由羊膜包裹
　　D．脐静脉的氧分压低于脐动脉
　　E．脐带杂音的速率与胎心音速率相同

16．关于羊水，下列叙述错误的是
　　A．羊水中含有胎儿尿液
　　B．羊水可被胎儿吞咽
　　C．妊娠 16 周后，可见少量羊水出入呼吸道
　　D．羊水中含肌酐是病态
　　E．羊水中胆红素随妊娠进展而下降

17．关于正常妊娠羊水量的变化，下列叙述错误的是
　　A．羊水是随着妊娠周期的增长而逐渐增多的
　　B．孕 20 周时羊水量约为 400 ml
　　C．妊娠足月时，羊水量约为 1000 ml
　　D．羊水量大于 2000 ml 时为羊水过多
　　E．羊水量小于 300 ml 时为羊水过少

18．关于垂体所分泌的激素在妊娠期的变化，下列叙述错误的是

A．促性腺激素被抑制

B．垂体催乳素增加

C．促甲状腺素增加

D．母血中生长激素含量与非孕期相同或较低

E．促黑素细胞刺激素增加

19．关于孕期血液的改变，下列叙述错误的是

A．血容量增加

B．血液呈高凝状态

C．红细胞沉降率增快

D．血小板无变化或稍减少

E．血胆固醇降低

20．关于正常妊娠，下列叙述正确的是

A．几乎所有孕妇都会出现早孕反应

B．多于妊娠第 24 周自觉胎动

C．免疫学妊娠试验于妊娠第 6 ～ 8 周时阳性率最高

D．超声多普勒在妊娠 7 ～ 8 周时即可探及胎心搏动

E．妊娠 28 周会出现下肢水肿加重

21．尿妊免试验于下述哪项诊断时最不敏感

A．早期妊娠

B．过期妊娠

C．宫外孕

D．先兆流产

E．葡萄胎

22．有关妊娠期母体生殖系统的变化，叙述错误的是

A．足月妊娠时子宫动脉血流量平均为 500 ml/min

B．子宫峡部到孕足月时可达 7 ～ 10cm

C．妊娠期卵巢增大

D．宫颈间质细胞可有蜕膜反应

E．阴道 pH 值升高

23．妊娠期不产生雌激素的部位是

A．胎儿肝

B．胎儿性腺

C．胎盘

D．母体肾上腺

E．母体卵巢

24．关于妊娠期生殖系统的变化，下列叙述正确的是

A．卵泡发育及排卵活跃，可见多个黄体形成

B．子宫各部均匀增大

C．子宫峡部在妊娠晚期开始变软且延长

D．阴道皱襞增多且伸展性增加

E．宫颈管内的腺体肥大增生且黏液减少

25．关于妊娠期母体乳房的变化，下列叙述正确的是

A．乳头增大变黑、乳晕颜色加深

B．大量孕激素刺激乳腺线管发育

C．大量雌激素刺激乳腺腺泡发育

D．大部分孕妇妊娠晚期开始分泌乳汁

E．初乳为白色浓稠液体

26．受精卵着床时间是受精后

A．6 ～ 7 天

B．7 ～ 8 天

C．8 ～ 9 天

D．9 ～ 10 天

E．10 ～ 11 天

27．胚胎期指的是受孕后的

A．8 周以内

B．9 周以内

C．10 周以内

D．11 周以内

E．12 周以内

28．女性胎儿卵巢开始分化发育是在妊娠

A．17 ～ 18 周

B．15 ～ 16 周

C．13 ～ 14 周

D．11 ～ 12 周

E．9 ～ 10 周

29．精子获能的部位是

A．睾丸

B．附睾

C．输精管

D．曲细精管

E．女性生殖道

30．关于输卵管内卵子受精的部位，下列叙述正确的是

A．伞部

B．峡部与间质部连接处

C．间质部内

D．内侧 1/3 处

E．壶腹部与峡部连接处

31．底蜕膜的作用是

A．构成胎盘的胎儿部分

B．排泄胎儿代谢产物

C．合成激素和酶

D．产生孕激素

E．构成胎盘母体面

32．关于胎盘，下列叙述正确的是

A．胎盘由羊膜和底蜕膜组成

B．底蜕膜发育成胎盘的母体部分

C．底蜕膜指位于宫底部分的蜕膜

D．底蜕膜指与囊胚直接接触部分的蜕膜

E．羊膜发育成胎盘的母体部分

33．孕妇尿中与胎儿胎盘功能关系密切的激素是

A．雌二醇

B．雌酮

C．雌三醇

D．孕酮

E．睾酮

34．属于胎盘功能检查的是

A．测定孕妇尿雌二醇值

B．测定孕妇血清游离雌三醇值

C．测定孕妇尿胎盘生乳素值

D．测定孕妇尿缩宫素酶值

E．测定孕妇血清胎盘生乳素

35．正常脐带内含有

A．一条脐动脉，一条脐静脉

B．两条脐动脉，一条脐静脉

C．两条脐动脉，两条脐静脉

D．一条脐动脉，两条脐静脉

E．两条脐动脉

36．有关绒毛膜促性腺激素，下列叙述正确的是

A．其分泌受垂体促性腺激素的影响

B．由子宫蜕膜细胞产生

C．是甾体激素

D．尿中浓度随妊娠月份而增加

E．可诱发排卵

37．孕妇血清绒毛膜促性腺激素（hCG）浓度达高峰是在妊娠

A．5～7周

B．8～10周

C．11～13周

D．14～16周

E．17～19周

38．产生 hCG 的主要部位是

A．胎膜

B．卵巢黄体

C．合体滋养细胞

D．叶状绒毛膜

E．胎儿胎盘单位

39．妊娠早期羊水的主要来源是

A．胎膜

B．胎儿尿液

C．胎儿皮肤

D．胎儿肺

E．母血清经胎膜进入羊膜腔的透析液

40．正常妊娠 38 周时的羊水量约为

A．500 ml

B．800 ml

C．1000 ml

D．1200 ml

E．1500 ml

41．足月妊娠时的羊水量约为

A．1000 ml

B．800 ml

C．600 ml

D．400 ml

E．300 ml

42．有关妊娠期母体循环系统的变化，下列叙述错误的是

A．妊娠末期血容量增加 30%～40%

B．心率从妊娠早期至末期增加 10～15 次 / 分

C．至妊娠 32～34 周心搏出量达高峰

D．妊娠后期心脏向左、向上、向前移位

E．第二产程期间，心搏出量略减少

43．有关妊娠晚期心血管系统生理功能变化，下列叙述错误的是

A．心率增快而有心悸

B．心脏容量增加 10% 左右

C．叩诊心浊音界稍扩大

D．心尖部可闻柔和吹风样收缩期杂音

E．妊娠早期及中期血压略有增高

44．妊娠末期心脏容量增加

A．5%～10%

B．40%～45%

C．30%～35%

D．20%～25%

E．10%～15%

45．妊娠期母体循环血容量达高峰的时期是在

妊娠

A．28～30 周

B．32～34 周

C．36～38 周

D．20～22 周

E．24～26 周

【B 型】

A．羊膜、叶状绒毛膜、底蜕膜

B．初级绒毛、二级绒毛、三级绒毛

C．绒毛膜、羊膜

D．胎盘、胎膜、脐带、羊水

E．底蜕膜、包蜕膜、真蜕膜

1．胎膜的组成是

2．构成胎盘母体与胎儿部分的是

3．胎儿附属物是

【X 型】

下列叙述属于妊娠期血液系统正常变化的是

A．白细胞达 10×10^9/L

B．网织红细胞增多

C．白蛋白减少

D．血小板无明显改变

E．凝血因子均增加

四、问答题

1．简述羊水的功能。

2．简述妊娠循环系统的主要变化。

3．着床的必备条件有哪些?

4．羊水的主要来源是什么?

5．简述胎盘的合成功能。

6．胎盘的绒毛形成经历哪几个阶段?

参考答案

一、名词解释

1．zona reaction：透明带反应，精子头部与卵子表面接触时，卵子细胞质内的皮质颗粒释放溶酶体酶，引起透明带结构改变，精子受体分子变性，阻止其他精子进入透明带，这一过程称为透明带反应。

2．Braxton-Hicks 收缩：生理性子宫收缩，妊娠晚期出现的，不规则、无痛感，且不伴有宫颈管缩短和宫口扩张等改变的子宫收缩。

3．human choronic gonadotropin：人绒毛膜促性腺激素，合体滋养细胞合成的糖蛋白激素，受精后第 6 日开始分泌，妊娠 8～10 周达峰，持续 10 日迅速下降。主要功能有：①维持月经黄体寿命，使月经黄体增大成为妊娠黄体；②促进雄激素芳香化，使其转化为雌激素，同时能刺激孕酮的形成；③抑制植物血凝素对淋巴细胞的刺激作用，以免胚胎滋养层被母体淋巴细胞攻击；④刺激胎儿睾丸分泌睾酮，促进男胎性分化；⑤能与母体甲状腺细胞 TSH 受体结合，刺激甲状腺活性。

二、填空题

1．32～34　膈肌升高　心脏向左上前方移位　心排血量增加　血流速度增加

2．卵黄囊　胎儿肝　开放神经管畸形　多胎妊娠　死胎　胎儿上消化道闭锁

3．子宫　输卵管　输卵管壶腹部与峡部连接处

4．定位　黏附　穿透

5．单层无纤毛立方上皮细胞　基底膜　致密层　成纤维细胞层　海绵层

6．胎儿叶　胎儿小叶

7．使缩宫素分子灭活而维持妊娠　死胎　妊娠高血压疾病　FGR

8．激素　子宫腔压力增加

9．胎膜　胎儿消化道　脐带　角化前的胎儿皮肤

三、选择题

[A1/A2 型]

1．A　2．A　3．C　4．E　5．C　6．B　7．D　8．B　9．C　10．C　11．E

12．D　13．E　14．C　15．D　16．D　17．C　18．D　19．E　20．D　21．B　22．E

23．B　24．D　25．A　26．A　27．A　28．D　29．E　30．E　31．E　32．B　33．C

34．B　35．B　36．E　37．B　38．C　39．E　40．C　41．B　42．E　43．E　44．E

45．B

[B 型]

1．C　2．A　3．D

[X 型]

ABCD

四、简答题

1．羊水的功能：

（1）保护胎儿：胎儿在羊水中自由活动，防止肢体畸形及胎体粘连；保持子宫腔内温度恒定；避免子宫肌壁或胎儿对脐带的直接压迫，避免其导致胎儿窘迫；有利于胎儿液体平衡；临产后宫缩时使压力分布均匀，避免胎儿局部受压。

（2）保护母体：减少胎动所致的不适感；临产后，前羊水囊扩张子宫颈口及阴道；破膜后羊水冲洗阴道减少感染。

2．妊娠期循环系统的变化如下：

（1）心脏：心脏向左、上、前移位，心尖部左移，心浊音界稍扩大。心脏容量增加 10%，心率增加 10～15 次/分，多数孕妇心尖部及肺动脉区可闻及柔和吹风样杂音。心电图电轴右偏。

（2）心排血量：自妊娠 10 周开始增加，32～34 周达高峰。左侧卧位时心排血量增加约 30%，每搏心排血量平均为 80 ml。孕妇心排血量对活动的反应较未孕妇女明显。临产后，特别是第二产程中，心排血量显著增加。

（3）血压：妊娠早期及中期血压偏低，晚期血压轻度升高。一般收缩期无变化，舒张压轻度降低，脉压稍增加。孕妇体位影响血压，坐位高于卧位。

（4）静脉压：妊娠对上肢静脉压无影响，股静脉压于仰卧位、坐位、站立时显著升高，系因妊娠后盆腔血液回流至下腔静脉量增加，增大的子宫压迫下腔静脉使血液回流受阻。由于下肢、外阴及直肠静脉压增高，加之妊娠期静脉扩张，孕妇易发生下肢、外阴静脉曲张和痔。如孕妇长时间处于仰卧位，可使回心血量减少，心排量降低，血压下降，称为仰卧位低血压综合征。

3．着床的必备条件有：

（1）透明带必须消失。

（2）囊胚细胞滋养细胞必须分化出合体滋养细胞。

（3）囊胚和子宫内膜必须同步发育并互相配合。

（4）孕妇体内必须有足够量的孕酮，子宫有一个极短的敏感期允许受精卵着床。

4．羊水的主要来源：

（1）早期：主要是母体血清经胎膜进入羊膜腔的透析液。

（2）中期以后：胎儿尿液成为羊水的主要来源。

5．胎盘合体滋养细胞能合成多种激素、酶和细胞因子，对维持正常妊娠起重要作用。激素有蛋白、多肽和类固醇激素，如 hCG、HPL、雌激素、孕激素等。酶有缩宫素酶、耐热性碱性磷酸酶等。还能合成前列腺素、多种神经递质和多种细胞因子与生长因子。

6．胎盘绒毛的形成经历 3 个阶段：

（1）一级绒毛称为初级绒毛：指绒毛周围长出不规则突起的合体滋养细胞小梁，逐渐呈放射状排列，绒毛膜深部增生活跃的细胞滋养细胞也伸进去，形成合体滋养细胞小梁的细胞中心索，初具绒毛形态。

（2）二级绒毛：指初级绒毛继续生长，其细胞中心索伸展至合体滋养细胞的内层，且胚外中胚层也长入细胞中心索，形成间质中心索。

（3）三级绒毛：指胚胎血管长入间质中心索。

第四章 妊娠诊断

思维导图

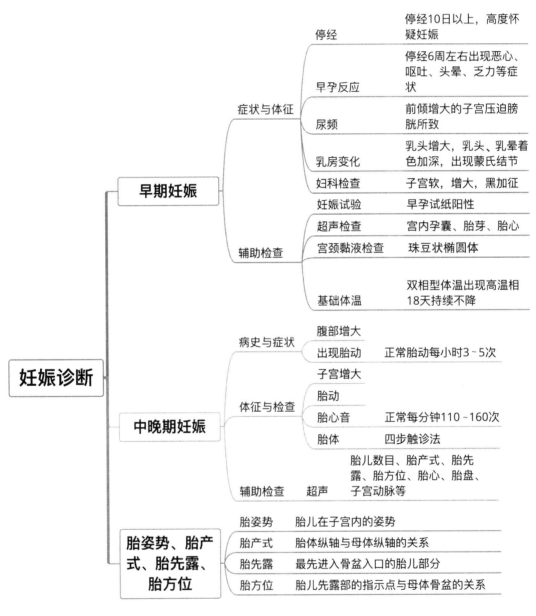

图 4-1 妊娠诊断

试　题

一、名词解释

1．morning sickness　2．Hegar sign　3．fetal attitude　4．fetal lie　5．fetal presentation　6．fetal position

二、填空题

1．B超检查可在妊娠＿＿＿周时见到妊娠囊，超声多普勒最早在妊娠＿＿＿周时方能测到胎心音，多普勒胎心听诊仪在妊娠＿＿＿周能够探测到胎心音，胎心音正常时为＿＿＿次／分。

2．枕先露以＿＿＿为先露部位的指示点，面先露以＿＿＿为先露部位的指示点，臀先露以＿＿＿为先露部位的指示点，肩先露以＿＿＿为先露部位的指示点。

3．头先露的胎位异常包括＿＿＿＿、＿＿＿＿、＿＿＿＿、＿＿＿＿。

4．早孕期常用的辅助检查方法包括＿＿＿＿、＿＿＿＿、＿＿＿＿、＿＿＿＿。

三、选择题

【A1/A2 型】

1．关于妊娠诊断，正确的叙述是
　　A．黑加征是双合诊检查峡部极软，子宫颈与宫体似不相连
　　B．黑加征是宫体呈球形，子宫颈着色
　　C．黑加征是确诊妊娠的征象
　　D．体内 hCG 高峰在停经 40 ～ 48 天时
　　E．体内 hCG 高峰在停经 4 个月时

2．早孕时最早及最重要的症状是
　　A．停经
　　B．早孕反应
　　C．尿频
　　D．腹痛
　　E．乳房胀痛

3．有关诊断妊娠的方法，下列叙述正确的是
　　A．尿妊免试验（+）即可确诊妊娠
　　B．B超检查时只要看到胎囊即可诊断妊娠，看到胎心搏动即可诊断活胎
　　C．hCG 放免测定法用于诊断早孕是不敏感的
　　D．超声多普勒法，在孕妇下腹部听到吹风样声音，妊娠的诊断即可确定
　　E．胎心听诊器只能用于听胎心而听不到胎动

4．下列哪项是诊断早期正常妊娠最准确的依据
　　A．停经后子宫增大变软
　　B．尿妊免试验阳性
　　C．黑加征阳性
　　D．黄体酮试验阴性

　　E．B超检查时见到胎囊和胎心搏动

5．月经周期为 28 天的孕妇，尿妊免试验最早开始出现阳性反应一般是在末次月经后的
　　A．21 ～ 35 天
　　B．41 ～ 50 天
　　C．51 ～ 60 天
　　D．61 ～ 70 天
　　E．71 ～ 80 天

6．hCG 高峰出现在妊娠的
　　A．4 ～ 5 周
　　B．8 ～ 10 周
　　C．13 ～ 20 周
　　D．24 ～ 30 周
　　E．32 ～ 34 周

7．关于尿妊免试验的临床意义，下列叙述错误的是
　　A．月经过期 11 ～ 15 日即出现阳性，可能为早期妊娠
　　B．妊娠第 8 ～ 10 周时阳性率最高
　　C．停经 12 周以前尿妊免试验持续阳性，考虑葡萄胎
　　D．尿妊免试验不用于诊断过期妊娠
　　E．葡萄胎排出 8 周后持续阳性，而未再次妊娠者，恶变的可能性很大

8．关于正常妊娠的辅助诊断，下列叙述错误的是
　　A．hCG 放免测定法用于诊断早孕是不敏感的

B．超声显像法于妊娠第 5 周即可见妊娠囊

C．黄体酮试验阴性

D．双向型基础体温高温相持续两周未降

E．妊娠 7 ～ 8 周超声多普勒检查可及胎心

9．诊断中期妊娠，下列叙述最不可靠的是

　A．胎心清晰

　B．自觉胎动

　C．扪诊有胎头浮球感

　D．胎儿电子监护可见较规律的图形

　E．B 超可见胎心搏动

10．有关各种胎先露的指示点，下列叙述错误的是

　A．枕先露—枕骨

　B．横位—肩胛骨

　C．臀位—臀部

　D．面先露—颏骨

　E．额先露—额部

11．有关早期妊娠的诊断，下列叙述错误的是

　A．平时月经规则的已婚育龄妇女，一旦停经应考虑是否妊娠

　B．月经过期未来潮，黄体酮试验阴性应疑为妊娠

　C．哺乳期妇女，月经尚未恢复也可以再次妊娠

　D．妇女在停经 6 周左右均有早孕反应

　E．黑加征是早期妊娠的典型体征

12．尿妊免试验用于下述哪项诊断时最不敏感

　A．早期妊娠

　B．过期妊娠

　C．宫外孕

　D．先兆流产

　E．葡萄胎

13．初孕妇，24 岁，停经 8 周，下列叙述不可能出现的是

　A．晨起恶心，呕吐

　B．尿酮体阳性

　C．乳房增大，乳晕着色

　D．尿频

　E．腹部妊娠纹

14．已婚女性，32 岁，平时月经不规律，现停经 24 周，阴道出血 1 天，下列哪项检查不是必要的

　A．B 超检查

　B．超声多普勒（Doppler）心

C．腹部触诊

D．尿妊免试验

E．测宫底高度

15．早孕的诊断依据不包括

　A．子宫增大、变软

　B．尿妊免试验阳性

　C．黑加征阳性

　D．黄体酮试验阳性

　E．血 hCG 升高

16．下列叙述不可作为妊娠的诊断标准的是

　A．初产妇在 18 ～ 20 周，自感有胎动

　B．胎心在 110 ～ 160 次 / 分，胎心为双音

　C．妊娠 16 周末宫底多在脐耻之间

　D．妊娠 20 周可经腹壁听到胎心音

　E．自觉恶心、呕吐，乳胀

17．已婚女性，25 岁，以往月经不规律 2 ～ 3 天 /1 ～ 3 个月。现停经 6+ 个月，于停经 3+ 个月时感恶心。最近 1 周感胎动。检查乳头、乳晕着色加深，宫高达脐耻之间，借助多普勒探测仪可听到胎心。诊断为

　A．妊娠 6 个月左右

　B．妊娠 4 个月左右

　C．妊娠 3 个月左右

　D．妊娠 2 个月左右

　E．妊娠 1 个月左右

18．已婚女性，28 岁，两年未孕。以往月经 4 ～ 5 天 /1 ～ 6 个月，现停经 2 个月，停经 33 天时尿妊免试验（−）。停经 40 天曾每日肌内注射黄体酮 10 mg，连续 5 天，停药后无阴道出血。基础体温双相持续 3 周，诊断可能为

　A．早期妊娠

　B．闭经

　C．子宫结核

　D．子宫发育不良

　E．月经失调

19．孕 32 周，腹部检查：子宫呈纵椭圆形，胎体纵轴与母体纵轴一致。宫底可触及较硬的胎头，耻骨联合处触到软且宽、不规则的胎臀，该孕妇最可能的胎位是

　A．臀位（骶先露）

　B．横位（肩先露）

　C．枕前位

　D．面先露

E．枕后位

【B型】

A．胎产式

B．胎姿势

C．胎先露

D．胎方位

E．衔接

1．胎体纵轴与母体纵轴的关系称为

2．胎儿先露部的指示点与母体骨盆左右前后的

关系称为

3．最先进入骨盆入口的胎儿部分称为

【X型】

辅助进行早孕诊断的检查包括

A．尿妊娠试验

B．超声检查

C．宫颈黏液检查

D．基础体温测定

E．黄体酮试验

四、问答题

对于月经不明或末次月经记不清者应如何确定孕周?

参考答案

一、名词解释

1．morning sickness：早孕反应，在停经6周左右出现畏寒、头晕、流涎、乏力、嗜睡、缺乏食欲、厌恶油腻、恶心、晨起呕吐等症状，称为早孕反应，多在停经12周左右自行消失。

2．Hegar sign：黑加征，停经6~8周时，双合诊检查子宫峡部极软，感觉宫颈与宫体之间似不相连，称为黑加征。

3．fetal attitude：胎姿势，胎儿在子宫内的姿势称为胎姿势。

4．fetal lie：胎产式，胎体纵轴与母体纵轴的关系称为胎产式。

5．fetal presentation：胎先露，最先进入骨盆入口的胎儿部分称为胎先露。

6．fetal position：胎方位，胎儿先露部的指示点与母体骨盆的关系称为胎方位。

二、填空题

1．5　7　12　110~160

2．枕骨　颏骨　骶骨　肩胛骨

3．持续性枕后位（枕横位）　高直位　不均倾位　面先露

4．妊娠试验　超声检查　宫颈黏液检查　基础体温测定

三、选择题

[A1/A2型]

1．A　2．A　3．B　4．E　5．B　6．B　7．C　8．A　9．B　10．C　11．D　12．B
13．E　14．D　15．D　16．E　17．B　18．A　19．A

[B型]

1．A　2．D　3．C

[X型]

ABCDE

四、问答题

根据早孕反应及尿妊免反应出现阳性的时间、初诊时子宫大小、子宫底高度的测量、初觉胎动的时间、听到胎心的时间、超声检查结果等判断（尤其是孕3个月内的超声）。

第五章　异常妊娠

思维导图

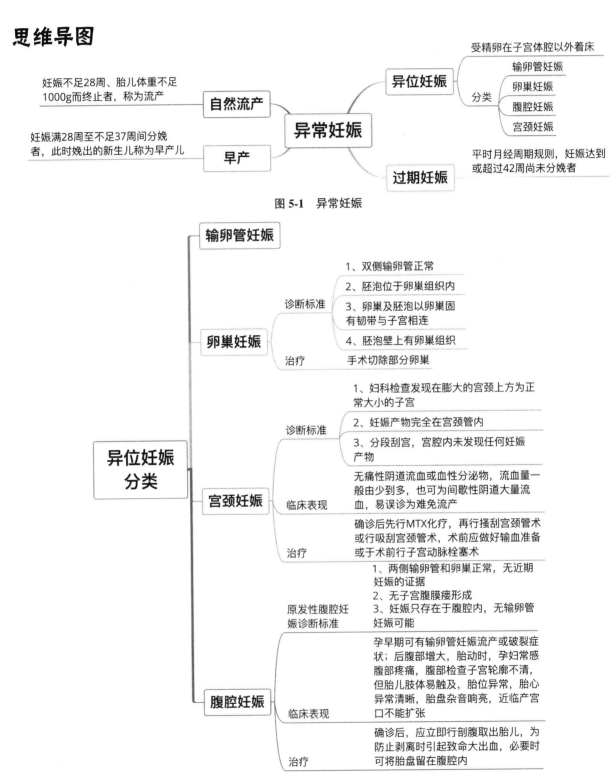

妊娠不足28周、胎儿体重不足1000g而终止者，称为流产 —— 自然流产

妊娠满28周至不足37周间分娩者，此时娩出的新生儿称为早产儿 —— 早产

异常妊娠

异位妊娠 —— 受精卵在子宫体腔以外着床
分类 —— 输卵管妊娠 / 卵巢妊娠 / 腹腔妊娠 / 宫颈妊娠

过期妊娠 —— 平时月经周期规则，妊娠达到或超过42周尚未分娩者

图 5-1　异常妊娠

异位妊娠分类

输卵管妊娠

卵巢妊娠
诊断标准
1、双侧输卵管正常
2、胚泡位于卵巢组织内
3、卵巢及胚泡以卵巢固有韧带与子宫相连
4、胚泡壁上有卵巢组织
治疗 —— 手术切除部分卵巢

宫颈妊娠
诊断标准
1、妇科检查发现在膨大的宫颈上方为正常大小的子宫
2、妊娠产物完全在宫颈管内
3、分段刮宫，宫腔内未发现任何妊娠产物
临床表现 —— 无痛性阴道流血或血性分泌物，流血量一般由少到多，也可为间歇性阴道大量流血，易误诊为难免流产
治疗 —— 确诊后先行MTX化疗，再行搔刮宫颈管术或行吸刮宫颈管术，术前应做好输血准备或于术前行子宫动脉栓塞术

腹腔妊娠
原发性腹腔妊娠诊断标准
1、两侧输卵管和卵巢正常，无近期妊娠的证据
2、无子宫腹膜瘘形成
3、妊娠只存在于腹腔内，无输卵管妊娠可能
临床表现 —— 孕早期可有输卵管妊娠流产或破裂症状；后腹部增大，胎动时，孕妇常感腹部疼痛，腹部检查子宫轮廓不清，但胎儿肢体易触及，胎位异常，胎心异常清晰，胎盘杂音响亮，近临产宫口不能扩张
治疗 —— 确诊后，应立即行剖腹取出胎儿，为防止剥离时引起致命大出血，必要时可将胎盘留在腹腔内

图 5-2　异位妊娠分类

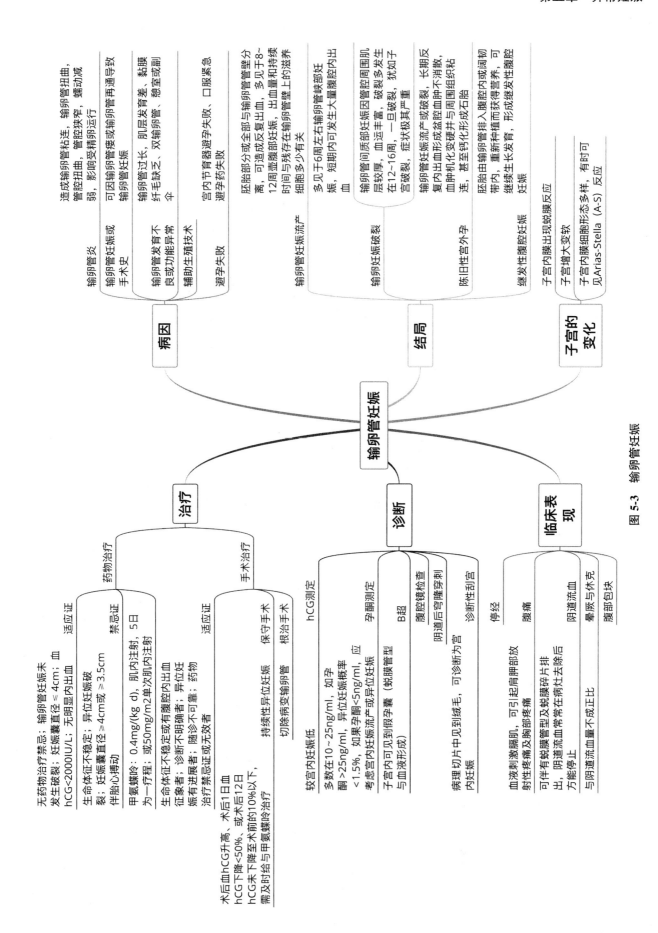

图 5-3 输卵管妊娠

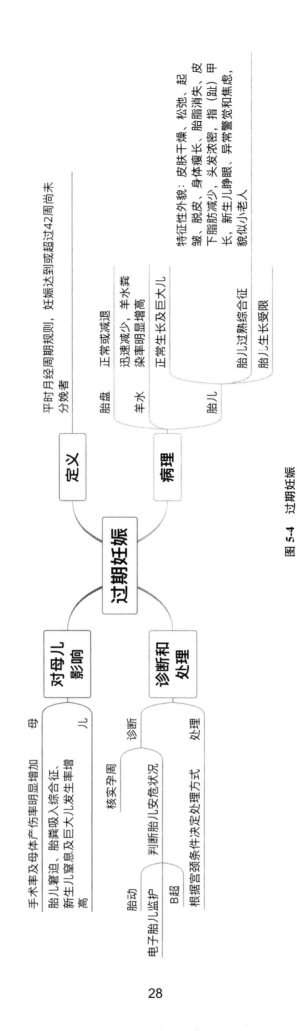

图 5-4 过期妊娠

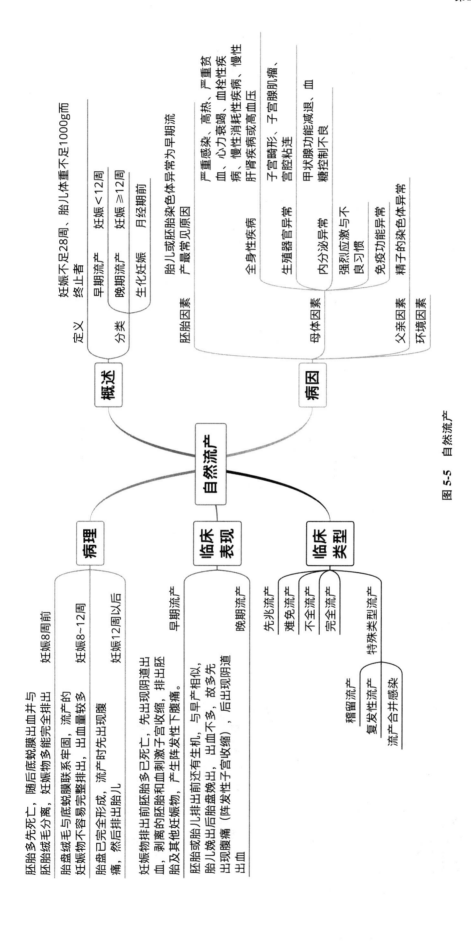

图 5-5　自然流产

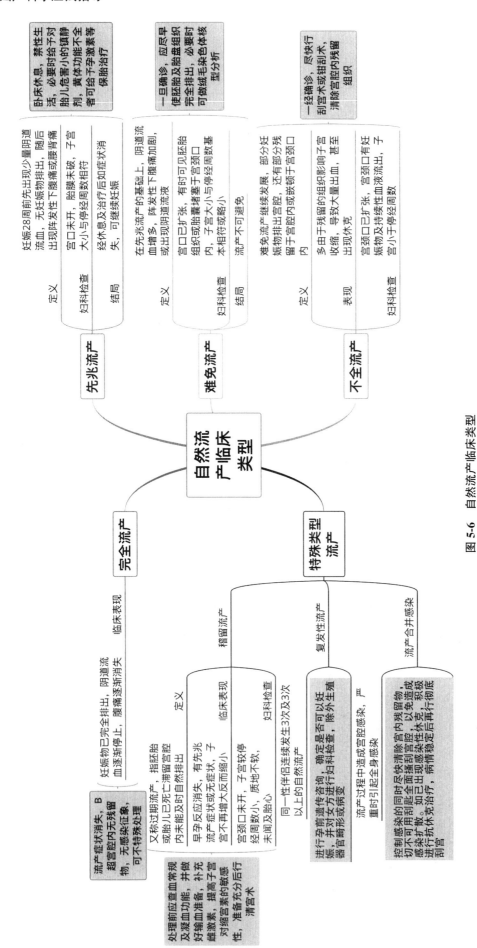

图 5-6 自然流产临床类型

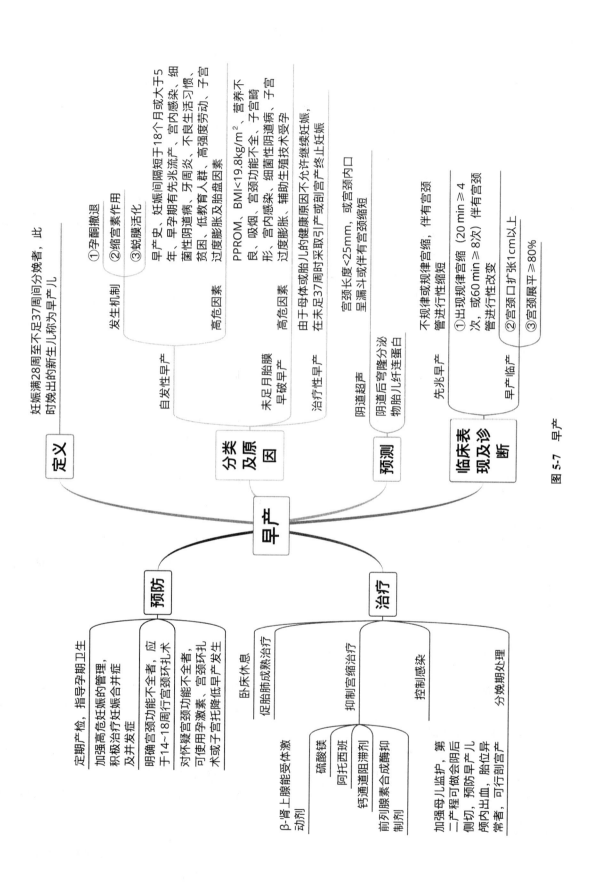

图 5-7 早产

定义

妊娠满28周至不足37周间分娩者，此时娩出的新生儿称为早产儿

分类及原因

- 自发性早产
  - 发生机制
    - ①孕酮撤退
    - ②缩宫素作用
    - ③蜕膜活化
  - 高危因素
    - 早产史、妊娠间隔短于18个月或大于5年、早孕期有先兆流产、宫内感染、细菌性阴道病、牙周炎、不良生活习惯、贫血、低教育人群、高强度劳动、子宫过度膨胀及胎盘因素
- 未足月胎膜早破早产
  - 高危因素
    - PPROM、BMI<19.8kg/m²、营养不良、吸烟、宫内感染、宫颈功能不全、子宫畸形、过度膨胀、细菌性阴道病、子宫辅助生殖技术受孕
- 治疗性早产
  - 由于母体或胎儿的健康原因不允许继续妊娠，在未足37周时采取引产或剖宫产终止妊娠

预测

- 阴道超声
  - 宫颈长度<25mm，或宫颈内口呈漏斗或伴有宫颈缩短
- 阴道后穹隆分泌物胎儿纤连蛋白

临床表现及诊断

- 先兆早产
  - 不规律或规律宫缩，伴有宫颈管进行性缩短
- 早产临产
  - ①出现规律宫缩（20 min≥4次，或60 min≥8次）伴有宫颈管进行性改变
  - ②宫颈口扩张1cm以上
  - ③宫颈展平≥80%

预防

- 定期产检，指导孕期卫生
- 加强高危妊娠的管理，积极治疗妊娠合并症及并发症
- 明确宫颈功能不全者，应于14~18周行宫颈环扎术
- 对怀疑宫颈功能不全者，可使用孕激素，宫颈环扎术或子宫托降低早产发生

治疗

- 卧床休息
- 促胎肺成熟治疗
- 抑制宫缩治疗
  - β-肾上腺能受体激动剂
  - 硫酸镁
  - 阿托西班
  - 钙通道阻滞剂
  - 前列腺素合成酶抑制剂
- 控制感染
- 分娩期处理
  - 加强母儿监护，第二产程可做会阴后侧切，预防早产儿颅内出血，胎位异常者，可行剖宫产

试 题

一、名词解释

1．persistent occipito posterior position　2．ectopic pregnancy　3．abortion　4．septic abortion

5．postmaturity syndrome　6．preterm labor　7．threatened abortion

二、填空题

1．流产的主要症状是_____和_____。

2．异位妊娠以_____为最常见，占____%左右。

3．输卵管妊娠流产多见于_____部妊娠，发病多在妊娠____周；而输卵管妊娠破裂多见于_____部妊娠，发病多在妊娠____周左右。

4．异位妊娠常见临床表现三联征包括_____、_____、_____。

5．输卵管妊娠的常见结局包括_____、_____、_____、_____。

三、选择题

【A1/A2 型】

1．习惯性晚期流产最常见的原因是
   A．孕卵发育异常
   B．黄体功能不全
   C．甲状腺功能不足
   D．染色体异常
   E．子宫颈内口松弛

2．宫外孕最常见的部位是
   A．输卵管峡部
   B．输卵管间质部
   C．输卵管伞部
   D．卵巢
   E．输卵管壶腹部

3．关于过期妊娠，下列叙述正确的是
   A．所有孕妇超过预产期两周未临产者为过期妊娠
   B．妊娠过期越久，胎儿体重越大
   C．易发生胎儿窘迫
   D．与孕母孕激素相对过少有关
   E．过期妊娠时尿中雌三醇有明显下降

4．枕后位俯屈不良时，分娩位置最低的是胎儿的哪一部分
   A．颜面部
   B．前额部
   C．前囟
   D．后囟
   E．枕部

5．胎儿预后最差的臀先露是
   A．单足先露
   B．单膝先露
   C．单臀先露
   D．完全臀先露
   E．双膝先露

6．以下定义中，错误的是
   A．凡妊娠不足 28 周，胎儿体重不足 800 g 而终止者，称为流产
   B．妊娠足 28 周至不满 37 周之间，称为早产
   C．孕龄达 37 周至不足 42 周，体重 ≥ 2500 g 出生的新生儿，称为足月新生儿
   D．从胎儿出生后断脐到满 28 日前的这段时间，称为新生儿期
   E．妊娠满 42 周及其后分娩，称为过期产

7．稽留流产易致严重出血的原因不包括
   A．胚胎组织机化粘连，刮宫困难，易致组织残留
   B．稽留日久可发生凝血功能障碍
   C．刮宫困难易穿孔
   D．雌激素不足，子宫对催产素不敏感而致宫缩乏力
   E．易合并感染

8．下列哪项不是输卵管妊娠破裂的特征
   A．子宫稍大，有漂浮感
   B．子宫一侧可触及包块

C．宫颈举痛明显

D．急腹痛后阴道中等量流血

E．有内出血表现

9．确诊为宫外孕，其后穹隆抽出的血液不具备的特点是

A．不凝固

B．暗红色

C．含细小血块

D．滴在纱布上可见红晕

E．可混有脓液

10．女性32岁，G3P1，停经3月余，阴道少量流血，伴咯血1周，查：略显消瘦，子宫如孕4月余，极软，血hCG 32 000 IU/ml。下列诊断哪项可能性最大

A．先兆流产合并肺结核

B．难免流产合并肺结核

C．双胎妊娠合并肺结核

D．葡萄胎

E．妊娠滋养细胞肿瘤

11．28岁已婚未产妇，停经47天，尿妊免试验（–）。突感右下腹疼痛，面色苍白，恶心、出汗，阴道少量出血，体温不高，既往有盆腔炎病史，下列叙述错误的是

A．最可能的诊断为输卵管妊娠破裂

B．妇科检查：子宫稍大，软，宫颈举痛，后穹隆饱满

C．血压下降，脉搏增快

D．后穹隆穿刺为脓性液体

E．血hCG可升高

12．29岁，已婚女性，停经13周，阴道少量暗红色出血2周。妇科检查：宫底于耻上未及，多普勒（Doppler）经腹部未测到胎心，为明确诊断，最主要的辅助检查是

A．尿妊免试验

B．血hCG测定

C．重复用多普勒听胎心

D．B超检查

E．羊膜镜检查

【A3/A4型】

40岁，初产妇，G3P0，两次自然流产史。现停经20周，已有胎动1周，血压95/65 mmHg，宫高19 cm，胎心140次/分。

1．最可能的诊断是

A．孕20周，G3P0，高龄初产

B．晚期流产

C．胎儿生长受限

D．习惯性流产

E．先兆早产

2．首先应进行的辅助检查是

A．阴道检查

B．血hCG测定

C．胎心监护

D．肛门检查

E．超声检查

3．对该孕妇此阶段最需要排除的异常情况是

A．流产

B．早产

C．胎死宫内

D．感染

E．胎儿畸形

4．最可能出现的胎儿异常为

A．无脑儿

B．脊柱裂

C．脑积水

D．先天愚型

E．消化道闭锁

28岁，已婚妇女，未避孕，平时月经规律，现停经71天，阴道少量出血10天，无腹痛，未见肉样组织及水泡样物排出。

5．首先需进行的实验室检查是

A．血常规

B．肝肾功能

C．血糖

D．尿常规

E．尿妊免试验

6．体格检查和妇科检查最可能发现的是

A．腹部触及明显包块

B．血压升高

C．体温升高

D．子宫增大如孕10周

E．脉搏增快

7．最好的辅助检查是

A．X线检查

B．激素水平测定

C．B超检查

D．染色体检查

E．血 hCG 检查

35 岁已婚妇女，停经 50 天阴道少量出血，3 天后止，未就诊。现停经 18 周，未觉胎动，阴道少量出血 7 天，增多 1 天。

8．查体最可能的发现是

    A．子宫未增大

    B．可触及胎体

    C．多普勒可闻及胎心

    D．宫底脐上一指

    E．腹部膨隆

9．最可能的诊断是

    A．先兆流产

    B．稽留流产

    C．不全流产

    D．葡萄胎

    E．功能性子宫出血

10．最佳的处理方法是

    A．检查血小板及出凝血时间，了解凝血功能，根据子宫大小决定处理方法

    B．立即行清宫术

    C．静脉滴注缩宫素使其自然排出

    D．等待自然排出

    E．立即手术剖宫取胎

停经 10 周，阴道少量出血 1 周，大量出血 3 天，伴下腹疼痛，1 天前开始出现畏寒，发热，BP 80/60 mmHg，P120 次 / 分，面色苍白，阴道有活动性出血。

11．妇科检查中与此一致的发现有

    A．子宫与孕周相符

    B．子宫小于孕周，宫口松，可能有组织物嵌顿在宫口，子宫有压痛

    C．血象正常

    D．附件区有明显包块

    E．后穹隆饱满

12．如果为不全流产合并感染，最好的处理方法是

    A．立即行抗休克、抗感染治疗，同时钳夹出残留的胚胎组织

    B．3 天后行刮宫术

    C．立即行刮宫术

    D．立即静脉滴注缩宫素

    E．只需抗感染治疗

13．最不可能出现的情况是

    A．难免流产

    B．先兆流产

    C．不全流产

    D．不全流产合并感染

    E．失血性休克、感染性休克

【B 型】

    A．感染性流产

    B．稽留流产

    C．先兆流产

    D．难免流产

    E．不全流产

1．平素月经正常，停经 4 月余，子宫如妊娠 6 周大小

2．停经 9 周，少量阴道流血 3 天，子宫大小与孕月相符，宫口未开

3．停经 3 个月，下腹胀痛，伴中等量流血 1 天，子宫如孕 50+ 天，宫口松，可容 1 指，宫颈口内似有组织可触及

    A．臀位（骶先露）

    B．横位（肩先露）

    C．枕前位

    D．面先露

    E．枕后位

4．26 岁，初产妇，规律宫缩 5 h，产妇自觉肛门坠胀及排便感，宫缩 30 s/2 ~ 4 min。阴道检查宫口开大 3 cm，盆腔后部空虚，前囟在骨盆前方，最可能的胎位是

5．孕 34 周，经产妇，腹部检查：子宫呈横椭圆形，胎体纵轴与母体纵轴垂直，母体左侧腹部可触到胎头，另一侧触到胎臂，最可能的胎位是

    A．妊娠 42 周以上仍未分娩

    B．妊娠 28 周以后不足 37 周的胎儿或新生儿

    C．大于 37 周小于 42 周的妊娠

    D．大于 35 周的妊娠

    E．妊娠 42 周及以上的胎儿或新生儿

6．过期胎儿或过期新生儿是

7．早产胎儿或早产婴儿是

8．过期妊娠是

【X 型】

输卵管妊娠需要与哪些疾病进行鉴别诊断

　　A．黄体破裂

　　B．盆腔炎

　　C．卵巢囊肿蒂扭转

　　D．阑尾炎

　　E．肿瘤

四、问答题

1．简述输卵管妊娠和流产的鉴别要点。

2．造成臀先露的因素有哪些？

3．简述各型流产的处理。

4．造成流产的原因有哪些？

5．简述稽留流产的处理原则。

6．输卵管妊娠可能的病因有哪些？

7．异位妊娠的 B 超特点是什么？

8．异位妊娠时回收腹腔内血液应具备的条件？

9．宫外孕保守治疗应符合什么条件？

10．卵巢妊娠的诊断标准是什么？

11．原发性腹腔妊娠的诊断标准是什么？

12．臀位行选择性剖宫产的指征是什么？

五、病例分析题

主诉：停经 49 天，阴道不规则出血 8 天，左下腹隐痛 3 天，加剧 3 h。

现病史：患者，女，31 岁，因"停经 49 天，阴道不规则出血 8 天，左下腹隐痛 3 天，加剧 3 h"入院。患者平素月经规律，4/30 天，未避孕，LMP：19 天前，8 天前无明显诱因阴道少量出血，暗红色，淋漓不尽，一周前自测尿 hCG（+）。3 天前自觉左下腹隐痛，无明显恶心、呕吐、腹泻等，3 h 前无明显诱因突发左下腹撕裂样剧痛，同时伴有头晕、乏力及肛门坠胀感。

既往史：G2P0，于 2011 年、2015 年分别行人工流产术。

查体：生命体征尚平稳，神智清楚，全身皮肤巩膜无黄染，浅表淋巴结未扪及肿大，心肺无异常。腹肌较紧张，压痛、反跳痛（+）。肝脾肋下未扪及，肠鸣音正常，双下肢无水肿。妇科检查：阴道少量出血，宫颈举痛（+），子宫前位，正常大小，左附件区压痛，右附件区未及明显异常。

辅助检查：血 hCG 3000 IU/L，Hb 90 g/L。妇科超声提示：子宫正常大小，宫腔内未见孕囊样回声，左附件区可及 3 cm×4 cm 混合回声区，右附件区未及明显异常。盆腔积液约 2 cm。

请分析该患者目前最可能的诊断及诊断依据是什么？以及下一步处理措施是什么？

参考答案

一、名词解释

1．persistent occipito posterior position：持续性枕后位，头位分娩，若胎头枕骨持续不能转向前方，直至分娩后期，仍然位于母体骨盆后方，致使分娩发生困难者。

2．ectopic pregnancy：异位妊娠，胚囊种植于子宫腔以外的其他部位，如输卵管、卵巢、宫颈、腹腔内等，多见于输卵管壶腹部，常在妊娠早期造成输卵管妊娠破裂或流产，而出现停经后阴道不规则出血、急性下腹痛等症状。

3．abortion：流产，妊娠不足 28 周，胎儿体重不足 1000 g 即终止妊娠者。

4．septic abortion：感染性流产，流产过程中，若流血时间过长，有组织残留于子宫腔内或因非法堕胎等，有可能引起宫腔内感染，严重时感染可扩散到盆腔、腹腔及全身，并发盆腔炎、腹膜炎、败血症及感染性休克。

5．postmaturity syndrome：过熟综合征，常发生在过期妊娠时，表现为新生儿由于脱水和皮下脂肪丢失，以致皮肤干燥、皱纹增多。皮肤变硬，呈牛皮纸样；胎脂和毛发减少；皮肤皱褶处脱皮；头骨变硬，四肢细长，容貌似"小老人"。

6．preterm labor：早产临产，28 周≤妊娠＜37 周时，①出现规律宫缩（20 min ≥ 4 次，或 60 min ≥ 8 次）伴有宫颈管进行性改变；②宫颈口扩张 1 cm 以上；③宫颈展平≥ 80%。

7．threatened abortion：先兆流产，28 周前，少量阴道出血，宫口未开，胎膜未破且胚胎存活，尚未排出；经休息、保胎治疗可继续妊娠。如出血多，腹痛加剧，可发展为难免流产。

二、填空题

1．阴道流血　下腹痛

2．输卵管妊娠　95%

3．输卵管壶腹部　8 ～ 12　输卵管峡部　6

4．停经　腹痛　阴道出血

5．输卵管妊娠流产　输卵管妊娠破裂　继发性腹腔妊娠　陈旧性异位妊娠

三、选择题

[A1/A2 型]

1．E　2．E　3．C　4．C　5．A　6．A　7．E　8．D　9．E　10．E　11．D　12．D

[A3/A4 型]

1．A　2．E　3．E　4．D　5．E　6．D　7．C　8．A　9．B　10．A　11．B　12．A　13．B

[B 型]

1．B　2．C　3．D　4．E　5．B　6．E　7．B　8．A

[X 型]

ABCD

四、问答题

1．（1）输卵管妊娠：

1）停经史：多有。

2）腹痛：突然撕裂样剧痛，自一侧下腹开始向全腹扩散。

3）阴道流血：量少，暗红色，可有蜕膜组织或管型排出。

4）休克：程度与外出血量不成正比。

5）盆腔检查：抬举宫颈时一侧下腹疼痛，宫旁或直肠子宫陷凹有包块，子宫正常或稍大，软。

6）辅助检查：后穹隆穿刺可抽出不凝血，B 超检查见一侧附件有包块，有时可见妊娠囊。

（2）流产：

1）停经史：有。

2）腹痛：下腹中央阵发性坠痛。

3）阴道流血：先量少，后增多，鲜红色，有血块或绒毛排出。

4）休克：程度与外出血量成正比。

5）盆腔检查：宫口稍开，子宫增大变软。

6）辅助检查：B 超检查见宫内有妊娠囊。

2．臀先露的因素：

（1）胎头衔接受阻。

（2）子宫畸形。

（3）宫腔空间大，胎儿活动度大。

（4）胎儿活动过分受阻。

3．各型流产的处理：

（1）先兆流产：以保胎为治疗原则，卧床休息。可肌内注射黄体酮20 mg，必要时给予对胎儿危害小的镇静药，如口服苯巴比妥（鲁米那）。

（2）难免流产：促使胚胎和胎盘组织及早排除，以防止出血和感染。

（3）不全流产：应行清宫术以清除宫腔内残留组织。出血时间较长者，应同时用抗生素预防感染。

（4）稽留流产：应做凝血功能检查，如有凝血功能障碍或DIC，应予以适当处理。如凝血功能正常，根据子宫大小，可进行清宫术或引产术。

（5）完全流产：不需特殊处理。

4．流产的主要原因：

（1）遗传基因缺陷。

（2）环境因素。

（3）母体因素：

1）全身性疾病：严重贫血、心力衰竭、肾炎、高血压等。

2）生殖器官疾病：子宫畸形、盆腔肿瘤、宫颈内口松弛。

3）内分泌功能失调：黄体功能不足、甲状腺功能异常等。

4）创伤：早孕期腹部手术或中孕期外伤等

（4）胎盘内分泌功能不足。

（5）免疫因素。

5．稽留流产的处理原则：因胚胎组织可能机化，与子宫壁紧密粘连，造成刮宫困难；若稽留时间过久，可能发生凝血功能障碍，导致DIC，造成严重失血。

（1）刮宫前查血常规、出凝血时间、血小板计数、血纤维蛋白原、凝血酶原时间、血浆鱼精蛋白副凝试验（3P试验）等，并做好输血准备。

（2）若凝血功能正常，口服己烯雌酚5～10 mg，tid，共5天，以提高子宫对缩宫素的敏感性。

（3）子宫＜12周者可行刮宫术，若一次不能刮净，于5～7日后再行刮宫术。

（4）子宫＞12周者，可用静脉滴注缩宫素或前列腺素，或依沙吖啶（利凡诺）进行引产。

（5）若凝血功能异常者，应尽早使用肝素、纤维蛋白原、输新鲜血浆等，待凝血功能好转后，再行引产或刮宫。

6．输卵管妊娠的病因：

（1）慢性输卵管炎：可分为输卵管黏膜炎和输卵管周围炎。输卵管黏膜炎可以引起管腔完全堵塞，或部分堵塞，管腔变窄、纤毛缺陷，从而影响受精卵的正常运行。而输卵管周围炎的病变主要使管腔狭窄，管壁肌蠕动减弱，影响受精卵的运行。

（2）输卵管发育不良或功能异常：输卵管过长，肌层发育差，纤毛缺乏等。输卵管功能受雌孕激素的调节，若调节失调，影响受精卵的正常运行。此外，精神因素可干扰输卵管的功能。

（3）各种节育措施后：绝育术后瘘管形成或再通等。

（4）受精卵游走。

（5）其他。

7．异位妊娠的B超特点：

（1）异位妊娠时子宫虽增大，但宫腔内空虚，宫旁出现低回声区，该区若查出胚芽及原始心管搏动，可诊断异位妊娠。

（2）一般到停经7周时，B超方可查到胎芽与原始心管搏动，而停经5～6周时宫内妊娠显示的妊娠囊（蜕膜与羊膜囊形成的双囊）可能与异位妊娠时宫内出现的假妊娠囊（蜕膜管型与血液形成）发生混淆。

（3）输卵管妊娠流产或破裂后，则宫旁回声区缺乏输卵管妊娠的声像特征；但若腹腔内存在无回声暗区或子宫直肠陷凹处积液暗区像,对异位妊娠的诊断有价值。

8. 异位妊娠时自体血回收的适应证:异位妊娠 < 12 周、胎膜未破、出血时间 < 24 h、血液未受污染、镜下红细胞破坏率 < 30%。

9. 异位妊娠保守治疗的适应证:

(1)输卵管妊娠包块直径不超过 4 cm。

(2)输卵管妊娠未破裂或流产。

(3)无明显内出血。

(4)血 β-hCG < 2000 IU/L。

10. 卵巢妊娠的诊断标准:

(1)双侧输卵管必须正常。

(2)囊胚种植于卵巢。

(3)卵巢及囊胚必须以卵巢固有韧带与子宫相连。

(4)囊胚壁上有卵巢组织。

11. 原发性腹腔妊娠的诊断标准:

(1)两侧输卵管和卵巢必须正常,无近期妊娠的证据。

(2)无子宫腹膜瘘形成。

(3)妊娠只存在于腹腔内,无输卵管妊娠等的可能性。

12. 臀位选择性剖宫产的指征是:狭窄骨盆、软产道异常、胎儿体重 > 3500 g 或 < 2500 g、胎儿窘迫、高龄初产、有难产史、不完全臀先露等,均应行剖宫产术结束分娩。

五、病例分析题

该患者目前最可能的诊断是输卵管异位妊娠破裂;轻度贫血。

诊断依据:①患者为育龄期女性,有正常性生活,未避孕,有明确的停经史;同时伴有剧烈腹痛及阴道淋漓出血表现;既往 2 次人工流产手术操作增加异位妊娠风险;②患者查体有腹肌紧张等腹膜刺激征,宫颈举痛及左附件区压痛等;③辅助检查提示血 hCG 3000 IU/L,但妇科超声于宫腔内未见孕囊样回声,左附件区可及 3 cm×4 cm 混合回声区;同时有盆腔积液约 2 cm,Hb 90 g/L,考虑异位妊娠破裂导致贫血。

下一步处理:积极完善术前检查检验,可行腹腔镜探查术,如术中见左侧输卵管有异位妊娠病灶可行左侧输卵管切除术,切除输卵管组织内可见绒毛。根据术后病理结果可明确诊断。

第六章 妊娠特有疾病

思维导图

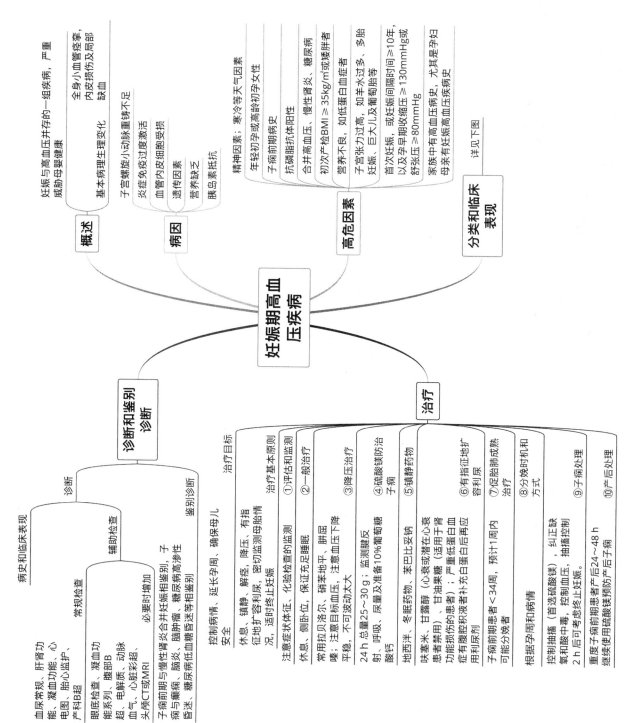

图 6-1 妊娠期高血压疾病

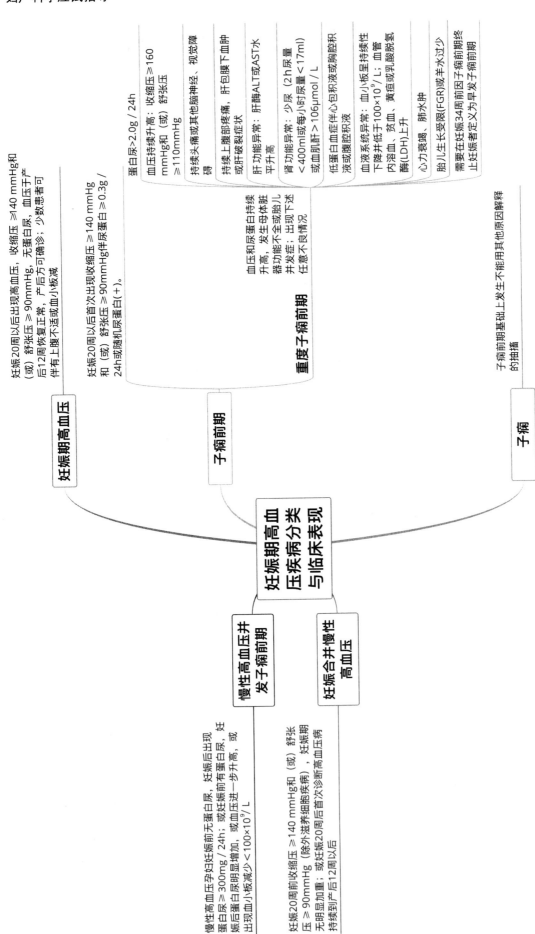

图 6-2 妊娠期高血压疾病分类与临床表现

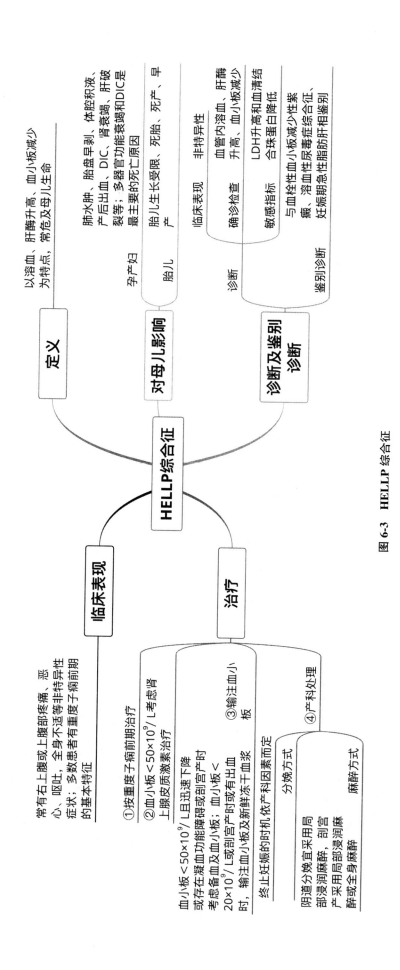

图 6-3 HELLP 综合征

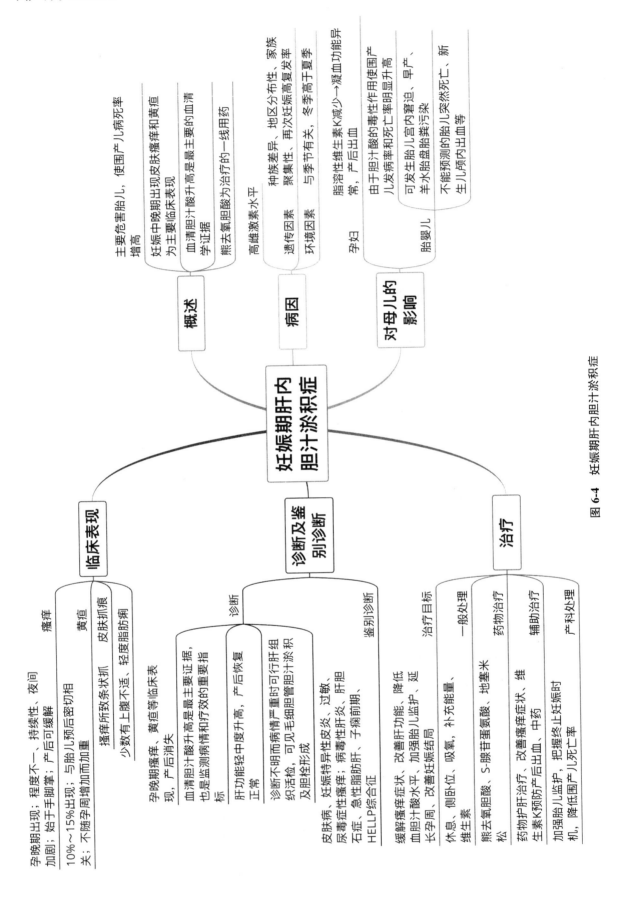

图 6-4 妊娠期肝内胆汁淤积症

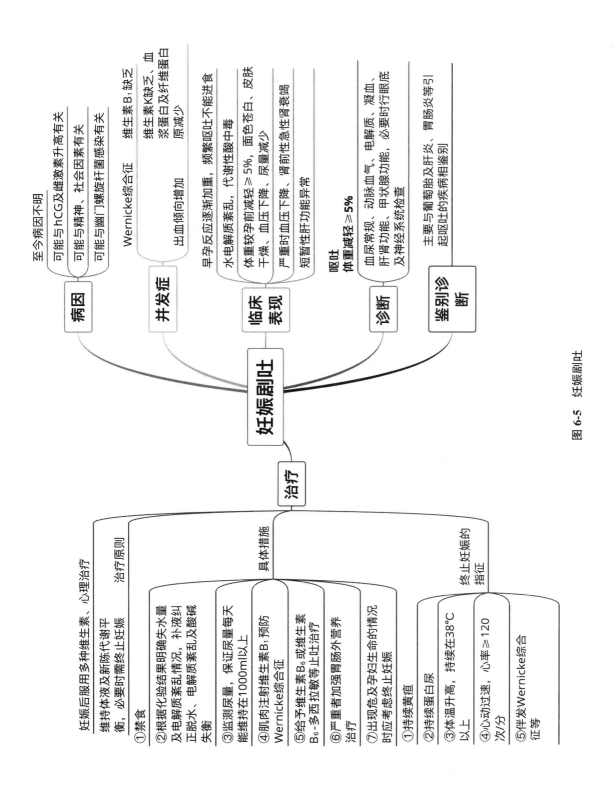

图 6-5 妊娠剧吐

病因
至今病因不明
- 可能与hCG及雌激素升高有关
- 可能与精神、社会因素有关
- 可能与幽门螺旋杆菌感染有关

并发症
- Wernicke综合征 维生素B₁缺乏
- 维生素K缺乏，血浆蛋白及纤维蛋白原减少 出血倾向增加

临床表现
- 早孕反应逐渐加重，频繁呕吐不能进食
- 水电解质紊乱，代谢性酸中毒
- 体重较孕前减轻≥5%，面色苍白，皮肤干燥，尿量减少
- 严重时血压下降，肾前性急性肾衰竭
- 短暂性肝功能异常

诊断
呕吐
体重减轻≥5%
- 血尿常规、动脉血气、电解质、凝血、肝肾功能、甲状腺功能、必要时行眼底及神经系统检查

鉴别诊断
- 主要与葡萄胎及肝炎、胃肠炎等引起呕吐的疾病相鉴别

治疗

治疗原则
- 妊娠后服用多种维生素，心理治疗
- 维持体液及新陈代谢平衡，必要时需终止妊娠

具体措施
- ①禁食
- ②根据化验结果明确失水量及电解质紊乱情况，补液纠正脱水、电解质紊乱及酸碱失衡
- ③监测尿量，保证尿量每天能维持在1000ml以上
- ④肌肉注射维生素B₁预防Wernicke综合征
- ⑤给予维生素B₆或维生素B₆-多西拉敏等止吐治疗
- ⑥严重者加强胃肠外营养治疗
- ⑦出现危及孕妇生命的情况时应考虑终止妊娠

终止妊娠的指征
- ①持续黄疸
- ②持续蛋白尿
- ③体温升高，持续在38℃以上
- ④心动过速，心率≥120次/分
- ⑤伴发Wernicke综合征等

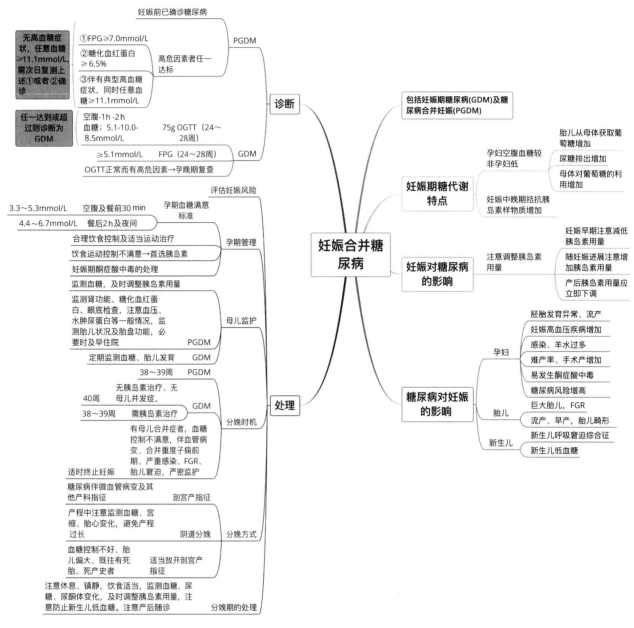

图 6-6　妊娠合并糖尿病

试　题

一、名词解释

1．hypertensive disorders complicating pregnancy　2．gestational hypertension　3．preeclampsia

4．early onset severe preeclampsia　5．eclampsia　6．chronic hypertension in pregnancy

7．chronic hypertension superimposed preeclampsia

8．hemolysis，elevated serum level of liver enzymes，and low platelets syndrome

9．intrahepatic cholestasis of pregnancy　10．hyperemesis gravidarum　11．gestational diabetes mellitus

二、填空题

1．妊娠期高血压疾病的基本病理生理变化是_____、_____及_____，全身各系统各器官灌流减少，对母儿造成危害，甚至导致母儿死亡。

2．硫酸镁的有效治疗浓度是_____ mmol/L，超过_____ mmol/L 即可出现中毒症状。

3．重度子痫前期患者可发生_____、_____及_____等母儿并发症。

4．子痫前期患者产后_____小时到_____日内仍有发生子痫的可能。

5．监测硫酸镁中毒的项目有_____存在，_____，_____，解除硫酸镁中毒的措施为_____。

6．妊娠期高血压疾病的治疗目的是_____、_____、_____。

7．妊娠期高血压疾病治疗的基本原则是_____、_____、_____，有指征的_____、_____，密切监测_____，适时_____。

8．妊娠高血压疾病患者利尿治疗的指征包括_____、_____、_____、_____及_____。

9．妊娠期肝内胆汁淤积症以妊娠中晚期出现_____和_____为主要临床表现。

10．诊断妊娠期肝内胆汁淤积症最主要的特异性生化指标是血清_____测定。

11．药物治疗妊娠期肝内胆汁淤积症的一线用药为_____。

12．妊娠剧吐患者中，发生_____缺乏可致 Wernicke 综合征，发生_____缺乏可致凝血功能障碍。

13．妊娠剧吐的临床表现以_____、_____为特点。

14．妊娠剧吐的治疗原则为，维持体液及新陈代谢平衡，必要时_____。

15．妊娠合并糖尿病包括两种情况，一种是_____，另一种为_____，其中妊娠合并糖尿病中80％以上为_____。

16．关于妊娠期糖尿病，实验室检查有确诊意义的是_____、_____。

17．妊娠期拮抗胰岛素的激素主要有_____、_____、_____、_____。

18．妊娠合并糖尿病对胎儿和新生儿的影响主要表现为易发生_____、_____、_____、_____。

三、选择题

【A1/A2 型】

1．妊娠高血压综合征发生时间多在
　　A．妊娠前
　　B．妊娠 20 周前
　　C．妊娠 20 周后
　　D．分娩期
　　E．产褥期

2．妊娠期高血压疾病的高危因素不包括
　　A．年龄≥40 岁
　　B．子痫前期家族史
　　C．慢性肾炎
　　D．经产妇
　　E．多胎妊娠

3．妊娠期高血压疾病眼底检查，下列视网膜病变不属于妊高征眼底病变的是
　　A．水肿
　　B．小动脉痉挛
　　C．出血
　　D．渗出
　　E．视乳头萎缩

4．有关预防妊娠期高血压疾病的发生发展，下列叙述错误的是
　　A．妊娠早期了解基础血压
　　B．定期进行产前检查
　　C．妊娠晚期每周体重增长超过 1000 g 即要考虑有无隐性水肿
　　D．重视孕妇主诉
　　E．避免精神高度紧张

5．关于妊娠期高血压疾病，下列叙述有误的是
　　A．初产妇多于经产妇
　　B．妊娠 20 周之前一般不发生
　　C．重症易并发胎盘早剥
　　D．葡萄胎易早期出现妊娠高血压疾病
　　E．24 h 尿蛋白定量在 0.5 g 以上者即应视为重症

6．子痫患者控制抽搐，可选用的药物不包括
　　A．硫酸镁
　　B．冬眠合剂
　　C．地西泮
　　D．苯妥英钠

E．5% 葡萄糖盐水

7．妊娠期高血压疾病的基本病理生理改变是

　　A．水钠潴留

　　B．动脉硬化

　　C．全身小血管痉挛

　　D．血管通透性增加

　　E．血液浓缩黏稠

8．24 h 尿蛋白定量大于多少可诊断为重度子痫前期

　　A．0.3 g

　　B．0.5 g

　　C．2 g

　　D．3 g

　　E．5 g

9．妊娠期高血压疾病患者水肿（+++）是指

　　A．踝部有凹陷性水肿，经休息后不消退

　　B．小腿有凹陷性水肿，经休息后不消退

　　C．水肿延及大腿

　　D．水肿达外阴部及腹部

　　E．全身水肿

10．子痫前期或子痫患者解痉治疗首选哪种药物

　　A．东莨菪碱

　　B．哌替啶

　　C．硫酸镁

　　D．地西泮

　　E．苯妥英钠

11．硫酸镁中毒最早出现的毒性反应是

　　A．膝腱反射消失

　　B．血压降低

　　C．呼吸急促

　　D．呼吸减慢

　　E．尿量减少

12．硫酸镁中毒出现的毒性反应不包括

　　A．呼吸减慢＜ 16 次 / 分

　　B．尿量减少＜ 400 ml/24 h

　　C．膝腱反射消失

　　D．肌张力减退

　　E．尿量减少＜ 17 ml/h

13．有关重度子痫前期可发生的并发症，下列叙述有误的是

　　A．HELLP 综合征

　　B．胎盘早剥

　　C．急性肾衰竭

D．心力衰竭

E．脂肪肝

14．子痫前期患者在孕晚期出现腹痛伴阴道出血最有可能的原因是

　　A．胎膜早破

　　B．前置胎盘

　　C．胎盘早剥

　　D．先兆子宫破裂

　　E．帆状胎盘

15．足月重度子痫前期患者，恰当的处理是

　　A．顺其自然，等待临产

　　B．硫酸镁解痉治疗，症状改善后终止妊娠

　　C．即刻剖宫产终止妊娠

　　D．人工破膜引产

　　E．缩宫素点滴引产

16．子痫前期患者分娩后，突然出现循环衰竭现象，面色苍白，血压下降，其原因不包括

　　A．子痫前兆

　　B．大量解痉降压药物使用后使血管扩张

　　C．产后腹压突然下降，回心血量减少

　　D．重症患者常伴有低血容量，产前未能及时纠正

　　E．低钠血症

17．重度子痫前期患者终止妊娠的指征不包括

　　A．妊娠＜ 26 周，经治疗病情不稳定者

　　B．28 ～ 34 周，经积极治疗 24 ～ 48 h 病情仍加重，促胎肺成熟后终止妊娠

　　C．妊娠≥ 34 周，胎儿成熟后可考虑终止妊娠

　　D．妊娠 37 周后

　　E．妊娠 35 周后

18．关于子痫的描述正确的是

　　A．子痫一般在妊娠终止后不再发生

　　B．子痫发生在产时比产前更多

　　C．光声刺激容易诱发子痫

　　D．血压升高不显著、无蛋白尿的患者绝对不会发生子痫

　　E．子痫抽搐是脑部小动脉痉挛缺氧诱发癫痫发作

19．子痫患者死亡的最常见原因是

　　A．胎盘早剥

　　B．脑出血

　　C．急性肾衰竭

D．急性心力衰竭

E．HELLP综合征

20．子痫患者的药物治疗不包括

A．硫酸镁解痉

B．血管收缩药物

C．镇静，冬眠合剂或苯妥英钠

D．甘露醇及呋塞米

E．降压药物

21．关于HELLP综合征的描述有误的是

A．分为完全性和部分性两种

B．完全性HELLP综合征病情更严重

C．尽快终止妊娠为最有效的治疗

D．重度子痫前期患者才有可能并发HELLP综合征

E．常表现为腹痛、恶心、呕吐等非特异性症状

22．以下哪项不能作为重度先兆子痫诊断的依据

A．舒张压大于110 mmHg

B．24 h尿蛋白定量大于2 g

C．头痛、视物模糊

D．心力衰竭、肺水肿

E．下肢水肿

23．妊娠期高血压疾病患者，出现哪项症状并不提示重度先兆子痫

A．头痛

B．上腹疼痛

C．少尿

D．胸痛

E．视物模糊

24．32岁初产妇，妊娠38周，血压升高2周，尿蛋白（+），对于评估病情和决定处理方案最有意义的辅助检查是

A．肝肾功能

B．眼底检查

C．肝超声

D．血常规

E．24 h尿蛋白定量

25．28岁，停经35周，发现血压高伴尿蛋白（++）3天，入院查体140/90 mmHg，下肢水肿（++），心肺（−），宫高31 cm，头位，头浅定，FHR 144次/分，急查尿蛋白（+）。治疗方案中不应包括

A．急查肝肾功能

B．胎心监护

C．首选解痉治疗

D．查红细胞压积、尿比重以判定是否扩容治疗

E．立即终止妊娠

26．35岁初产妇，自停经18周起，即发现血压偏高，150～170 mmHg，并有下肢水肿，偶有头痛，36周时血压180/120 mmHg，下肢水肿及头晕、头痛症状加重，尿蛋白（−）。下列诊断正确的是

A．子痫前期

B．原发性高血压并发子痫前期

C．妊娠高血压

D．轻度子痫前期

E．原发性高血压

27．28岁初产妇，妊娠36周，头痛眼花6天，下肢水肿休息后无好转，在当地未行正规产检。今晨起时突发剧烈腹痛伴少量阴道出血，查子宫张力大无弛缓，胎位不清，目前考虑诊断

A．前置胎盘

B．胎盘早剥

C．胎膜早破

D．早产临产

E．先兆子宫破裂

28．30岁初产妇，妊娠38周，此前产检无异常，今日产检发现血压150/100 mmHg，下肢水肿，尿蛋白（++），胎动好，胎心NST反应型，应如何处理

A．人工破膜及缩宫素点滴引产

B．立即剖宫产

C．积极治疗24～48 h，考虑终止妊娠

D．积极治疗至预产期终止妊娠

E．积极治疗，等待自然分娩

29．初孕妇，妊娠36周，血压190/110 mmHg，尿蛋白（++），下肢及颜面水肿，今晨起头痛剧烈，伴眼花、呕吐，胎位、胎心正常，无宫缩，本例最恰当的紧急处理是

A．人工破膜引产

B．立即剖宫产

C．胎头吸引术

D．缩宫素点滴引产

E．解痉、镇静、利尿、降颅压治疗

30．28岁，第1胎，妊娠30周前检查正常，

妊娠34周自觉头痛，产科检查发现血压160/100 mmHg，下肢水肿（+），胎儿头位，胎心144次/分，尿蛋白（++），镜检未见红细胞和管型，应诊断为

A．妊娠期高血压疾病

B．妊娠合并慢性肾炎

C．妊娠合并原发性高血压

D．重度先兆子痫前期

E．尚不能做出诊断

31．关于妊娠期肝内胆汁淤积症的描述有误的是

A．通常于孕中晚期出现皮肤瘙痒、黄疸等不适

B．是妊娠期特有的疾病，再次妊娠易复发

C．血清总胆汁酸是诊断该病最重要的生化指标

D．有明显的地域和种族差异，发病与季节相关，冬季高于夏季

E．此病对孕妇的危害远远超过对胎儿的危害

32．关于妊娠期肝内胆汁淤积症的临床表现，下列叙述正确的是

A．瘙痒通常始于面部，之后逐渐向肢体、手掌、脚掌延伸

B．瘙痒症状在妊娠终止后消失

C．黄疸通常会随孕周的增加而加重

D．患者多伴有恶心、呕吐等消化道症状

E．黄疸程度重

33．关于妊娠期肝内胆汁淤积症对母儿的影响，下列叙述错误的是

A．孕妇凝血功能异常

B．孕妇血压增高

C．早产

D．胎儿宫内窘迫

E．围产儿死亡率增加

34．28岁经产妇，妊娠31周出现皮肤瘙痒，巩膜轻微发黄，无其他不适，血压正常。患者自诉前次妊娠也有同样的症状，产后瘙痒症状及黄疸均消失。目前考虑最有可能的诊断是

A．HELLP综合征

B．妊娠期急性脂肪肝

C．妊娠合并病毒性肝炎

D．妊娠合并胆囊结石

E．妊娠期肝内胆汁淤积症

35．关于妊娠剧吐，以下叙述正确的是

A．常有轻度的恶心、呕吐、头晕、乏力

B．发生率较高，约为5%

C．可能与感染幽门螺旋杆菌有关

D．与精神、社会因素无关

E．呕吐频繁且严重，但均可自愈

36．关于妊娠剧吐病因描述有误的是

A．目前病因尚不明确

B．与hCG水平高有一定关系，临床表现的程度与血hCG呈正相关

C．经济状况和营养状况较差的孕妇易发

D．精神紧张或焦虑的孕妇易发

E．孕激素与妊娠剧吐密切相关

37．关于妊娠剧吐的临床表现，下列描述错误的是

A．脱水

B．电解质紊乱

C．皮肤湿润温暖

D．代谢性酸中毒

E．血压下降

38．妊娠剧吐患者可使用哪种维生素预防Wernicke综合征

A．维生素C

B．维生素E

C．维生素B_{12}

D．维生素B_6

E．维生素B_1

39．有关Wernicke综合征，下列描述错误的是

A．表现为眼球震颤、视力障碍、共济失调

B．急性期言语增多，之后逐渐精神迟钝、嗜睡

C．不及时治疗，死亡率高达50%

D．应给予大剂量维生素B_{12}治疗

E．建议终止妊娠

40．关于妊娠剧吐，下列叙述错误的是

A．严重呕吐患者可引起代谢性酸中毒

B．化验结果可出现尿酮体阳性、血钾降低

C．妊娠剧吐可致维生素B_6缺乏

D．需与葡萄胎、肝炎、胃肠炎等疾病相鉴别

E．可服用维生素 B$_6$

41．女性患者 27 岁，孕 7 周，近一周恶心呕吐频繁剧烈，不能进食，乏力消瘦，皮肤干燥，面色苍白。门诊就诊对该患者无须进行何种检查

A．血、尿常规

B．电解质

C．肝肾功能

D．B 超

E．肿瘤标志物

42．女性患者 31 岁，孕 7 周，近 2 周频繁恶心呕吐不能进食，门诊化验检查后诊断妊娠剧吐收入院，常规应给予的治疗不包括

A．根据化验结果明确失水量及电解质紊乱情况

B．酌情补液并补充电解质

C．观察尿量，保证尿量维持在 1000 ml/d 以上

D．维生素 B$_6$ 止吐治疗

E．抑酸药物

43．有关妊娠合并糖尿病，下列叙述错误的是

A．不明原因的死胎、死产及胎儿畸形史

B．尿糖阳性，提示有此症之可能，即可诊断为糖尿病

C．有糖尿病可疑病史，而尿糖阴性者不能排除糖尿病

D．孕 24 周空腹血糖 ≥ 5.1 mmol/L，可诊断为妊娠期糖尿病

E．75 g OGTT 中三项有一项异常

44．有关妊娠期糖尿病，下列叙述正确的是

A．胎盘分泌的激素大都具有胰岛素增敏作用

B．妊娠期尿糖水平不能作为反映病情的指标

C．妊娠期糖尿病患者只有少数于产后能恢复正常

D．妊娠期糖尿病主要对母体产生不良影响

E．孕妇的空腹血糖比正常人更高

45．GDM 患者，孕晚期为预防胎死宫内应做到以下 4 项，但除外

A．自数胎动

B．妊娠 32 周以后每周产检一次，必要时及早住院

C．注意胎盘功能的监测

D．注意定期监测血糖及胎儿发育

E．32 周以后每周一次 OCT

46．关于妊娠合并糖尿病，下列叙述不正确的是

A．已有严重心血管病史，肾功能减退，不宜妊娠

B．用胰岛素控制血糖，不影响胎儿

C．孕期控制饮食

D．产后继续用产前所用胰岛素剂量

E．孕晚期注意评估胎儿成熟度

47．有关妊娠期糖尿病对胎儿、新生儿的影响，下列叙述不正确的是

A．巨大儿发生率增多

B．畸形胎儿发生率增多

C．容易发生新生儿高血糖

D．容易发生新生儿低钙

E．容易胎死宫内

48．下列哪项叙述不是糖尿病孕妇行剖宫产的指征

A．巨大胎儿，有相对头盆不称

B．胎位不正

C．有死胎、死产史

D．病程大于 10 年，病情较严重

E．需胰岛素控制血糖者

49．下列糖尿病孕妇的胎儿可能发生的情况，发生概率最小的是

A．巨大胎儿

B．先天畸形

C．新生儿窒息

D．低体重儿

E．死胎

50．关于妊娠期糖尿病，下列叙述正确的是

A．如果 OGTT 无异常，则整个孕期都无需复查并监测

B．一般情况下孕妇应在孕 32 周进行 75 g OGTT

C．首次就诊在 28 周以后，建议就诊时进行 75 g OGTT 或 FPG 检查

D．妊娠期糖尿病患者终止妊娠后绝大多数恢复正常

E．早孕期 FPG ≥ 5.8 mmol/L，可直接诊断为妊娠期糖尿病

51．妊娠合并糖尿病患者在决定引产或剖宫产终止妊娠前，最需要注意的是

A．再次监测血糖

B．胎肺成熟度评估

C．预防性应用抗生素

D．复查糖化血红蛋白

E．增加胰岛素用量

52．38 岁孕妇，初产妇，孕 35 周，75 g OGTT 诊断为妊娠期糖尿病，经运动及饮食控制血糖控制不满意，下一步应该如何处理

A．及时终止妊娠

B．地塞米松促胎肺成熟后终止妊娠

C．进一步严格控制饮食，加强运动

D．加用胰岛素治疗

E．口服降糖药物

53．32 岁经产妇，妊娠 36 周，妊娠期糖尿病，血糖控制满意，其余产检均正常，曾在 2 年前孕 37 周发生不明原因死胎，下一步处理正确的是

A．为保证胎儿成熟，可足月后终止妊娠

B．血糖控制满意，可等待自然临产，不超过预产期

C．应在孕 39 周前终止妊娠

D．孕 37 周前终止妊娠

E．每天胎心监护，不能超过孕 41 周

54．37 岁经产妇，妊娠 12 周，体重 85 kg，初次就诊询问病史与保健无关的是

A．是否有多囊卵巢综合征

B．既往妊娠有无血糖异常或是羊水过多

C．有无糖尿病家族史

D．既往妊娠有无不良孕产史

E．有无子宫内膜异位症病史

【A3/A4 型】

32 岁初产妇，妊娠 37 周，头痛眼花 2 天，晨起喷射性呕吐，急诊入院。血压 160/110 mmHg，下肢明显水肿，尿蛋白（+++），胎心良好，既往无高血压病史

1．目前考虑的诊断是

A．妊娠期高血压

B．轻度子痫前期

C．重度子痫前期

D．慢性高血压并发子痫前期

E．慢性肾炎合并妊娠

2．以下紧急处理不恰当的是

A．硫酸镁解痉治疗

B．甘露醇降颅压治疗

C．拉贝洛尔降压治疗

D．吸氧、左侧卧位、胎心监护

E．立即剖宫产终止妊娠

3．对诊断最重要的辅助检查项目是

A．血清白蛋白

B．24h 尿蛋白定量

C．眼底检查

D．腹部 B 超检查

E．血常规血细胞比容

28 岁初产妇，未规律产检，妊娠 36 周，下肢水肿 2 周，头痛眼花 3 天，晨起突发全身抽搐一次，几分钟后自行好转，社区医院查尿蛋白（+++）后来我院就诊。

4．入院查体最有可能发现的是

A．血压 160/110 mmHg

B．心率 112 次 / 分

C．肾区叩痛

D．眼睑水肿

E．膝腱反射弱

5．目前考虑诊断为

A．子痫（院外）

B．肾病综合征合并妊娠

C．肾病综合征并发高血压

D．癫痫合并妊娠

E．重度子痫前期

6．宜采取何种处理

A．尽量延长至足月

B．人工破膜引产

C．静脉滴注缩宫素引产

D．为去除病因，应立即剖宫产终止妊娠

E．解痉降颅压治疗，控制病情后剖宫产终止妊娠

27 岁初产妇，孕 30 周安静状态下测血压 142/90 mmHg，尿蛋白阴性，下肢无水肿，此前产检无异常。

7．下一步的处理为

A．4 h 复查血压

B．正常现象，常规产检即可

C．硫酸镁解痉治疗

D．拉贝洛尔降压治疗

E．有头痛眼花症状时复诊

8．经上述处理后，结果血压 144/90 mmHg，尿

蛋白阴性，下肢无水肿，无头痛眼花，下一步如何处理为宜

A．完善 24 h 动态血压监测

B．继续拉贝洛尔降压治疗

C．继续硫酸镁解痉治疗

D．换用硝苯地平降压治疗

E．卧床休息，常规产检

9．经过上述处理，患者血压降到正常，妊娠末期应嘱患者注意：

A．注意监测血压、尿蛋白、胎动

B．每周胎心监护

C．每周复查 B 超

D．继续坚持降压治疗

E．加强营养和运动

29 岁，妊娠 34 周，G1P0。因 1 周来下肢水肿，头痛，视物不清，1 天来自感上腹部不适、恶心，门诊查 ALT 58 U/L，尿蛋白（++），收入院。

10．最可能的诊断为

A．子痫前期

B．HELLP 综合征

C．重度子痫前期合并妊娠期急性脂肪肝

D．重度子痫前期合并病毒性肝炎

E．子痫前期合并急性胆囊炎

11．最有帮助的检查是

A．血小板 + 纤维蛋白原

B．B 超检查胆囊情况

C．血小板 + 纤维蛋白原 +FDP

D．眼底检查

E．血小板 + 胆红素

12．最恰当的处理是

A．立即剖宫产终止妊娠

B．积极治疗 24 ～ 48 h 后引产

C．积极治疗 24 ～ 48 h 后剖宫产

D．保肝治疗

E．积极治疗，如好转可到 35 周，胎儿能存活时再终止妊娠

13．终止妊娠前所做的处理中不包括

A．解痉

B．保肝治疗

C．降压

D．抗生素预防感染

E．配血

初孕妇，38 岁，妊娠 36 周，因一周来水肿，2 天来头晕头痛视物不清，门诊就诊查血压 180/120 mmHg，尿蛋白（+++）而住院，未孕前血压曾为 140/90 mmHg

14．最可能的诊断是

A．慢性高血压 + 妊娠高血压疾病

B．子痫前期 +HELLP 综合征

C．子痫前期 + 慢性高血压

D．重度子痫前期 + 高血压脑病

E．先兆子痫 + 慢性高血压 +HELLP 综合征

15．如果患者合并 HELLP 综合征，则以下检查表现为

A．血尿素氮 + 肌酐升高

B．胆固醇 + 总胆汁酸 + 肝酶升高

C．血小板下降，末梢血网织红细胞上升

D．血小板下降，肝酶上升，末梢血涂片红细胞变形

E．血小板下降，胆红素上升

16．如果患者无 HELLP 综合征，应做的处理为

A．立即终止妊娠

B．积极治疗 24 h 后剖宫产

C．积极治疗 4 h 后，如宫颈条件好可引产

D．积极治疗至 37 周足月后剖宫产

E．若无胎儿窘迫可继续妊娠

17．如行剖宫产，应选择的麻醉为

A．腰麻

B．连续硬膜外麻醉

C．局麻

D．全麻

E．先局麻后全麻

30 岁，G2P0，妊娠 33 周，因 1 周来血压 150/100 mmHg，下肢水肿，尿蛋白（++）住院，入院后下腹痛，伴少量阴道出血。

18．最可能的诊断为

A．慢性高血压合并妊娠水肿

B．妊娠高血压疾病合并前置胎盘

C．重度子痫前期合并胎盘早剥

D．轻度子痫前期合并胎盘早剥

E．妊娠高血压疾病合并先兆早产

19．对诊断最有帮助的检查是

A．24 h 尿蛋白定量

B．血液凝血状态检查

C．眼底检查

D．胎心监护

E．B 超检查

20．最恰当的处理是

A．应给予 β 受体兴奋剂保胎

B．应给予硫酸镁静点

C．应立即剖宫产终止妊娠

D．应检查宫颈条件再确定分娩方式

E．应羊膜腔内注入地塞米松促胎肺成熟

21．需要紧急进行的抽血检查不包括

A．纤维蛋白原

B．血常规

C．凝血酶原时间

D．心肌酶谱

E．出凝血时间

女性患者 34 岁，孕 33 周，皮肤瘙痒 2 周，加重 1 周，无腹痛、恶心、呕吐等症状。查体：血压 110/72 mmHg，心率 70 次 / 分，皮肤黏膜轻度黄染，肝区无压痛。辅助检查：ALT 48 U/L，TBIL 62 μmol/L，DBIL 34 μmol/L，乙肝表面抗原（−），丙肝抗体（−）。

22．目前考虑诊断为

A．妊娠期急性脂肪肝

B．妊娠合并病毒性肝炎

C．HELLP 综合征

D．妊娠期肝内胆汁淤积症

E．母儿血型不合

23．为进一步明确诊断，应行以下哪项检查

A．肌酐

B．血清胆汁酸

C．血清结合胆红素

D．尿胆原

E．间接 Coombs 试验

24．该孕妇目前应该接受何种治疗

A．积极治疗，延长孕周，适时终止妊娠

B．立即引产

C．剖宫产终止妊娠

D．注射乙肝免疫球蛋白

E．硫酸镁解痉治疗

25．如果在继续妊娠检测过程中，发现 NST 无反应，OCT 阳性，则应

A．立即剖宫产

B．球囊引产

C．吸氧，左侧卧位

D．缩宫素点滴引产

E．人工破膜

女性患者 21 岁，停经 63 天，近 10 天开始出现严重的恶心呕吐症状，不能进食，近两日精神萎靡，今晨起开始出现站立困难及步行不稳的症状，B 超提示宫内早孕。

26．可行何种检查进一步明确诊断

A．心电图

B．超声心动图

C．脑电图

D．眼底检查及神经系统检查

E．24 h 动态血压监测

27．下一步处理应该是

A．住院终止妊娠

B．积极保胎治疗

C．置入胃管

D．吸氧

E．左侧卧位

28．在准备这一处理的同时，应该大剂量补充哪种药物

A．氯化钾

B．维生素 C

C．维生素 B_1

D．硫酸镁

E．葡萄糖酸钙

妊娠期糖尿病患者，于 39 周选择性剖宫产终止妊娠，体重 4200 g，Apgar 评分 8 分，新生儿查体未见明显畸形。

29．对新生儿处理不正确的是

A．已 39 周，按足月儿处理

B．视为高危新生儿

C．早开奶，定期滴服葡萄糖

D．出生后注意监测新生儿血糖

E．警惕新生儿呼吸窘迫综合征的发生

30．关于产妇在剖宫产前后注意事项，下列叙述有误的是

A．注意预防性应用抗生素

B．注意宫缩及阴道出血量

C．严密观察血糖、尿糖及尿酮体的变化

D．注意调整胰岛素用量

E．手术日皮下注射胰岛素减量

31．产后随诊有误的是

A．产后 6～12 周进行随访

B．产后空腹血糖正常，则可不再行 OGTT

C．GDM 孕妇及其子代均是糖尿病患病的高危人群

D．指导产妇改变生活方式、合理饮食及适当运动

E．鼓励母乳喂养

【B 型】

A．地西泮

B．哌替啶

C．硫酸镁

D．呋塞米

E．甘露醇

1．重度子痫前期患者，治疗药物首选

2．重度子痫前期患者，镇静药宜选用

3．重度子痫前期患者出现剧烈头痛伴呕吐应选用

4．重度子痫前期患者预防出现子痫的药物是

5．24 h 尿量＜ 400 ml 时不再用

6．重度子痫前期患者出现肺水肿时用

A．硫酸镁

B．吗啡

C．甘露醇

D．苯巴比妥（鲁米那）

E．拉贝洛尔

7．患者 26 岁，妊娠 36 周，无自觉不适，血压 160/100 mmHg，下肢水肿（+），尿蛋白（++），收入院治疗，首选药物应为

8．妊娠期高血压疾病并发心衰时禁用

9．妊娠期高血压，血压 140/90 mmHg，尿蛋白（−），下肢水肿（+），可使用的药物为

A．人工破膜

B．剖宫产

C．引产

D．会阴侧切

E．低位产钳术

10．妊娠 35 周，重度子痫前期，治疗 4h 后仍有自觉症状，可行

11．轻度子痫前期，妊娠 39 周，G1P0，临产，宫口开全 1 h，左枕前位，先露 S^{+3}，胎心

好，羊水轻度胎粪污染可行

12．重度先兆子痫，36 周，G2P0，常规治疗中突然下腹痛，腹部拒按，阴道出血，胎心消失可行

A．HELLP 综合征

B．胎盘早剥

C．DIC

D．视网膜剥离

E．子宫破裂

13．子痫前期患者肝酶升高，血小板下降，溶血时，应诊断为

14．子痫前期合并胎盘早剥时可出现

15．子痫前期患者头晕、头痛、视力障碍时的原因为

16．子痫前期患者突发腹痛伴阴道出血，子宫张力大，胎心消失，考虑诊断

A．地塞米松

B．熊去氧胆酸

C．S- 腺苷蛋氨酸

D．维生素 K

E．炉甘石液

17．能同时改善肝内胆汁淤积症患者瘙痒症状和生化指标的药物

18．肝内胆汁淤积症患者治疗药物首选

19．肝内胆汁淤积症患者中，预计 34 周前分娩者，应预防性应用

20．能缓解瘙痒症状的外用药物

A．维生素 C

B．维生素 K

C．维生素 B$_1$

D．维生素 B$_{12}$

E．维生素 B$_6$

21．妊娠剧吐患者发生 Wernicke 综合征是缺乏

22．妊娠剧吐患者发生凝血功能障碍是缺乏

23．妊娠剧吐患者止吐治疗可用

A．妊娠期糖尿病

B．显性糖尿病，20 岁以后发病，病程＜ 10 年

C．正常妊娠表现

D．糖尿病酮症酸中毒

E．妊娠剧吐

A．妊娠期糖尿病

24．糖尿病 B 级是

B．妊娠期肝内胆汁淤积症

25．孕 22 周，肥胖，孕期反复外阴阴道假丝
酵母菌病复发，突发恶心、呕吐，尿酮体
（+++），最有可能的诊断是

C．妊娠期高血压疾病

D．急性脂肪肝

E．妊娠剧吐

26．75 g OGTT 正常，但是有一次尿糖阳性

28．HELLP 综合征常见于

27．孕 28 周空腹血糖 5.4 mmol/L

29．复发性外阴阴道假丝酵母菌病常见于

30．Wernicke 综合征常见于

31．孕晚期黄疸、皮肤瘙痒常见于

32．巨大儿常见于

四、简答题

1．什么是早发型子痫前期？

2．简述妊娠期高血压疾病行降压治疗的目的和指征。

3．简述妊娠期高血压疾病行降压治疗的目标血压和降压过程中的注意事项。

4．妊娠高血压疾病需终止妊娠的指征是什么？

5．Risks of preeclampsia to the fetus.

6．Risks of preeclampsia to the mother.

7．试述重度子痫前期的病理生理改变（心、肝、脑、肾、胎盘等）及处理原则。

8．妊娠高血压疾病发病的有关因素是什么？

9．目前妊娠高血压疾病的病因学说主要有哪些？

10．硫酸镁治疗妊娠高血压疾病的作用机制是什么？

11．简述妊娠高血压疾病的分类与临床表现。

12．简述妊娠期肝内胆汁淤积症的治疗目标。

13．妊娠期肝内胆汁淤积症对母儿有何影响？

14．妊娠剧吐终止妊娠的指征有哪些？

15．妊娠期糖尿病终止妊娠的指征是什么？

16．糖尿病对孕妇有哪些危害？

17．糖尿病对胎儿及新生儿的影响有哪些？

18．为什么糖尿病孕妇的巨大胎儿发生率高？

19．妊娠期糖尿病的高危因素有哪些？

20．简述妊娠期糖尿病孕妇血糖控制满意的标准。

五、病例分析题

1．30 岁女性，G2P0，妊娠 37 周，近 1 周下肢水肿且休息后无好转，门诊测量血压 160/110 mmHg，尿蛋白（++）收住院。

（1）该患者最有可能的主要诊断是什么？

（2）问诊需要注意哪些关键病史？

（3）入院后应该完善哪些检查？

（4）该病的处理原则是什么？

2．31 岁经产妇，妊娠 32 周，孕期检查正常，血压正常，无尿蛋白，乙肝表面抗原（-），丙肝抗体（-）。近 2 周出现皮肤瘙痒，巩膜轻微发黄，食欲好，无其他不适。

（1）该患者最可能的诊断是什么？

（2）对诊断最有意义的辅助检查是什么？

（3）可与哪些疾病相鉴别？

（4）在对该患者询问病史的过程中，你认为应该着重询问哪些病史对诊断具有提示意义？

3．女性患者 34 岁，孕 7 周，因近 1 周严重频繁恶心呕吐，不能进食收入院。

（1）请问该患者可能的诊断及鉴别诊断有哪些？

（2）为此应完善哪些化验检查？

（3）下一步如何治疗？

4．36 岁初产妇，目前妊娠 32 周，妊娠 19 周羊水穿刺染色体核型分析未见异常，妊娠 28 周时行 75 g OGTT 结果为 5.6 mmol/L – 9.8 mmol/L –8.8 mmol/L。饮食和运动控制，门诊监测血糖大轮廓空腹及餐前血糖 6 ～ 7 mmol/L，餐后血糖 9 ～ 10 mmol/L，尿酮体（+），故收入院。

（1）目前主要诊断是什么？

（2）入院后应完善哪些检查

（3）下一步如何治疗？

参考答案

一、名词解释

1．hypertensive disorders complicating pregnancy：妊娠期高血压疾病，是妊娠与血压升高并存的一组疾病，严重威胁母婴健康，包括妊娠期高血压、子痫前期、子痫，以及慢性高血压并发子痫前期和慢性高血压合并妊娠。

2．gestational hypertension：妊娠期高血压，妊娠 20 周以后出现高血压，收缩压 ≥ 140 mmHg 和（或）舒张压 ≥ 90 mmHg，无蛋白尿，血压于产后 12 周恢复正常，产后方可确诊；少数患者可伴有上腹不适或血小板减少。

3．preeclampsia：子痫前期，妊娠 20 周以后首次出现收缩压 ≥ 140 mmHg 和（或）舒张压 ≥ 90 mmHg，同时伴有尿蛋白 ≥ 0.3 g/24 h 或随机尿蛋白阳性。

4．early onset severe preeclampsia：早发型子痫前期，需要在妊娠 34 周前因子痫前期终止妊娠者定义为早发子痫前期。

5．eclampsia：子痫，子痫前期基础上发生不能用其他原因解释的抽搐，多发生在妊娠晚期或临产前，也可发生在产时或产后。

6．chronic hypertension in pregnancy：妊娠合并慢性高血压，妊娠 20 周前收缩压 ≥ 140 mmHg 和（或）舒张压 ≥ 90 mmHg（除外滋养细胞疾病），妊娠期无明显加重；或妊娠 20 周后首次诊断高血压病持续到产后 12 周以后。

7．chronic hypertension superimposed preeclampsia：慢性高血压并发子痫前期，慢性高血压孕妇妊娠前无蛋白尿，妊娠后出现蛋白尿 ≥ 300 mg/24 h；或妊娠前有蛋白尿，妊娠后蛋白尿明显增加，或血压进一步升高，或出现血小板 < 100×10^9/L。

8．hemolysis, elevated serum level of liver enzymes, and low platelets syndrome：HELLP 综合征，以溶血、肝酶升高及血小板减少为特征，常危及母儿生命，是妊娠期高血压疾病的严重并发症。

9．intrahepatic cholestasis of pregnancy：妊娠期肝内胆汁淤积症，是妊娠期特有的并发症，是一种妊娠诱发、分娩后消退的疾病，以皮肤瘙痒和胆汁酸升高为主要特征，与雌激素、环境因素和遗传因素相关，再次妊娠容易复发，在我国以长江流域发病率较高。

10．hyperemesis gravidarum：妊娠剧吐，孕妇妊娠 5 ～ 10 周频繁恶心呕吐，不能进食，排除其他疾病引发的呕吐，体重较妊娠前减轻 ≥ 5%、体液电解质失衡及新陈代谢障碍，需住院输液治疗，称为妊娠剧吐，发生率为 0.5% ～ 2%。

11．gestational diabetes mellitus：妊娠期糖尿病，妊娠中晚期由于胎盘抗胰岛素的分泌显著增加，若胰岛素的分泌功能不足，则导致糖代谢异常，称为妊娠期糖尿病。此类患者糖代谢多数于产后能恢复正常。

二、填空题

1．全身小血管痉挛　内皮损伤　局部缺血

2．1.8 ～ 3.0　3.5

3．肾功能障碍　胎盘早剥　FGR　胎儿窘迫

4．24　10

5．膝腱反射　呼吸≥ 16 次 / 分钟　尿量大于 17 ml/h 或 400 ml/24 h　10% 葡萄糖酸钙 10 ml 静脉慢推

6．控制病情　延长孕周　确保母儿安全

7．镇静、解痉、降压、利尿、扩容、母胎情况　终止妊娠

8．全身性水肿　脑水肿　肺水肿　肾功能不全　急性心力衰竭

9．皮肤瘙痒　黄疸

10．总胆汁酸

11．熊去氧胆酸

12．维生素 B₁　维生素 K

13．频繁恶心呕吐　体重较妊娠前减轻≥ 5%　尿酮体阳性

14．终止妊娠

15．糖尿病合并妊娠　妊娠期糖尿病　妊娠期糖尿病

16．75 g OGTT 中三项有一项异常　空腹血糖≥ 5.1 mmol/L

17．胎盘催乳素　雌激素　孕激素　肾上腺皮质激素

18．巨大儿　畸形儿　新生儿呼吸窘迫综合征　新生儿低血糖

三、选择题

[A1/A2 型]

1．C　2．D　3．E　4．C　5．E　6．E　7．C　8．C　9．D　10．C　11．A　12．D

13．E　14．C　15．B　16．A　17．D　18．C　19．B　20．B　21．D　22．E　23．D　24．B

25．E　26．B　27．B　28．C　29．E　30．D　31．E　32．B　33．E　34．E　35．C　36．E

37．C　38．E　39．D　40．C　41．E　42．E　43．B　44．B　45．E　46．D　47．C　48．E

49．C　50．C　51．B　52．D　53．D　54．E

[A3/A4 型]

1．C　2．E　3．C　4．A　5．A　6．E　7．A　8．A　9．A　10．B　11．E　12．C

13．D　14．C　15．D　16．B　17．B　18．C　19．E　20．C　21．D　22．D　23．B　24．A

25．A　26．D　27．A　28．C　29．D　30．E　31．B

[B 型]

1．C　2．A　3．E　4．C　5．C　6．D　7．A　8．C　9．D　10．B　11．E　12．A

13．A　14．E　15．D　16．B　17．B　18．B　19．A　20．E　21．C　22．B　23．E　24．B

25．D　26．C　27．A　28．C　29．D　30．E　31．B　32．A

四、简答题

1．需要在妊娠 34 周前因子痫前期终止妊娠的定义为早发子痫前期。

2．妊娠期高血压疾病行降压治疗的目的：预防子痫、心脑血管意外和胎盘早剥等严重母胎并发症。降压治疗指征：收缩压≥ 160 mmHg 和（或）舒张压≥ 110 mmHg 的高血压孕妇必须降压治疗；收缩压≥ 140 mmHg 和（或）舒张压≥ 90 mmHg 的高血压孕妇可以使用降压治疗；妊娠前已用降压药治疗的孕妇应继续降压治疗。

3．妊娠期高血压疾病行降压治疗的目标血压：孕妇无并发脏器功能损伤，收缩压应控制在 130 ～ 155 mmHg，舒张压应控制在 80 ～ 105 mmHg；孕妇并发脏器功能损伤，则收缩压应控制在 130 ～

139 mmHg，舒张压应控制在 80 ～ 89 mmHg。降压过程中的注意事项：降压过程中应力求血压下降平稳，不可波动过大；为保证子宫胎盘血流灌注，血压不可低于 130/80 mmHg。

4．妊娠高血压疾病需终止妊娠的指征是：根据孕周、孕妇病情及胎儿情况综合评估，子痫前期孕妇经积极治疗，母儿状况无改善或者病情持续进展的情况下，或者达到一定孕周，应考虑终止妊娠。

（1）与孕周相关的终止妊娠时机：①妊娠期高血压、病情未达重度的子痫前期孕妇可期待至妊娠 37 周终止妊娠。②重度妊娠期高血压及重度子痫前期，妊娠不足 26 周的孕妇经治疗病情危重者建议终止妊娠。妊娠 26 周至不满 28 周的孕妇根据母儿情况及当地医院母儿诊治能力决定是否可以行期待治疗。妊娠 28 ～ 34 周，如病情不稳定，经积极治疗病情仍加重；如病情稳定，可以考虑期待治疗，并建议转至具备早产儿救治能力的医疗机构。妊娠 > 34 周的孕妇，存在威胁母儿的严重并发症和危及生命者，应考虑终止妊娠；妊娠 > 34 周的孕妇虽孕妇病情稳定，存在胎儿生长受限并伴有脐血流异常及羊水过少者考虑终止妊娠；妊娠 > 34 周仅仅表现为胎儿生长受限而无胎盘脐血流改变也无羊水过少者，需要在严密监测母儿的情况下才能考虑期待问题；妊娠 > 34 周的孕妇，如仅仅尿蛋白 > 2 g/24 h，而无其他重度子痫前期特征，可以实施严密监测下的期待治疗，尿蛋白 > 2 g/24 h 不是单纯决定终止妊娠的指标。③子痫：控制病情后即可考虑终止妊娠。

（2）与病情相关的终止妊娠指征：①出现子痫前期的严重并发症包括重度高血压不可控制、高血压脑病和脑血管意外、后部可逆性脑病综合征、子痫、心力衰竭、肺水肿、完全性和部分性 HELLP 综合征、DIC、胎盘早剥和胎死宫内。②重度子痫前期发生母儿严重并发症者，需要稳定孕妇状况后尽早终止妊娠，不考虑是否完成促胎肺成熟。③当存在孕妇器官系统受累时，评定孕妇器官累及程度和发生严重并发症的紧迫性，以及胎儿安危情况综合考虑终止妊娠时机，例如血小板计数 < 100×10^9/L、转氨酶水平轻度升高、肌酐水平轻度升高、羊水过少、脐血流反向或伴胎儿生长受限等，可在稳定病情和严密监护之下尽量争取给予促胎肺成熟后终止妊娠。④对已经发生胎死宫内者，可在稳定病情后终止妊娠。⑤蛋白尿及其程度虽不作为终止妊娠的单一指征，需注意结合母儿整体状况的评估。如评估孕妇低蛋白血症，伴发腹腔积液和（或）胸腔积液的严重程度及心肺功能，评估孕妇伴发存在的基础疾病（如自身免疫病的系统性红斑狼疮、肾病等）病况。

5．先兆子痫对胎儿的危害：
（1）胎儿宫内生长受限。
（2）早产。
（3）胎死宫内、死产。
（4）胎儿窘迫。
（5）新生儿窒息或死亡。

6．先兆子痫对孕妇的危害：
（1）子痫：抽搐，昏迷。
（2）心功能衰竭。
（3）肾功能衰竭。
（4）肝功能损害。
（5）胎盘早剥，DIC。
（6）HELLP 综合征。
（7）产后出血及产后血循环衰竭。
以上并发症严重时多可致孕产妇死亡。

7．妊娠期高血压疾病的基本病理生理变化是全身小血管痉挛、内皮损伤及局部缺血。全身各系统器官灌流减少，对母儿造成危害，甚至导致母儿死亡。心脏冠状动脉血流减少，心肌缺血；肝血管痉挛，肝缺血水肿甚至肝功能受损；脑血管痉挛，脑水肿，血管破裂，脑出血等；肾血流减少，肾功能受损；胎盘血管痉挛、梗死、代谢及功能受损，甚至血管破裂出血，导致胎盘早剥。

处理原则：休息、镇静、解痉、降压、有指征地扩容利尿，密切监测母胎情况，适时终止妊娠。

8．妊娠高血压疾病发病可能与下列因素有关：

（1）精神过分紧张或受刺激，使中枢神经系统功能紊乱时。

（2）寒冷季节或气温变化过大，特别是气压高时。

（3）年轻初孕或高龄初孕女性。

（4）子痫前期病史。

（5）抗磷脂抗体阳性。

（6）合并有高血压、慢性肾炎、糖尿病。

（7）初次产检时 BMI ≥ 35 kg/m² 或体型矮胖者。

（8）营养不良，如低蛋白血症者。子宫张力过高，如羊水过多、多胎妊娠、巨大儿及葡萄胎等。

（9）首次妊娠，或妊娠间隔时间 ≥ 10 年，以及孕早期收缩压 ≥ 130 mmHg 或舒张压 ≥ 80 mmHg。

（10）家族中有高血压病史，尤其是孕妇母亲有妊娠高血压疾病史者。

9．妊娠高血压疾病至今病因不明，很多学者认为是母体、胎盘、胎儿等众多因素作用的结果，主要有以下学说：

（1）子宫螺旋小动脉重铸不足。

（2）炎症免疫过度激活。

（3）血管内皮细胞受损。

（4）遗传因素。

（5）营养缺乏。

（6）胰岛素抵抗。

10．硫酸镁治疗妊娠高血压疾病的作用机制：镁离子抑制运动神经末梢释放乙酰胆碱，阻断神经肌肉接头间的信息传导，使骨骼肌松弛；镁离子刺激血管内皮细胞合成前列环素，抑制内皮素合成，降低机体对血管紧张素 II 的反应，从而缓解血管痉挛状态；镁离子通过阻断谷氨酸通道阻止钙离子内流，解除血管痉挛、减少血管内皮损伤；镁离子可提高孕妇和胎儿血红蛋白的亲和力，改善氧代谢。

11．妊娠高血压疾病的分类与临床表现如下所述：

（1）妊娠期高血压：妊娠 20 周后首次出现高血压，收缩压 ≥ 140 mmHg（1 mmHg = 0.133 kPa）和（或）舒张压 ≥ 90 mmHg；尿蛋白检测阴性。收缩压 ≥ 160 mmHg 和（或）舒张压 ≥ 110 mmHg 为重度妊娠期高血压。妊娠期各类高血压疾病的诊断之间存在转换性和进展性，当高血压伴有子痫前期的其他临床表现时则诊断为子痫前期；重度妊娠期高血压应与严重子痫前期一样对待；妊娠 20 周后发生的高血压，可能是妊娠期高血压，但要注意也可以是子痫前期的首发症状之一。妊娠期高血压于产后 12 周内恢复正常。

（2）子痫前期：妊娠 20 周后孕妇出现收缩压 ≥ 140 mmHg 和（或）舒张压 ≥ 90 mmHg，伴有下列任意一项：尿蛋白定量 ≥ 0.3 g/24 h，或尿蛋白 / 肌酐比值 ≥ 0.3，或随机尿蛋白（+）（无条件进行蛋白定量时的检查方法）；无蛋白尿但伴有以下任何一种器官或系统受累：心、肺、肝、肾等重要器官，或血液系统、消化系统、神经系统的异常改变，胎盘 - 胎儿受到累及等。子痫前期也可发生在产后。

重度子痫前期：血压和尿蛋白持续升高，发生母体脏器功能不全或胎儿并发症。出现下述任意不良情况：①血压持续升高：收缩压 ≥ 160 mmHg 和（或）舒张压 ≥ 110 mmHg。②蛋白尿 > 2.0 g/24 h。③持续头痛、视觉障碍或其他中枢神经系统异常表现。④持续上腹部疼痛，肝包膜下血肿或肝破裂症状。⑤肝功能异常：肝酶 ALT 或 AST 水平升高。⑥肾功能异常：少尿（2 h 尿量 < 400 ml 或每小时尿量 < 17 ml，或血肌酐 > 106 μmol/L。⑦低蛋白血症伴心包积液、胸腔积液或腹腔积液。⑧血液系统异常：血小板呈持续性下降并低于 100×10^9/L；血管内溶血、贫血、黄疸或乳酸脱氢酶（LDH）上升。⑨心力衰竭、肺水肿。⑩胎儿生长受限（FGR）或羊水过少。

需要在妊娠 34 周前因子痫前期终止妊娠者定义为早发子痫前期。

（3）子痫：子痫前期基础上发生不能用其他原因解释的抽搐。

（4）妊娠合并慢性高血压：妊娠 20 周前收缩压 ≥ 140 mmHg 和（或）舒张压 ≥ 90mmHg（除外滋养细胞疾病），妊娠期无明显加重；或妊娠 20 周后首次诊断高血压病持续到产后 12 周以后。

（5）慢性高血压并发子痫前期：慢性高血压孕妇妊娠前无蛋白尿，妊娠后出现蛋白尿 ≥ 300 mg/24 h；或妊娠前有蛋白尿，妊娠后蛋白尿明显增加，或血压进一步升高，或出现血小板 100×10^9/L。

12．妊娠期肝内胆汁淤积症的治疗目标是缓解瘙痒症状，改善肝功能，降低血胆汁酸水平，加强胎儿状况监护，延长孕周，改善妊娠结局。

13．对孕妇的影响：肝内胆汁淤积症患者在孕晚期出现皮肤瘙痒、黄疸等不适；ICP 患者发生明显脂肪痢时，脂溶性维生素 K 的吸收减少，致使凝血功能异常，增加产后出血的风险。

对胎儿/新生儿的影响：由于胆汁酸的毒性作用使围产儿发病率和死亡率明显升高；可发生胎儿宫内窘迫、早产、羊水胎盘胎粪污染；此外，尚有不能预测的胎儿突然死亡、新生儿颅内出血等。

14．出现以下情况危急孕妇生命时，需考虑终止妊娠：

（1）持续黄疸。

（2）持续蛋白尿。

（3）体温升高，持续在 38℃ 以上。

（4）心动过速，心率 ≥ 120 次/分。

（5）伴发 Wernicke 综合征等。

15．妊娠期糖尿病终止妊娠的指征是：

（1）重度子痫前期。

（2）酮症酸中毒。

（3）严重肝肾损害。

（4）胎儿畸形。

（5）恶性进展性增生性视网膜病变。

（6）严重感染。

16．糖尿病对孕妇有以下危害：

（1）血管病变，容易并发妊娠高血压疾病。

（2）白细胞多种功能缺陷，易导致感染。

（3）糖利用不足，导致产程延长。

（4）宫缩不良，导致产后出血。

（5）巨大儿，手术产率高。

（6）羊水中糖含量过高，致羊水过多。

（7）易发生糖尿病酮症酸中毒。

17．糖尿病对胎儿的影响：巨大儿发生率增高、胎儿生长受限、流产和早产、胎儿畸形。

糖尿病对新生儿的影响：新生儿呼吸窘迫综合征、新生儿低血糖。

18．糖尿病孕妇血中葡萄糖增高，葡萄糖可以通过胎盘进入胎儿的血液循环，使胎儿长期处于高血糖所致的高胰岛素血症环境中，促使蛋白质、脂肪合成和抑制脂解作用，使胎儿脂肪聚集、躯体过度发育，导致巨大儿的发生。

19．妊娠期糖尿病的高危因素：

（1）孕妇因素：年龄 ≥ 35 岁，妊娠前超重或肥胖，糖耐量异常史，多囊卵巢综合征。

（2）家族史：糖尿病家族史。

（3）不良妊娠分娩史：不明原因的死胎、死产、流产史、巨大儿分娩史、胎儿畸形和羊水过多史、GDM 史。

（4）本次妊娠因素：妊娠期发现胎儿大于孕周，羊水过多，反复外阴阴道假丝酵母菌病者。

20．妊娠期血糖控制的满意标准：孕妇没有明显饥饿感，空腹血糖控制在 3.3 ~ 5.3 mmol/L；餐前 30 min 控制在 3.3 ~ 5.3 mmol/L；餐后 2 h 控制在 4.4 ~ 6.7 mmol/L；夜间 4.4 ~ 6.7 mmol/L。

五、病例分析题

1.（1）最有可能诊断为重度子痫前期。

（2）问诊注意以下内容：怀孕前的基础血压，孕期血压和尿蛋白情况，近期体重增长情况，有无头痛、视物模糊、腹部不适或是腹痛、胸闷憋气、是否有尿少、有无阴道出血及胎动情况。入院后可查以下项目：胎心监护、眼底检查、血尿常规、肝肾功能、凝血功能、电解质，产科 B 超检查胎儿胎盘羊水情况，必要时进行腹部 B 超、心脏彩超、动脉血气分析等检查。

（3）治疗原则：镇静、解痉、降压，有指征地扩容或利尿治疗，积极治疗 24 ～ 48 h 后终止妊娠。

2.（1）该患者最可能的诊断是肝内胆汁淤积症。

（2）对诊断最有意义的辅助检查是抽血查血清总胆汁酸。

（3）可与以下疾病相鉴别：病毒性肝炎、肝胆石症、妊娠期急性脂肪肝、HELLP 综合征等。

（4）在询问患者病史中，着重询问瘙痒出现的时间、瘙痒在全身出现的顺序；着重询问该经产妇前次妊娠有无出现瘙痒和黄疸的情况、终止妊娠的孕周、终止妊娠后瘙痒和黄疸是否自然消退。

3.（1）最可能的诊断为妊娠剧吐，需与葡萄胎、肝炎、胃肠炎等可以引起呕吐的疾病进行鉴别。

（2）为明确诊断，应完善如下检查化验：妇科超声、血尿常规、肝肾功能、动脉血气、电解质、甲状腺功能、乙肝表面抗原、丙肝抗体，必要时行眼底检查和神经系统检查。

（3）治疗原则是维持体液及新陈代谢平衡，必要时需终止妊娠。治疗内容包括：禁食；根据化验结果明确失水量及电解质紊乱情况，补液纠正脱水、电解质紊乱及酸碱失衡，保证每天补液量不少于 3000 ml，并补充电解质如氯化钾等；监测尿量，保证尿量每天能维持在 1000 ml 以上；肌内注射维生素 B_1 预防 Wernicke 综合征；给予维生素 B_6 等止吐治疗；严重者加强胃肠外营养治疗。出现危及孕妇生命的情况时应考虑终止妊娠。

4.（1）目前诊断为高龄初产、妊娠期糖尿病。

（2）入院后完善血尿常规、血生化、凝血、糖化血红蛋白检查，胎心监护，产科超声检查，请眼科会诊行眼底检查，监测血糖轮廓及尿酮体情况。

（3）血糖控制不满意，在饮食控制和运动疗法的基础上加用胰岛素治疗。

思维导图

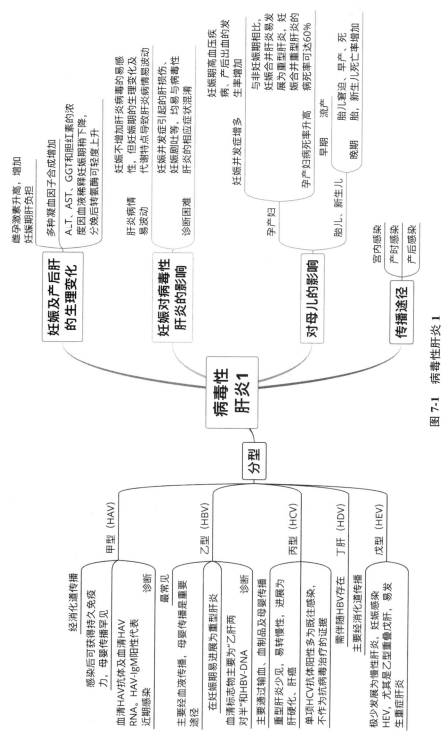

图 7-1　病毒性肝炎 1

病毒性肝炎1

妊娠及产后肝的生理变化
- 雌孕激素升高、增加
- 妊娠期肝负担
  - 多种凝血因子合成增加
  - ALT、AST、GGT和胆红素的浓度因血液稀释妊娠期稍下降，分娩后转氨酶可轻度上升

妊娠对病毒性肝炎的影响
- 肝炎病情易波动
  - 妊娠不增加肝炎病毒的易感性，但妊娠期的生理变化及代谢特点导致肝炎情易波动
- 诊断困难
  - 妊娠并发症引起的肝损伤、妊娠剧吐等，均与病毒性肝炎的相应症状混淆

对母儿的影响
- 孕产妇
  - 妊娠期高血压疾病、产后出血的发生率增加
  - 与非妊娠期相比，妊娠合并肝炎易发展为重型肝炎，妊娠合并重型肝炎的病死率可达60%
  - 妊娠并发症增多
  - 孕产妇病死率高
- 胎儿、新生儿
  - 早期
    - 流产
    - 胎儿、新生儿
  - 晚期
    - 胎儿窘迫、早产、死胎，新生儿死亡率增加

传播途径
- 宫内感染
- 产时感染
- 产后感染

分型
- 甲型（HAV）
  - 经消化道传播
    - 感染后可获得持久免疫力，母婴传播早见
  - 诊断
    - 血清HAV抗体及血清HAV RNA。HAV-IgM阳性代表近期感染
- 乙型（HBV）
  - 最常见
    - 主要经血液传播，母婴传播是重要途径
    - 在妊娠期易进展为重型肝炎
  - 诊断
    - 血清标志物主要为"乙肝两对半"和HBV-DNA
- 丙型（HCV）
  - 主要通过输血、血制品及母婴传播
  - 重型肝炎少见，易转慢性，进展为肝硬化、肝癌
  - 单项HCV抗体阳性多为既往感染，不作为抗病毒治疗的证据
- 丁肝（HDV）
  - 需伴随HBV存在
- 戊型（HEV）
  - 主要经消化道传播
  - 极少发展为慢性肝炎，妊娠晚期易发HEV，尤其是乙型重叠戊肝，易发生重症肝炎

61

病毒性肝炎 2

临床表现

- 流感样症状：身体不适、全身酸痛、畏寒、发热等
- 消化系统症状：乏力、纳差、尿色深黄、恶心、呕吐、腹部不适、右上腹疼痛、腹胀、腹泻
- 体征：皮肤和巩膜黄染、肝区叩痛、肝脾肿大、因子宫增大常难以触及
- 病史：与病毒性肝炎密切接触史、半年内曾接受输血、注射血制品史

诊断

- 实验室检查
  - 血清病原学检查
  - 肝功能检查
    - ALT：反应肝细胞损伤程度最严重的敏感指标
    - "酶胆分离"：提示重症肝炎的肝细胞严重坏死、预后不良
    - PTA（凝血酶原时间百分比活度）：判断病情严重和预后的主要指标
- 影像学检查：主要为超声检查，必要时行MRI，观察肝脾大小、有无肝硬化、有无腹腔积液、脂肪变性
- 重型肝炎
  - 消化道症状严重
  - 血清总胆红素 >171μmol/L，或黄疸迅速加深，每日上升 >17.1μmol/L
  - 肝缩小、出现肝臭气味、肝功能明显异常
  - 凝血功能障碍、全身出血倾向，PTA <40%
  - 肝性脑病
  - 肝肾综合征

鉴别诊断

- 妊娠期急性脂肪肝（AFLP）
  - 初产妇多见，常见于孕35周左右，起病急，进展快
  - 起病时有上腹疼痛、恶心、呕吐等消化道症状，进一步发展为急性肝衰竭
  - AFLP常出现上腹痛，重型肝炎少见
  - 肝炎标志物一般为阴性
  - 尿胆红素水平明显升高，尿胆红素阴性
  - 肝超声与MRI有助于鉴别
  - 有条件可以行肝穿刺组织学检查
  - AFLP经积极支持治疗，于产后1周左右病情常趋于稳定并好转，而重型肝炎常恢复较慢

处理

- 妊娠期处理
  - 非重型肝炎
    - 护肝、对症、支持疗法
    - 监测肝功能、凝血等指标。病情好转可以继续妊娠。病情恶化，必要时终止妊娠
  - 重型肝炎
    - 护肝、对症支持为防治并发症和感染、严密检测病情变化
    - 早期识别、及时转送
    - 适时终止妊娠
    - 分娩方式的选择和围手术期处理
    - 妊娠合并重型肝炎的产科处置
- 妊娠前咨询
  - 育龄期妇女应常规检测HBV，如无抗体应常规乙型肝炎疫苗接种，以预防妊娠期感染HBV
  - 感染HBV的育龄期妇女在妊娠前应进行肝功能、血清HBV DNA检测及肝超声检查，最佳的受孕时机为肝功能正常、血清HBV DNA低水平、肝超声无特殊改变
  - 孕前如有抗病毒指征，药物首选干扰素，停药半年后可以考虑妊娠

母婴传播的阻断

- HBV DNA >10^6/ml时容易出现宫内感染。妊娠晚期是否行抗病毒治仍有争议
- 产后新生儿在出生后24h内联合使用乙型肝炎疫苗和HBIG（乙型肝炎高效免疫球蛋白）可有效阻断HBV的母婴传播

图 7-2 病毒性肝炎 2

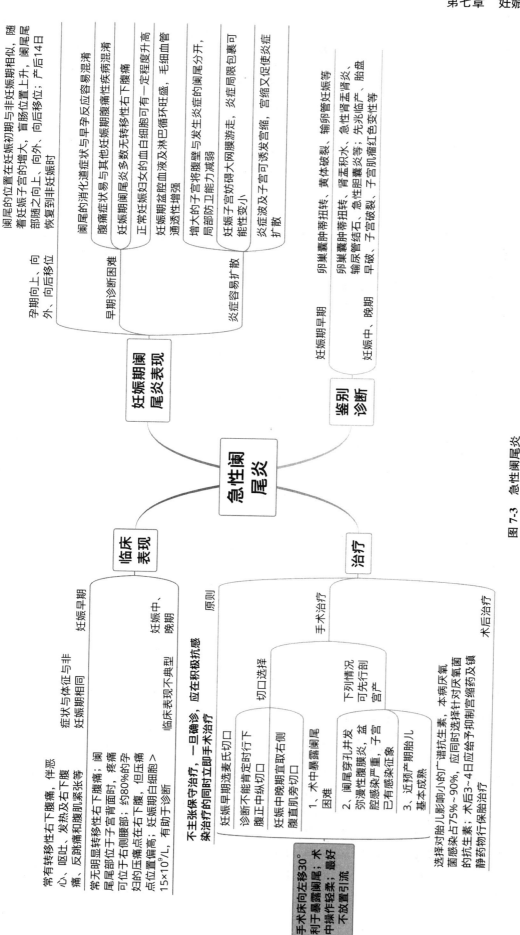

急性阑尾炎

妊娠期阑尾炎表现

孕期向上、向外、向后移位

- 阑尾的位置在妊娠初期与非妊娠期相似，随着妊娠子宫的增大，盲肠位置上升，阑尾向上、向外，向后移位；产后14日恢复到非妊娠时

早期诊断困难

- 阑尾的消化道症状易与早孕反应容易混淆
- 腹痛症状易与其他妊娠腹痛性疾病混淆
- 妊娠期阑尾炎多数无转移性右下腹痛
- 正常妊娠妇女的血白细胞可有一定程度升高，毛细血管

炎症容易扩散

- 妊娠期盆腔血液及淋巴循环旺盛，通透性增强
- 增大的子宫将腹壁与发生炎症的阑尾分开，局部防卫能力减弱
- 妊娠子宫妨得大网膜游走，炎症局限包裹可能性变小
- 炎症波及子宫可诱发宫缩，宫缩又使炎症扩散

鉴别诊断

妊娠期早期

- 卵巢囊肿蒂扭转、黄体破裂、输卵管妊娠

妊娠中、晚期

- 卵巢囊肿蒂扭转、肾盂积水、输尿管结石、急性胆囊炎等、胎盘早破、子宫破裂、子宫肌瘤红色变性等、急性肾盂肾炎、先兆临产、

临床表现

妊娠早期

- 症状与体征与非妊娠期相同

常有转移性右下腹痛，伴恶心、呕吐、发热及右下腹痛、反跳痛和腹部肌紧张等

常无明显转移性右下腹痛；阑尾尾转移到子宫背面时，疼痛可位于右侧腰部；约80%的孕妇的压痛点在右下腹，但压痛点位置偏高；妊娠期白细胞>15×10⁹/L，有助于诊断

妊娠中、晚期

- 临床表现不典型

治疗

原则

不主张保守治疗，一旦确诊，应立即手术治疗

应在积极抗感染治疗的同时即手术治疗

手术治疗

切口选择

- 妊娠早期选麦氏切口
- 诊断不能肯定时行下腹正中纵切口
- 妊娠中晚期宜取右侧腹直肌旁切口

下列情况可先行剖宫产

1. 术中暴露阑尾困难
2. 阑尾穿孔并发弥漫性腹膜炎，盆腔感染严重，子宫已有感染征象
3. 近预产期胎儿基本成熟

手术床向左移30°
利于暴露阑尾；术中操作轻柔；最好不放置引流

术后治疗

选择对胎儿影响小的广谱抗生素，本病厌氧菌感染占75%～90%，应同时选择针对厌氧菌的抗生素；术后3～4日应给予抑制宫缩药及镇静药物行保胎治疗

选择对胎儿影响小的广谱抗生素，本病厌氧菌感染占75%～90%，应同时选择针对厌氧菌的抗生素；静脉药物行保胎治疗

图7-3　急性阑尾炎

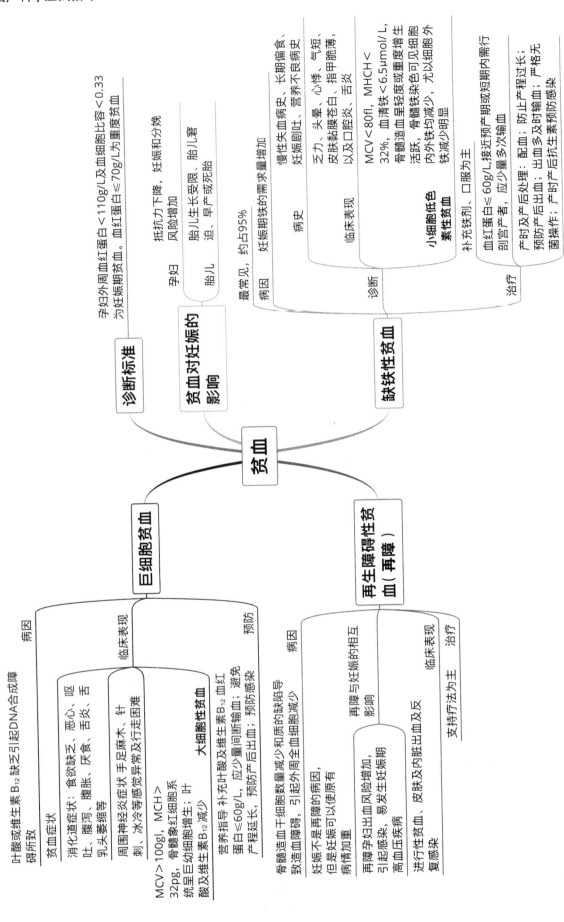

图 7-4 贫血

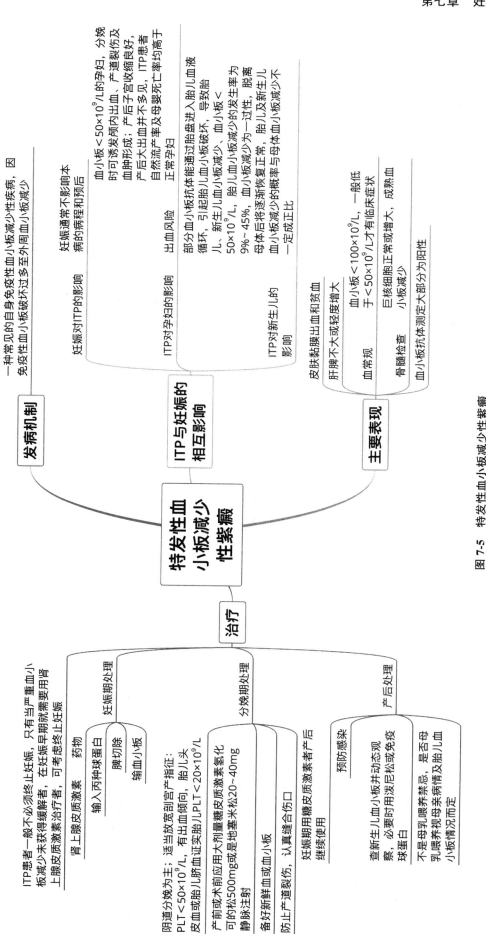

图 7-5　特发性血小板减少性紫癜

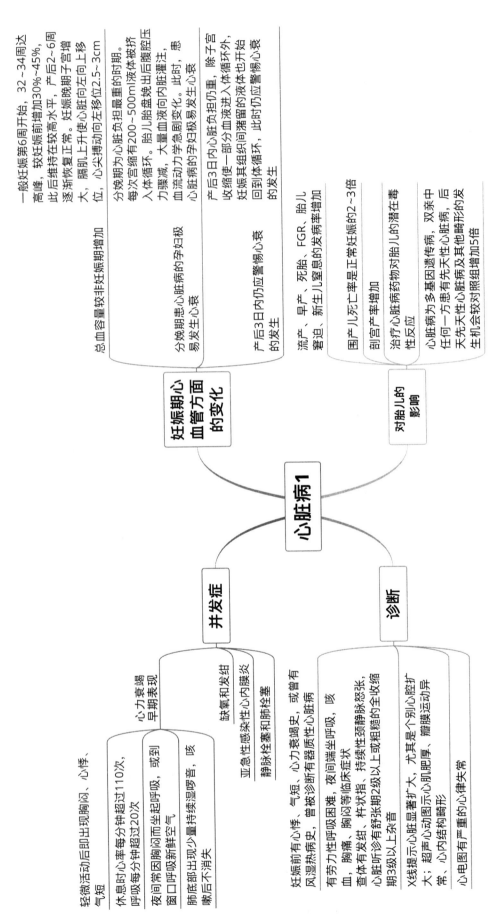

图 7-6 心脏病 1

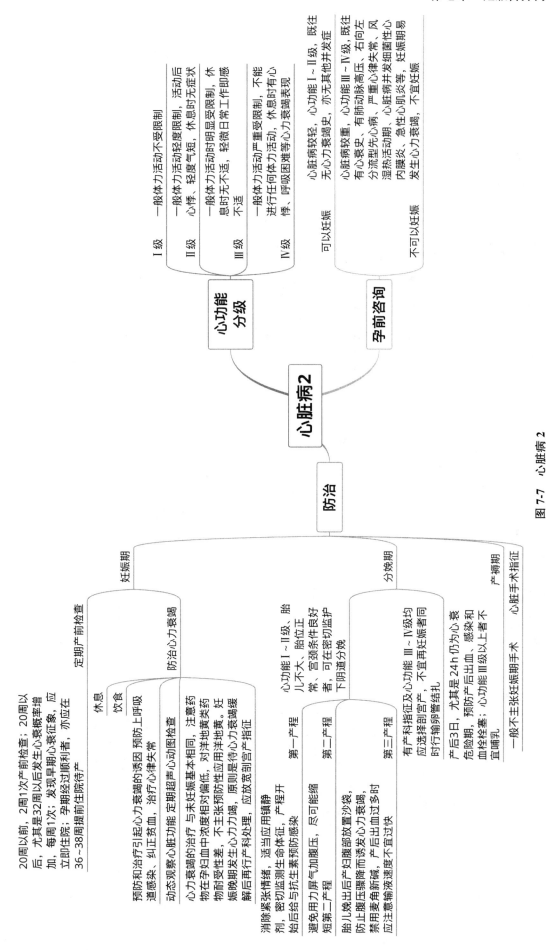

图 7-7　心脏病 2

心脏病2

心功能分级

Ⅰ级　一般体力活动不受限制

Ⅱ级　一般体力活动轻度限制，活动后心悸、轻度气短，休息时无症状

Ⅲ级　一般体力活动时明显受限制，休息时无不适，轻微日常工作即感不适

Ⅳ级　一般体力活动严重受限制，不能进行任何体力活动，休息时有心悸、呼吸困难等心力衰竭表现

孕前咨询

可以妊娠　心脏病较轻，心功能Ⅰ~Ⅱ级，既往无心力衰竭史，亦无其他并发症

不可以妊娠　心脏病较重，心功能Ⅲ~Ⅳ级，既往有心衰史，有肺动脉高压、右向左分流型先心病、严重心律失常、风湿热活动期、心脏病并发细菌性心内膜炎、急性心肌炎等，妊娠期易发生心力衰竭，不宜妊娠

防治

妊娠期

定期产前检查
　20周以前，2周1次产前检查；20周以后，尤其是32周以后发生心衰概率增加，每周1次；发现早期心衰征象，应立即住院；孕期经过顺利者，亦应在36~38周提前住院待产

休息
饮食

防治心力衰竭
预防和治疗引起心力衰竭的诱因 预防上呼吸道感染、纠正贫血、治疗心律失常
动态观察心脏功能 定期超声心动图检查
心力衰竭的治疗 与未妊娠基本相同，注意药物在孕妇血中浓度相对偏低，对洋地黄类药物耐受性差，不主张预防性应用洋地黄。妊娠晚期发生心力衰竭，原则是待心力衰竭缓解后再行产科处理，应放宽剖宫产指征

分娩期

第一产程
消除紧张情绪，适当应用镇静剂，密切监测生命体征、产程开始后给予抗生素预防感染

第二产程
避免用力屏气加腹压，尽可能缩短第二产程
胎儿娩出后产妇腹部放置沙袋，防止腹压骤降而诱发心力衰竭，禁用麦角新碱，产后出血过多时应注意输液速度不宜过快

第三产程
心功能Ⅰ~Ⅱ级，胎儿不大，胎位正常，宫颈条件良好者，可在密切监护下阴道分娩
有产科指征及心功能Ⅲ~Ⅳ级均应选择剖宫产，不宜再妊娠者同时行输卵管结扎

产褥期
产后3日，尤其是24h仍为心衰危险期，预防产后出血、感染和血栓栓塞；心功能Ⅲ级以上者不宜哺乳

心脏手术指征
一般不主张妊娠期手术

心脏病3

风湿性心脏病

占风湿性心脏病的2/3～3/4，可发生肺淤血和肺水肿

- 二尖瓣狭窄
  - 最常见
  - 无明显血流动力学改变的轻度二尖瓣狭窄可耐受妊娠
  - 狭窄越严重，妊娠危险越大，肺水肿和心力衰竭的发生率越高
- 二尖瓣关闭不全
  - 一般情况下能较好耐受妊娠
- 主动脉瓣狭窄及关闭不全
  - 病变较重，伴有肺动脉高压、已妊娠在妊娠前纠正二尖瓣狭窄，妊娠者宜妊娠早期终止
  - 一般可耐受妊娠，严重者应再考虑妊娠，矫正后再考虑妊娠

妊娠期高血压性心脏病

妊娠期高血压疾病孕妇体征

- 以左心衰竭为主的全心衰竭
  - 这和心脏在发生全心衰竭之前，常有干咳，夜间明显，易误认为上呼吸道感染或支气管炎而误诊时机

围产期心肌病

妊娠晚期至产后6个月内发生扩张性心肌病

- 其特征为既往无心血管疾病史的孕妇，出现心肌收缩功能障碍和充血性心力衰竭
- 确切病因不清，约占80%
- 临床表现主要为呼吸困难、心悸、咳嗽、咯血、端坐呼吸等心衰症状，胸部X线片提示左心脏增大，肺淤血
- 心电图提示左室肥大，ST段及T波异常改变，可伴有各种失常
- 超声心动图提示左心腔扩大，以左房左室扩大为主，室壁运动减弱，射血分数减少
- 曾患围产期心肌病，心力衰竭且遗留心脏扩大者，应避免再次妊娠

心肌炎

- 心肌本身局灶性或弥漫性炎性病变
- 病因主要是病毒感染
- 临床表现不特异，可在密切监护下妊娠，心功能严重受累，妊娠期发生心力衰竭的危险性很大
- 该病病情控制良好者，最好在妊娠前行手术矫治后再妊娠

先天性心脏病

左向右分流型

- 房间隔缺损
  - 最常见的先心病，占20%
  - 既往无心衰史，也无其他并发症者，一般能顺利度过妊娠和分娩期
  - <1cm²者多无症状，>2cm²者，最好妊娠前行手术矫治后再妊娠
- 室间隔缺损
  - 室间隔缺损较大，易出现肺动脉高压和心力衰竭，当肺动脉压力接近或超过体循环水平时，将发展为右向左分流或艾森曼格综合征，孕产妇死亡率将高达30%～50%，后者应禁止妊娠，如果孕早期失败，应于孕早期行治性人工流产
- 动脉导管未闭
  - 妊娠早期有肺动脉高压或右向左分流者，建议终止妊娠。未闭动脉导管口径较小，肺动脉压力正常者，妊娠期一般无症状，可继续妊娠至足月

右向左分流型

- 室间隔缺损
  - 以法洛氏四联症及艾森门格尔综合征最常见
  - 此类患者对妊娠期血容量增加和血流动力学改变的耐受性较差，孕妇和胎儿死亡率高达30%～50%，此类心脏病妇女不宜妊娠，若已妊娠也应尽早手术治后再行后继续妊娠者，可在严密监测下继续妊娠

无分流型

- 肺动脉瓣口轻度狭窄
  - 轻度狭窄能顺利度过妊娠及分娩期，重度狭窄（瓣口面积减少60%以上）者，宜于妊娠前进行手术矫治
- 主动脉瓣狭窄
  - 常伴有其他心血管畸形，预后较差，轻度可在严密观察下继续妊娠，中、重度狭窄者即使经手术矫治，也应劝告避免妊娠或在孕早期终止妊娠

图7-8 心脏病3

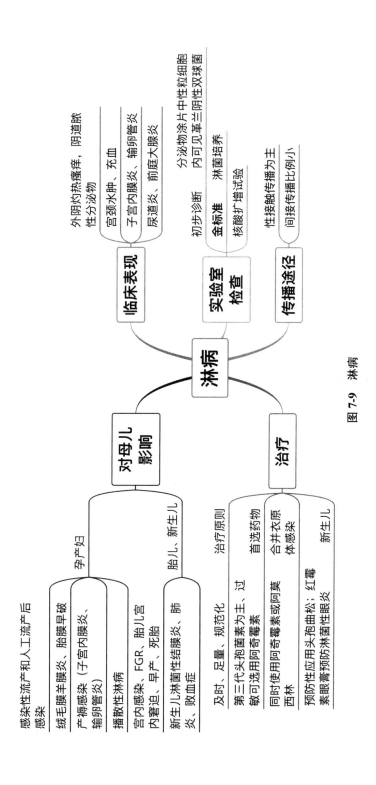

图 7-9　淋病

试 题

一、名词解释

1．idiopathic thrombocytopenic purpura　2．acute fatty liver of pregnancy　3．sexually transmitted disease

二、填空题

1．妊娠合并心脏病，目前常见的种类为_____、_____、_____、_____，其中以_____最多见。

2．心脏病孕妇最危险的时期是_____、_____、_____，易发生心力衰竭。

3．围产期心肌病发病可能与_____、_____、_____、_____有关，一般发病时间在_____和_____之间。

4．心脏病孕妇的主要死亡原因为_____、_____。

5．急性病毒性肝炎中以_____型肝炎最常见。

6．急性重症肝炎的主要病理表现为_____，而妊娠期急性脂肪肝的病理表现为_____。

7．我国妊娠期贫血的诊断标准_____及_____。妊娠期贫血孕妇外周血血红蛋白_____为重度贫血。

8．阑尾的位置在妊娠初期与非孕期相似，随妊娠子宫的不断增大，阑尾会逐渐向_____、_____、_____移位。

9．妊娠期阑尾炎的特点是_____、_____，常发展到_____和_____阶段，导致孕产妇和围产儿病死率增加。

10．治疗特发性血小板减少性紫癜的首选药物是_____。

11．淋病是由_____引起的，该菌属于_____双球菌。

12．淋病奈瑟菌对_____及_____黏膜有亲和力，常侵犯_____引起感染。

13．淋病奈瑟菌喜____，怕____，离体后在干燥的环境中____小时死亡，在恒温环境中可存活____小时。一般消毒剂或肥皂液均能使其迅速____。

14．淋病主要通过_____传播。妊娠期盆腔供血增多及免疫功能改变可使_____增加。

15．约1/3的胎儿通过淋病未治疗的产妇软产道时感染淋病，可发生____、____，甚至出现_____，使围产儿死亡率增加。

16．淋病患者的分泌物涂片可查见_____内有革兰阴性双球菌；_____是诊断淋病的金标准。

17．淋病的治疗原则为_____、_____、_____用药。

18．妊娠合并淋病首选药物为_____，对不能耐受者可选用_____。合并衣原体感染的孕妇应同时使用_____或_____进行治疗。

19．为预防淋病产妇分娩的新生儿感染淋菌性眼病，应尽快使用0.5%_____眼膏。

三、选择题

【A1/A2型】

1．妊娠合并急性阑尾炎的治疗原则是

A．一经诊断立即手术治疗

B．以保守疗法为主

C．终止妊娠后行保守治疗

D．终止妊娠后行手术治疗

E．手术治疗的同时都要行剖宫产

2．有关妊娠合并心脏病的处理，下列叙述不合适的是

A．临产后用抗生素，直至产后1周

B．临产后密切观察呼吸、心跳

C．除非病情需要，一般不主张预防性应用
洋地黄

D．产程进展慢，估计有头盆不称者，以剖
宫产为宜

E．产后出血时应立即静注麦角新碱

3．在妊娠期心脏病患者中，下列叙述不是早期
心力衰竭体征的是

A．活动后由胸闷、气急及心悸感

B．休息时心率＞110次／分

C．休息时呼吸＞20次／分

D．肝脾大、有压痛

E．阵发性夜间呼吸困难

4．有关急性病毒性肝炎治疗原则，下列叙述错
误的是

A．早孕期应治疗后行人工流产，以防畸胎

B．孕中、晚期一般不主张终止妊娠

C．继续妊娠时，注意预防妊娠高血压疾病
的发生

D．分娩时注意缩短第二产程及防治产后
出血

E．产后用抗生素预防感染

5．妊娠合并再生障碍性贫血患者，下列叙述不
正确的是

A．妊娠早期此类孕妇在病情未缓解时，应
行人流术

B．妊娠4个月以上，加强支持治疗继续妊娠

C．应尽量阴道分娩，缩短第二产程

D．产后应预防性应用抗生素

E．临产后输血，但不必常规使用缩宫素

6．妊娠对阑尾炎的影响，不包括

A．阑尾移位及大网膜被推开，使炎症不易
局限

B．妊娠使阑尾炎的表现更加典型

C．临产后子宫收缩进一步促使炎症扩散

D．阑尾移位，不利于诊断

E．盆腔充血，阑尾亦充血，炎症发展迅
速，易致坏死穿孔

7．下列各项关于妊娠期急性阑尾炎的处理不恰
当的是

A．应用对胎儿影响小的广谱抗生素

B．妊娠早期合并急性阑尾炎，为防止流
产，无论如何不能手术治疗，应该保守
治疗

C．妊娠期行阑尾切除，切口位置与妊娠时

期相关

D．一经确诊，无论妊娠何期，均应积极手
术治疗

E．如术中发现阑尾穿孔，可放置腹腔引流

8．下列叙述与妊娠期急性胆囊炎临床表现不符
的是

A．突然出现右上腹和中上腹阵发性疼痛

B．常有腹泻，下腹转移性疼痛症状

C．畏寒、发热症状

D．常放射至右肩部或背部

E．严重时少数出现黄疸

9．妊娠期急性胆囊炎及胆石病与下列因素无关
的是

A．妊娠期孕激素水平增加

B．妊娠晚期子宫压迫胆囊

C．妊娠期胆汁中胆固醇增多，胆汁酸盐及
磷脂分泌减少

D．妊娠期雌激素水平增高

E．妊娠期胆囊排空变慢，易发生胆汁淤积

10．甲亢对于胎儿的影响是

A．甲亢病情未控制，妊娠后流产、早产、
胎儿生长受限及围生儿死亡率增加

B．不影响胎儿甲状腺功能

C．不引起新生儿甲亢

D．胎儿不会出现甲状腺肿大

E．胎儿出生后不用进行甲状腺功能检测

11．孕妇患泌尿系感染最常见的病原菌是

A．大肠埃希菌

B．变形杆菌

C．葡萄球菌

D．革兰阴性球菌

E．产气杆菌

12．患者23岁，以往月经正常，现停经4个
月，腹部渐增大，偶有尿频，但尿常规检
查无异常。妇科检查（肛查）：子宫大小不
清，和肿物相连，有一个15 cm×16 cm×
14 cm大小肿物，囊性感，尚可活动；附
件（−）。需要选用哪种辅助检查诊断

A．B超检查

B．腹部X线片

C．开腹探查术

D．尿妊免试验

E．黄体酮试验

13．孕妇，30岁，孕38周，因孕前患甲亢服

用丙硫氧嘧啶治疗，病情稳定，停药后
妊娠。孕 6 个月查 FT3、FT4 明显高于正
常值。再次口服丙硫氧嘧啶治疗 200 mg/d
至今。该患者临产入院，下列处理不正确
的是

  A．尽量阴道分娩

  B．缩短第二产程，助产

  C．准备碘制剂

  D．新生儿常规护理

  E．产程中给镇静药

14. 初产妇，25 岁，孕 26 周，其夫在婚检时
发现 HBsAg 阳性，肝功能正常。孕妇欲确
诊是否感染乙肝，应进行哪项检查

  A．ALT

  B．IIBsAg

  C．肝 B 超

  D．乙肝抗原抗体五项

  E．肝 CT

15. 32 岁孕妇患风湿性心脏病 5 年，孕 32 周
就诊，下列主诉及体征，不能用妊娠期心
功能改变来解释的是

  A．心率加速有心悸感

  B．气短

  C．心尖搏动向左移位

  D．舒张期杂音

  E．心尖部有柔和收缩期杂音

16. 初产妇，30 岁，风湿性心脏病，心功能
Ⅰ级，骨盆及胎位正常，现足月临产 3 h，
心率 87 次 / 分，宫口开大 2 cm。应如何
处理

  A．产程中尽量使产妇安静，适当应用镇
静剂

  B．缩宫素点滴，加强宫缩

  C．立即剖宫产

  D．快速给毛花苷 C（西地兰）预防心力
衰竭

  E．立即人工破膜，缩短产程

17. 我国目前最常见的性传播疾病是

  A．淋病

  B．梅毒

  C．性病性淋巴肉芽肿

  D．尖锐湿疣

  E．艾滋病

18. 关于淋病奈瑟菌，下列叙述正确的是

  A．属于革兰阳性双球菌

  B．对鳞状上皮和移行上皮黏膜有亲和力

  C．对柱状上皮和移行上皮黏膜有亲和力

  D．妊娠期急性淋病性输卵管炎常见

  E．仅对妊娠晚期感染淋病的孕妇有影响

19. 诊断淋病的金标准是

  A．分泌物革兰染色涂片

  B．螺旋体试验

  C．核酸扩增

  D．分泌物淋球菌培养

  E．细胞学检查

20. 淋病治疗的首选药物是

  A．头孢曲松钠

  B．大观霉素

  C．阿莫西林

  D．阿奇霉素

  E．喹诺酮类药物

21. 有关淋病治疗，下列叙述不正确的是

  A．及时、足量、规范化用药

  B．首选第三代头孢菌素为主

  C．合并衣原体感染，可同时使用阿奇霉
素 1 g 口服

  D．不能耐受头孢菌素者，可用阿奇霉素 2 g
单次肌内注射

  E．性伴侣可不必接受治疗

22. 有关妊娠期间治疗淋病，下列叙述正确
的是

  A．首选肌内注射青霉素

  B．头孢菌素类药物过敏可以选用四环素

  C．合并衣原体感染的孕妇应同时使用阿
奇霉素

  D．头孢菌素类药物过敏不可选用阿奇霉素

  E．孕期不宜用药，对胎儿不利

23. 淋病孕妇分娩的新生儿，应预防性用

  A．头孢曲松

  B．阿奇霉素

  C．喹诺酮类药物

  D．青霉素

  E．四环素

24. 诊断女性生殖道淋病的最佳取材部位是

  A．阴道口

  B．阴道

  C．宫颈管

  D．阴道后穹隆

E．阴道壁上 1/3

25．淋病所致新生儿感染不包括

A．肺炎

B．结膜炎

C．败血症

D．脑膜炎

E．喉乳头瘤

26．妊娠合并淋病，对母儿的影响不正确的是

A．可引起感染性流产和人工流产后感染

B．容易胎膜早破、早产

C．胎儿可发生宫内发育迟缓、胎儿宫内窘迫

D．可引起新生儿淋菌性眼炎、肺炎

E．不容易引起淋病播散

27．关于淋病的传播途径，下列叙述正确的是

A．好发部位为输卵管

B．新生儿主要在经阴道分娩时感染

C．幼女不会感染淋病

D．主要经间接接触传播感染

E．性接触是次要传播感染途径

28．初产妇，25 岁，现孕 16 周，丈夫为长途运输司机，1 周前开始出现阴道分泌物增多，并伴有尿急尿痛等症状。妇科查体发现：外阴、阴道口充血，阴道大量黄绿色脓性分泌物，宫颈充血水肿并伴有大量脓性分泌物附着，子宫及附件未及异常。该患者最可能的诊断为

A．妊娠合并滴虫性阴道炎

B．妊娠合并梅毒

C．妊娠合并尖锐湿疣

D．妊娠合并性病性淋巴肉芽肿

E．妊娠合并淋病

29．该孕妇对头孢菌素类抗生素过敏，可选用以下哪种抗生素

A．庆大霉素

B．环丙沙星

C．莫西沙星

D．阿奇霉素

E．甲硝唑

【A3/A4 型】

初产妇，孕 32 周，感头晕，乏力及食欲缺乏半月余，查体：胎位、胎心正常，查血常规：血红蛋白 80 g/L，红细胞压积 0.25，红细胞平均体积 82 fl，余均正常。

1．最可能的诊断是

A．巨幼红细胞贫血

B．地中海贫血

C．再生障碍性贫血

D．缺铁性贫血

E．急性白血病

2．治疗药物首选

A．叶酸

B．维生素 B_{12} 肌内注射

C．少量多次输血

D．口服硫酸亚铁

E．肌注右旋糖酐铁

女性，28 岁，孕 22 周，2 天前突然出现转移性右下腹疼，体温 37.8℃，血压 120/80 mmHg，白细胞总数 20.8×10^9/L，尿常规无异常

3．最可能的诊断是

A．妊娠合并肠痉挛

B．重型胎盘早剥

C．妊娠合并子宫肌瘤变性

D．妊娠合并急性阑尾炎

E．妊娠合并急性肾盂肾炎

4．患者入院后 10 h，经抗生素治疗后，出现腹痛加重，整个下腹部肌紧张，全下腹压痛，B 超排除卵巢肿瘤蒂扭转及输尿管结石。此时，需采取的紧急措施是

A．继续加大抗生素用量

B．在继续抗炎的同时行剖腹探查

C．观察

D．腹腔镜检查

E．剖宫取胎

5．经过有关科室的会诊，如果诊断为妊娠合并急性阑尾炎，并经手术证实，系阑尾炎已穿孔，行阑尾切除并放置腹腔引流条。术后还应进一步治疗，下列处理措施最重要的是

A．吸氧

B．早日下床活动防止肠粘连

C．纠正水、电解质平衡紊乱

D．卧床休息

E．继续抗感染治疗，并行保胎治疗，预防流产

女性患者，27 岁，多个性伴侣，现孕 24 周，

近1周开始出现外阴瘙痒及阴道脓性分泌物，门诊查体发现外阴红肿，阴道黏膜充血，子宫颈见大量黄绿色脓性分泌物。

6. 该患者最有可能的诊断是

    A．生殖道沙眼衣原体感染

    B．淋病奈瑟菌感染

    C．细菌性阴道病

    D．尖锐湿疣

    E．梅毒

7. 下一步可以做什么检查进行初步诊断

    A．阴道分泌物加 10% 氢氧化钾镜检

    B．阴道分泌物悬滴检查

    C．宫颈细胞学检查

    D．宫颈分泌物涂片革兰染色

    E．宫颈管分泌物培养

8. 可采用何种方法确诊

    A．阴道分泌物加 10% 氢氧化钾镜检

    B．阴道分泌物悬滴检查

    C．宫颈细胞学检查

    D．宫颈分泌物涂片革兰染色

    E．宫颈管分泌物培养

9. 宫颈分泌物革兰染色发现白细胞内革兰阴性双球菌，则进一步治疗方案首选

    A．头孢曲松 250 mg 肌内注射，加阿奇霉素 1 g 顿服

    B．甲硝唑 0.4 g 口服，每日 2 次

    C．青霉素 240 万单位肌内注射

    D．阿奇霉素 1 g 口服

    E．左氧氟沙星 0.5 g，静脉滴注

10. 为预防新生儿眼炎，该患者分娩的新生儿应使用

    A．红霉素眼膏

    B．妥布霉素眼膏

    C．左氧氟沙星滴眼液

    D．克林霉素滴眼液

    E．氯霉素滴眼液

四、问答题

1. 为什么孕妇易患缺铁性贫血？

2. 妊娠期早期心力衰竭的临床表现是什么？

3. 妊娠合并重症肝炎的诊断要点是什么？

4. 为什么妊娠期间阑尾炎一经确诊应立即手术？

5. 妊娠合并卵巢囊肿的危害和处理原则有哪些？

6. 妊娠期淋病对母儿有何影响？

【B 型】

    A．隔离，静滴保肝药物，继续妊娠

    B．立即剖宫产

    C．卧床休息，口服保肝药物，继续妊娠

    D．缩宫素静滴

    E．高渗葡萄糖液静注

    F．胎心监护

    G．行产钳助产术

1. 32 岁，孕 2 产 0，孕 39 周。食欲不佳，甲型肝炎抗原（+），诊断为急性甲型肝炎。因规律宫缩入院。检查：宫口开全，胎方位 LOA，胎头位于坐骨棘水平下 3 cm，羊水 II 度混浊，胎心率 110 次 / 分。该患者应采取的处理为

2. 36 岁，初产妇，孕 34 周，因恶心、呕吐、食欲不佳入院。HBsAg（+），HBeAg（+），诊断为乙型肝炎病原携带。检查胎儿体重 2100 g，胎心率 140 次 / 分，胎位臀位。血 ALT 125U/L，总胆红素 17 mmol/L。该患者应采取的处理为

    A．阿奇霉素

    B．头孢曲松钠

    C．红霉素眼膏

    D．左氧氟沙星

    E．青霉素

3. 妊娠合并淋病患者，治疗首选

4. 妊娠合并淋病患者，对头孢菌素过敏，可选用

5. 妊娠合并淋病患者同时合并衣原体感染，可加用

6. 妊娠合并淋病患者禁用

7. 新生儿预防淋菌性眼炎，可选用

五、病例分析题

1. 患者，女，25岁，因"停经21周，下腹痛1天，发热8 h"急诊就诊。既往月经规律，5/30天，G2P0（1年前人流1次）。孕期于外院不定期产检，自诉未发现异常。1天前无明显诱因出现持续性腹部隐痛，阵发性加剧，以右下腹为明显，无放射性疼痛。约8 h前开始发热，体温最高时约38.1℃，伴畏寒，并出现恶心、呕吐2次，呕吐物为胃内容物，量少，遂来诊。自起病，患者自觉胎动频繁，腹部紧缩感无规律，无阴道流血、流液，二便如常。既往史及家族史无特殊。查体：T37.9℃，BP 98/72 mmHg，P90次/分，R22次/分，神清，全身皮肤黏膜无黄染，心肺未及异常，下腹隆起，全腹轻压痛，以右侧中下腹明显，肌紧张不明显，无反跳痛，肝、脾肋下未及，Murphy 征（−），肠鸣音5～7次/分，双肾区未及压痛。专科查体：宫高19 cm，腹围84 cm，胎位不清，胎心率158次/分，宫缩不规律，弱，20 s/（10～15 min），肛查宫口未开。辅助检查：血常规 WBC 17.2×10^9，N83%，L13%，Hb 118 g/L；尿常规无尿蛋白，红细胞及白细胞、血电解质及凝血功能无异常；B超提示肝、脾无异常，阑尾显示不清，胎儿大小与孕周相符，胎盘位置及羊水量正常。

（1）该病例可能的诊断是什么？

（2）鉴别诊断应考虑哪些疾病？

（3）该病确诊后的治疗原则是什么？

2. 患者，女，33岁，因"停经28周5天，胸闷、憋气2月，加重4天"入院。核对孕周无误。停经12周当地医院查心电图提示"心肌缺血、心室肥大"，19周5天外院行超声心动提示"风湿性心脏病，二尖瓣中-重度狭窄并轻度关闭不全，左房增大，三尖瓣轻度关闭不全，肺动脉压力轻-中度增高"，20周2天时出现胸闷、憋气，超声心动提示"风湿性心脏病，二尖瓣狭窄（轻度），左房扩大，三尖瓣反流（轻度），肺动脉收缩压增高（中度）"。4天前患者出现平卧时憋气，坐起可好转，伴干咳，无夜间憋醒、咳痰及咯血，为求进一步诊治入院。基础血压110/70 mmHg，孕期增重8 kg。24岁结婚，配偶体健，孕1产0。查体：T 36.5℃，BP 133/73 mmHg，P120次/分，R19次/分，无贫血貌，自主体位，双肺呼吸音清，左肺底可闻及少许湿啰音，未闻及胸膜摩擦音，心前区无隆起，心尖搏动位于第5肋间左锁骨中线外0.5 cm处，心尖处、肺动脉听诊区均可及震颤，心前区未及心包摩擦感，心界叩诊向左扩大，心率120次/分，律齐，心尖部可闻及3/6级舒张期隆隆样杂音，肺动脉瓣听诊区可闻及3/6级收缩期喷射样杂音。双下肢水肿（−）。产科查体：腹部膨隆，宫底25 cm，腹围89 cm，臀位，胎心148次/分。骨盆测量及阴道检查未做。辅助检查：心电图示窦性心动过速，二尖瓣型P波。血气分析：PO_2 93.1 mmHg，SO_2 100%。超声心动：二尖瓣瓣口面积0.8～0.9 cm²，左室射血分数62%，肺动脉收缩压71 mmHg；左房增大，三尖瓣反流中度，血、尿常规正常，白蛋白34.4 g/L，凝血 FIB-C 707.791 mg/dl，D-二聚体311.618 ng/ml。X线片：双肺纹理增重，双下肺下缘可见线状高密度灶，考虑 kerly B 线，心影呈梨形，肺动脉段膨隆，左房大，心左缘可见四个弧形膨隆。提示：符合风心二尖瓣狭窄改变，肺淤血不除外。

（1）该病例的诊断是什么？

（2）该病例的紧急处理包括哪些？

3. 36岁女性，经产妇，3年前足月自然分娩。现孕37周，近1周开始出现外阴瘙痒及阴道脓性分泌物，门诊产检查体发现外阴红肿，阴道黏膜充血，宫颈大量黄绿色脓性分泌物，阴道分泌物涂片检查可见中性粒细胞内有革兰阴性双球菌。该患者最可能的诊断、诊断金标准及围产期处理原则。

参考答案

一、名词解释

1. idiopathic thrombocytopenic purpura：特发性血小板减少性紫癜（ITP）是一种常见的自身免疫性血小板减少性疾病。因血小板破坏过多致外周血血小板减少。临床主要表现为皮肤黏膜出血、月经过多，严重者可致内脏出血，甚至颅内出血而死亡。

2．acute fatty liver of pregnancy：妊娠期急性脂肪肝，妊娠晚期特有的致命性少见疾病。该病起病急骤，病情变化迅速，临床表现为高血压、蛋白尿、水肿，少数人有一过性多尿和烦渴，严重者出现凝血功能障碍、皮肤淤点、淤斑、消化道出血、牙龈出血等，低血糖、意识障碍、精神症状及肝性脑病、尿少、无尿和肾衰竭，常于短期内死亡。

3．sexually transmitted disease：性传播疾病，凡是可通过性行为传染的疾病均称为性传播疾病，除包括传统的淋病、梅毒、软下疳、腹股沟肉芽肿及性病性淋巴肉芽肿外，还包括其他滴虫、真菌、病毒、支原体、衣原体感染等。

二、填空题

1．先天性心脏病　风湿性心脏病　妊娠高血压疾病性心脏病　围产期心肌病，先天性心脏病
2．妊娠 32～34 周　分娩期　产褥期的最初 3 天内
3．病毒感染　免疫　高血压　肥胖　营养不良　遗传（任选四个）妊娠晚期　产后 3 个月
4．心力衰竭　严重感染
5．乙
6．肝细胞广泛性坏死　肝小叶中心肝细胞急性脂肪变性
7．孕妇外周血血红蛋白＜ 110 g/L　血细胞比容＜ 0.33　≤ 70 g/L
8．上　外　后
9．早期诊断困难　炎症容易扩散　阑尾穿孔　弥漫性腹膜炎阶段
10．肾上腺皮质激素
11．淋病奈瑟菌　革兰阴性
12．柱状上皮　移行上皮　泌尿生殖道
13．潮湿　干燥　1～2　10～17　灭活
14．下生殖道　播散性淋病
15．新生儿淋菌性结膜炎　肺炎　淋菌败血症
16．中性粒细胞　淋菌培养
17．及时　足量　规范化
18．第三代头孢菌素　阿奇霉素　阿奇霉素　阿莫西林
19．红霉素

三、选择题

[A1/A2 型]
1．A　2．E　3．D　4．A　5．E　6．B　7．B　8．B　9．B　10．A　11．A　12．A　13．D　14．B　15．D　16．A　17．A　18．C　19．D　20．A　21．E　22．C　23．A　24．C　25．E　26．E　27．B　28．E　29．D
[A3/A4 型]
1．D　2．D　3．D　4．B　5．E　6．B　7．D　8．E　9．A　10．A
[B 型]
1．G　2．A　3．B　4．A　5．A　6．D　7．C

四、问答题

1．妊娠期铁的需要量增加是孕妇缺铁的主要原因包括：
（1）胎儿生长发育。
（2）妊娠期血容量的增加。
（3）妊娠中晚期，孕妇对铁摄取不足或吸收不良。

2．妊娠期早期心力衰竭的诊断标准包括：

（1）轻微活动后即出现胸闷、心悸、气短。

（2）休息时心率每分钟超过 110 次，呼吸每分钟超过 20 次。

（3）夜间常因胸闷而坐起呼吸，或到窗口呼吸新鲜空气。

（4）肺底部出现少量持续性湿啰音，咳嗽后不消失。

3．妊娠合并重症肝炎的诊断要点包括：

（1）消化道症状严重。

（2）血清总胆红素 > 171 μmol/L。

（3）凝血功能障碍，全身出血倾向，PTA < 40%。

（4）肝缩小，出现肝臭气味，肝功能明显异常。

（5）肝性脑病。

（6）肝肾综合征。

出现以下三点即可临床诊断为重型肝炎：①出现乏力、食欲缺乏、恶心呕吐等症状；② PTA < 40%；③血清胆红素 > 171 μmol/L。

4．妊娠期间阑尾炎一经确诊应立即手术的原因包括：

（1）妊娠期盆腔器官充血、阑尾也充血，炎症发展快，易发生阑尾坏死和穿孔。

（2）由于大网膜被增大的子宫推移，一旦穿孔不易使炎症局限，易造成弥漫性腹膜炎。

（3）若炎症刺激子宫浆膜时，可引起子宫收缩，诱发流产、早产，或引起子宫强直性收缩，其毒素可以导致胎儿缺氧甚至死亡。

5．妊娠合并卵巢囊肿的危害和处理原则包括：

（1）早孕时肿物嵌入盆腔可引起流产。

（2）孕中期易发生扭转。

（3）孕晚期可致胎位异常。

（4）分娩时肿物易破裂或可梗阻产道致难产。

（5）妊娠期盆腔充血，使肿瘤迅速增大，促使恶性肿瘤扩散。

（6）处理，妊娠 3 个月以后以手术为主。孕晚期发现者，可待至足月，临产后若阻塞产道可行剖宫产，同时切除肿瘤。若已诊断或疑卵巢恶性肿瘤，应尽早手术。

6．淋病对母儿均有影响。妊娠早期感染淋病奈瑟菌可引起感染性流产和人工流产后感染；妊娠晚期感染淋病奈瑟菌可引起绒毛膜羊膜炎而致胎膜早破、早产、胎儿宫内发育迟缓、胎儿宫内窘迫和死胎等；分娩时由于产道损伤、产妇抵抗力低，产褥期淋病奈瑟菌易扩散，引起产妇子宫内膜炎、输卵管炎，严重者导致播散性淋病。约 1/3 的胎儿通过未治疗孕妇的软产道时可感染淋病奈瑟菌，出现新生儿淋菌性眼炎、肺炎，甚至出现淋菌败血症，使围产儿死亡率增加；治疗不及时可导致角膜溃疡、角膜穿孔而失明。

五、病例分析题

1．（1）诊断为宫内孕 21 周，妊娠合并急性阑尾炎。

（2）鉴别诊断：

1）卵巢囊肿蒂扭转：多见于妊娠早中期，可有下腹包块史，腹痛突然，体检触及包块，B 超有助于诊断。

2）胎盘早剥：常伴有妊娠高血压疾病、外伤史等，剧烈腹痛，阴道出血，子宫硬如板状，胎位不清，B 超可发现胎盘后血肿，早剥部分有血凝块。

3）先兆子宫破裂：曾有剖宫产、分娩梗阻等子宫创伤史，子宫强烈收缩，孕妇烦躁不安，可见病理性缩复环，子宫下段压痛明显，胎位尚清，B 超可无特殊发现。

4）妊娠期急性胆囊炎及胆石症：曾有类似发作史，右上腹疼痛，阵发性加剧，疼痛向右肩部发射，伴寒战、发热、黄疸，B 超及 X 线可确诊。

（3）治疗：

1）治疗原则：强调早期诊断及时手术。

2）手术原则：最小创伤、最小刺激、最小感染机会。

3）切口选择：妊娠早期可取麦氏切口，若诊断不能肯定时行下腹正中纵切口，有利于术中操作和探查，也可以行腹腔镜手术。妊娠中、晚期宜采取右侧腹直肌旁切口。手术床可以左侧倾斜30°，使子宫左移，暴露阑尾。术中操作应轻柔，尽量避免刺激子宫。妊娠晚期需同时剖宫产时，应选择有利于剖宫产手术的下腹正中切口。

除非有产科急诊指征，原则上仅处理阑尾炎而不同时行剖宫产手术。下述情况可先行剖宫产：①术中暴露阑尾困难；②阑尾穿孔并发弥漫性腹膜炎，盆腔感染严重，子宫已有感染征象；③近预产期或胎儿基本成熟，已具宫外生存能力。

术后处理：需继续妊娠者，应选择对胎儿影响小的广谱抗生素，继续行抗感染治疗。本病厌氧菌感染占 75% ～ 90%，应选择针对厌氧菌的抗生素。建议选用甲硝唑并同时与青霉素类、头孢类等配伍使用。术后 3 ～ 4 日内应给予抑制宫缩药及镇静药等进行保胎治疗。

2．（1）诊断：

1）宫内孕 28 周 5 天，孕 1 产 0，臀位。

2）妊娠合并风湿性心脏病，窦性心律，心界左大，二尖瓣狭窄，左房扩大，三尖瓣中度反流，重度肺动脉高压，心功能 IV 级。

（2）治疗：

1）间断吸氧，心电监护，记出入量，听胎心。

2）完善入院常规检查：血、尿常规；肝肾功能、血气分析；心电图；超声心动图等。

3）请心内科、心外科、麻醉及重症监护室病房会诊，评估妊娠风险、目前的治疗方案和围分娩期注意事项。

4）向患者及家属交代病情，孕 28 周 5 天，既往风湿性心脏病史，瓣膜损害明显，心功能 IV 级，继续妊娠有血容量逐渐增加心脏负担逐渐加重导致心功能衰竭危及母儿生命安全的风险，建议立即剖宫产终止妊娠。该患者手术及麻醉风险高，向患者及家属交代术中心力衰竭、动脉栓塞、恶性心律失常等致死性并发症。同时新生儿为早产儿，做好出生复苏准备，出生后转儿科。向产妇及家属交代有关早产儿近期和远期的并发症。

3．最可能的诊断为妊娠合并淋病；诊断金标准为淋菌培养。治疗以及时、足量、规范化用药为原则。用药首选第三代头孢菌素为主，由于该类患者常合并有衣原体感染，可同时使用阿奇霉素 1g 顿服或阿莫西林进行治疗。淋菌产妇分娩的新生儿，应尽快使用 0.5% 红霉素眼膏预防淋菌性眼炎，并预防用头孢曲松单次肌内注射或静脉注射，并应注意新生儿播散性淋病的发生。

第八章 胎儿异常与多胎妊娠

思维导图

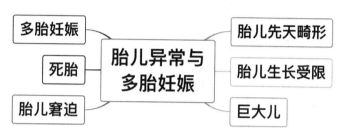

图 8-1 胎儿异常与多胎妊娠

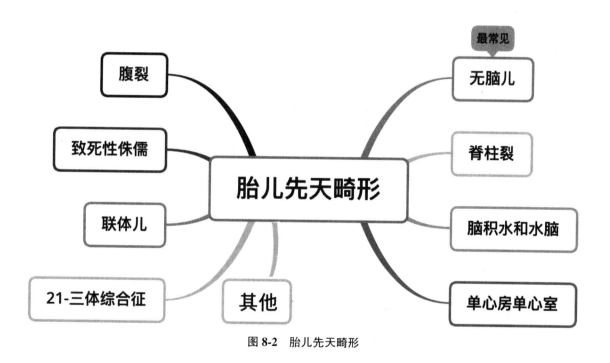

图 8-2 胎儿先天畸形

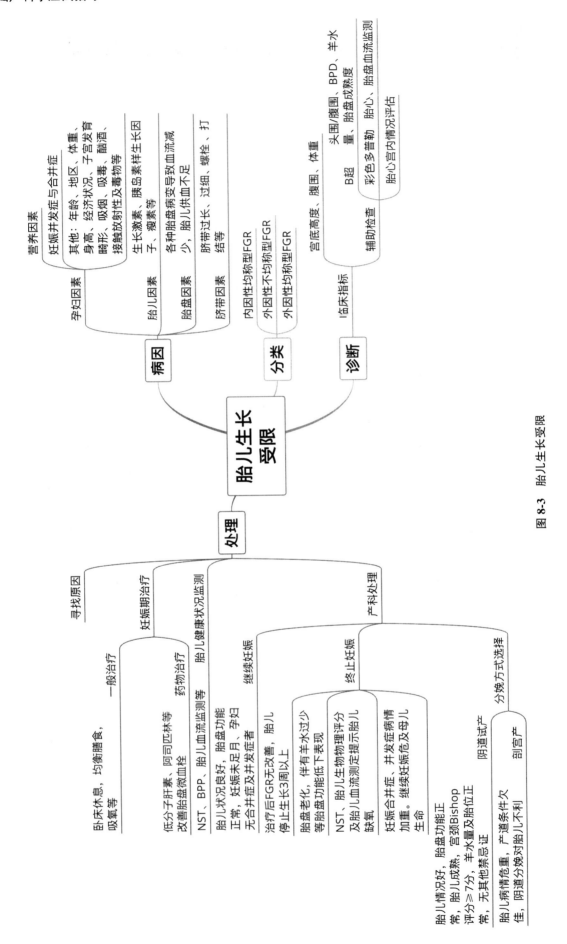

图 8-3 胎儿生长受限

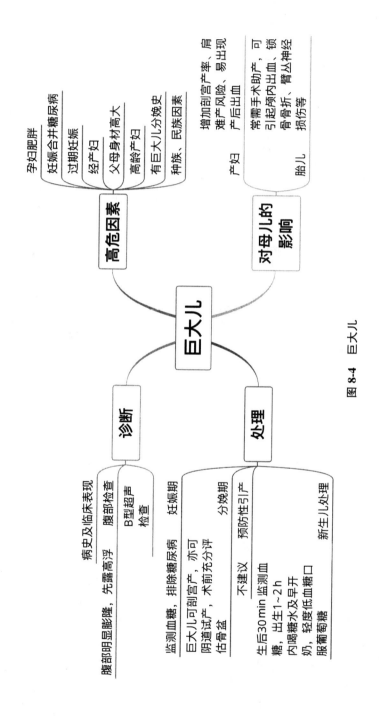

图 8-4　巨大儿

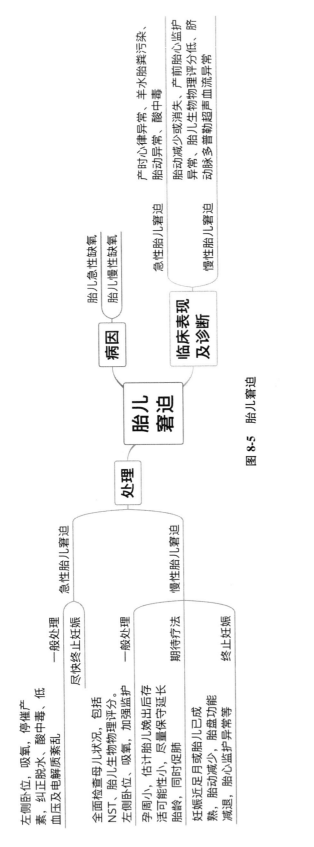

图 8-5 胎儿窘迫

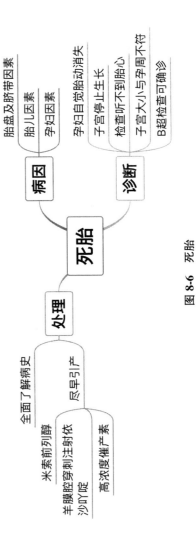

图 8-6 死胎

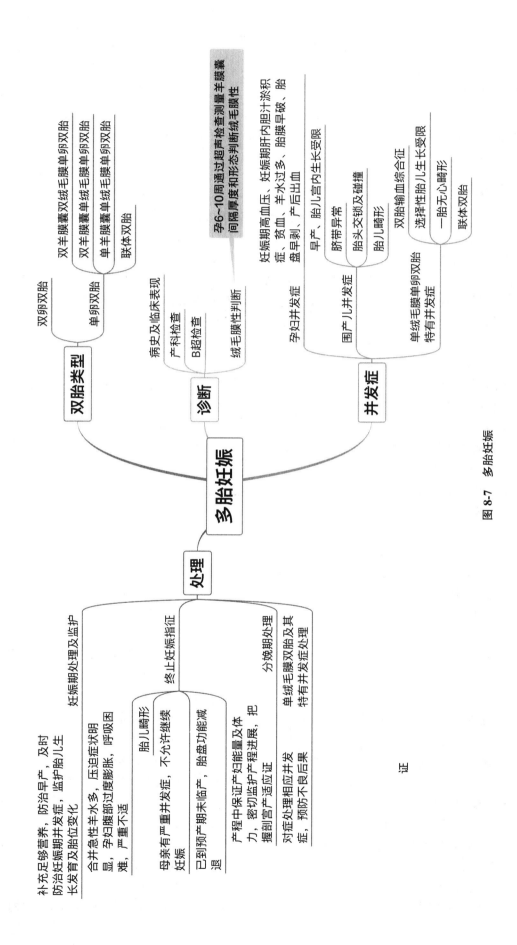

图 8-7　多胎妊娠

试 题

一、名词解释

1．Down's screening　2．NIPT　3．fetal growth restriction　4．small for gestation age

5．fetal distress in uterus　6．stillbirth　7．fetal death　8．twin to twin transfusion syndrom

9．selective IUGR（sIUGR）

二、填空题

1．妊娠_____周行 B 超检查，可以查出部分常见胎儿畸形。

2．_____是最常见的一种胎儿神经管畸形。

3．21- 三体综合征也称_____，是_____号染色体多一条所致。

4．胎儿生长受限根据其发生时间、胎儿体重及病因分为_____、_____及_____ 3 种。

5．正常孕妇妊娠早期 BPD 每周平均增长_____mm，妊娠中期 BPD 每周平均增长_____mm，妊娠晚期 BPD 每周平均增长_____mm。

6．体重超过_____称为巨大儿。

7．巨大儿顺产发生_____的概率高。

8．肩难产的处理包括_____、_____、_____、_____、_____。

9．胎死宫内超过____周以上容易发生 DIC。

10．确诊死胎的检查方法为_____。

11．死胎是指妊娠_____周后胎儿在子宫内死亡。

12．双胎妊娠的并发症可有_____、_____、_____、_____。

13．双胎围产儿并发症有_____、_____、_____、_____。

14．单卵双胎有_____、_____、_____、_____几种类型

三、选择题

【A1/A2 型】

1．出生缺陷中最常见的是

　　A．无脑儿

　　B．脊柱裂

　　C．脑积水

　　D．联体儿

　　E．21- 三体综合征

2．以下叙述不符合脑积水特征的是

　　A．先露大而软

　　B．阴道检查颅骨骨缝宽、骨片薄而软

　　C．超声波检查，双顶径＞ 11 cm

　　D．先露孕晚期不入盆

　　E．AFP 一定明显高于正常

3．下列叙述不是通过阴道检查以诊断胎儿脑积水的依据的是

　　A．颅缝宽

　　B．囟门大且紧张

　　C．骨薄有乒乓球感

　　D．前羊膜囊中水波动感

　　E．胎头高，不易入盆

4．超声最易诊断胎儿脊柱裂的孕周是

　　A．14 ～ 16 周

　　B．16 ～ 18 周

　　C．18 ～ 20 周

　　D．20 ～ 22 周

　　E．22 ～ 24 周

5．脑积水是指脑室内有多少脑脊液

　　A．100 ～ 200 ml

　　B．200 ～ 300 ml

　　C．300 ～ 500 ml

　　D．500 ～ 3000 ml

　　E．3000 ml 以上

6．下列检查方法发生胎儿肢体丢失的概率最大

的是

A．孕 8～9 周胎儿绒毛活检

B．孕 9～12 周胎儿绒毛活检

C．孕 9～12 周羊膜腔穿刺

D．孕 12～18 周羊膜腔穿刺

E．孕 20 周脐静脉穿刺

7．以下叙述不是造成胎儿生长受限的常见原因的是

A．双胎

B．妊娠合并重度贫血

C．前置胎盘

D．脐带绕颈

E．妊娠高血压疾病

8．简单估计胎儿大小的方法是

A．宫底高度（cm）×腹围（cm）+200

B．宫底高度（cm）×腹围（cm）+400

C．宫底高度（cm）×腹围（cm）－200

D．宫底高度（cm）×腹围（cm）－400

E．宫底高度（cm）×腹围（cm）+450

9．FGR 终止妊娠的标准，下列叙述错误的是：

A．应适当放宽剖宫产指征

B．胎儿病情危重，产道条件欠佳，应行剖宫产结束分娩

C．建议阴道分娩

D．应结合孕周确定终止妊娠的时机

E．FGR 出现单次胎儿多普勒血流异常时，不宜立即终止妊娠，应严密监测

10．孕晚期孕妇每周体重应该增加多少

A．0.75 kg

B．0.5 kg

C．1 kg

D．1.25 kg

E．1.5 kg

11．孕 32 周时以下检查不能提示 FGR 的是

A．子宫高度或腹围连续 3 周在同孕龄正常胎儿体重的第 50 百分位以下

B．妊娠晚期孕妇体重增加每周持续<0.5 kg

C．妊娠晚期 BPD 增长每周＜1.7 mm

D．羊水偏少，S/D＞3 cm

E．胎儿发育指数＜－3

12．下列叙述不符合内因性匀称型 FGR 的特点的是

A．病因多为基因、染色体异常，病毒感染等

B．胎儿体重、身长、头径相称

C．器官分化、成熟度小于孕龄

D．胎儿可无缺氧表现

E．新生儿多有智力障碍

13．产前检查发现巨大胎儿，最需考虑的病理情况是

A．营养过剩

B．经产妇

C．父母身材高大者

D．过期妊娠

E．母体并发糖尿病

14．巨大儿是指出生体重大于多少的胎儿

A．2500 g

B．3000 g

C．4000 g

D．4500 g

E．5000 g

15．巨大儿出生后立即应做的检查不包括

A．测体重

B．测身长

C．测血糖

D．测血压

E．全身检查

16．巨大儿出生后容易出现的合并症是

A．高血糖

B．低血糖

C．高血压

D．低血压

E．低血氧

17．巨大儿顺产过程中最易出现哪种并发症

A．胎膜早破

B．胎盘早剥

C．前置胎盘

D．子宫破裂

E．肩难产

18．巨大儿的分娩方式最好是

A．剖宫产

B．阴道分娩

C．产钳助产

D．根据产妇及家属意愿

E．根据经产次数及产妇骨盆条件而定

19．关于巨大儿预防，下列叙述错误的是

A．饮食控制

B．加强孕期管理

C．增加活动

D．提前分娩

E．及早诊治糖尿病

20．糖尿病产妇娩出的新生儿特点是

A．易发生高血糖

B．肌张力低下

C．易发生低血糖

D．高胆红素

E．小样儿

21．下列有关巨大儿肩难产的处理，错误的是

A．牵后臂

B．抑制宫缩

C．压前肩

D．屈大腿

E．做充分大的会阴后斜切开

22．下列检查结果哪项提示胎儿宫内缺氧

A．无激惹试验出现胎动时伴胎心加速

B．催产素激惹试验（+）

C．胎儿头皮血 pH 值为 7.30

D．胎动 15 次 /12 小时

E．胎心监护出现 FHR 早期减速

23．下列哪项提示胎儿窘迫

A．臀先露，羊水含有胎粪

B．头先露，胎儿娩出时臀部有胎粪

C．胎心率 120 次 / 分

D．胎心率 160 次 / 分

E．无激惹试验提示胎心变异消失

24．第一产程末胎儿头皮血 pH 正常值应为

A．7.05 ～ 7.15

B．7.15 ～ 7.25

C．7.25 ～ 7.35

D．7.35 ～ 7.45

E．7.45 ～ 7.55

25．关于胎动次数，下述提示胎儿缺氧的是

A．胎动＜ 10 次 /12 小时

B．胎动＜ 15 次 /12 小时

C．胎动＜ 20 次 /12 小时

D．胎动＜ 25 次 /12 小时

E．胎动＜ 30 次 /12 小时

26．下述叙述与胎儿窘迫的预防无关的是

A．积极防治妊娠高血压疾病、贫血等疾病

B．孕晚期、分娩期，取侧卧位

C．孕晚期应注意休息，防胎膜早破、脐带脱垂

D．当不能除外胎盘功能低下的足月引产可先行 OCT 试验

E．少运动，保持休息

27．有关诊断胎儿窘迫，下列叙述正确的是

A．臀先露，产程中羊水混有胎便

B．宫缩后，胎心率为 120 次 / 分

C．破膜后胎心率为 152 ～ 156 次 / 分

D．枕先露羊水过少孕妇，破膜时羊水深绿色伴胎心监护变异消失

E．新生儿娩出时，口唇发紫，呼吸＞ 20 次 / 分，心率 120 次 / 分、肌张力好、反射存在

28．临产后，胎儿窘迫最常见于哪种情况

A．宫缩强且频

B．羊水过多

C．臀先露

D．枕先露

E．羊水过少

29．臀位胎儿窘迫的临床表现是

A．宫缩时，胎心率为 110 ～ 120 次 / 分

B．羊水黄绿色

C．胎儿血 pH 值等于 7.25

D．胎动每小时 3 ～ 5 次

E．宫缩过后胎心仍为 80 ～ 100 次 / 分

30．下列叙述不是胎儿窘迫的临床表现的是

A．胎心率＜ 110 次 / 分或大于 160 次 / 分

B．羊水过少伴胎粪污染

C．胎动减弱，次数减少

D．宫缩时胎心 110 次 / 分

E．胎儿头皮血 pH 值 7.15

31．下列叙述与胎儿窘迫的治疗无关的是

A．给产妇吸氧

B．适当补液

C．注射尼可刹米

D．及时纠正酸中毒

E．左侧卧位

32．下列叙述结果不提示胎儿窘迫的是

A．胎儿头皮血 pH ＜ 7.20

B．胎心监护提示迟发胎心减慢

C．羊水绿色有粪渣

D．超声多普勒检查胎心＝ 110 次 / 分

E．OCT 试验阳性

33．下列叙述与胎儿窘迫的治疗无关的是

A．吸氧

B．静注葡萄糖

C．左侧卧位

D．及时纠正酸中毒

E．肌注维生素 K

34．下列叙述不符合胎儿窘迫的特点的是

A．胎心率基线 96 次 / 分

B．胎心率基线 182 次 / 分

C．胎儿头皮血 pH7.25 ～ 7.35

D．臀位，羊水中混有胎便伴胎心变异消失

E．胎心监护显示频发晚期减速

35．头位胎儿窘迫，以下表现不正确的是

A．胎心率＞ 160 次 / 分

B．羊水黄绿，有胎粪伴变异消失

C．胎动减少，每小时 0 ～ 2 次

D．宫缩时胎心减至 110 次 / 分，宫缩后迅速恢复 130 次 / 分

E．OCT 阳性

36．有关胎儿窘迫的处理，下列叙述不正确的是

A．左侧卧位，吸氧

B．产妇有心力衰竭或产程延长，发生酸中毒应及时治疗

C．胎儿窘迫不见好转需迅速分娩，可行剖宫产或阴道手术助产

D．手术前不用镇静药物或乙醚麻醉

E．积极寻找原因，不急于手术

37．关于胎动，不正确的是

A．胎动计数是目前最为经济最为有效的胎儿安危的监测手段

B．胎动与胎盘血流状态有关

C．胎动减少，为胎儿宫内慢性缺氧的一种表现

D．胎动完全停止到胎心消失，往往超过 48 h

E．孕晚期胎动可稍减少

38．下列哪组不能诊断为胎儿窘迫

A．临产后羊水被胎粪污染

B．宫缩时胎心减慢（＜ 120 次 / 分，间歇期恢复）

C．仰卧时胎心减慢（＜ 120 次 / 分，侧卧时恢复）

D．孕妇持续高热时，胎心增快至 180 次 / 分

E．胎儿头皮血气 pH 7.20

39．足月胎儿窘迫的处理原则，不正确的是

A．首要是结束分娩

B．宫口未开或未开大，短时间不能分娩者应剖宫产

C．宫口开全，先露已衔接做阴道助产术

D．手术前避免使用镇静药及乙醚麻醉

E．必要时行高位产钳

40．催产素点滴过程中，宫缩 1 ～ 2 min 一次，强度中等，胎心监护出现变异减速，下一步处理错误的是

A．变换产妇体位

B．停用催产素

C．给予宫缩抑制剂

D．阴道检查

E．立即剖宫产

41．胎心监护提示胎儿缺氧的是

A．加速

B．早期减速

C．变异减速

D．晚期减速

E．基线变异中等

42．初产妇，产程顺利，宫口开全 1 h，胎头已拨露，胎心监护为早期减速，应采取的处置是

A．立即剖宫产

B．产钳助产

C．立即静脉滴注葡萄糖液

D．静脉滴注缩宫素

E．等待自然分娩

43．死胎是妊娠多少周的胎儿在子宫内死亡

A．妊娠 18 周后

B．妊娠 20 周后

C．妊娠 24 周后

D．妊娠 26 周后

E．妊娠 28 周后

44．关于死胎的叙述下列哪项是正确的

A．凡胎儿娩出时无心跳、呼吸等生命体征者为死胎

B．胎死宫内多数在 4 周后自然娩出

C．孕母均会发生凝血功能障碍，产后流血

D．确诊死胎后，应终止妊娠

E．羊水中甲胎蛋白值明显降低

45．妊娠 6 个月，胎死宫内，下述叙述错误的是

A．孕妇感觉全身疲倦，食欲缺乏

B．自觉胎动消失

C．长大的子宫又缩小

D．超声可见胎儿"颅骨重叠"，胎盘肿胀

E．胎死宫内超过3周可能发生凝血功能障碍

46．有关死胎的叙述错误的是

A．死产是死胎的一种

B．孕妇自觉胎动消失、子宫停止生长，有助于诊断

C．死胎3周以上，发生 DIC 机会明显增加

D．引产后均可见胎儿外观畸形

E．一旦确诊，尽早引产

47．下项哪项不是多胎妊娠易发生的并发症

A．羊水过多

B．贫血

C．妊娠期高血压病

D．产后出血

E．新生儿肺炎

48．有关双胎的处理，下列叙述正确的是

A．孕期如不合并妊娠高血压疾病，则按单胎处理

B．如第一产程宫缩乏力，不可用小量缩宫素静滴

C．第一胎娩出后应等脐动脉停止搏动后断脐

D．第一胎娩出后应静注缩宫素

E．第一胎娩出后如无异常情况，可等待20 min 让第二胎自然分娩

49．关于双胎分娩的处理，下述叙述正确的是

A．第一胎娩出后立即断脐

B．第一胎娩出后立即肌内注射催产素预防产后出血

C．第一胎娩出后立即人工破膜娩出第二胎

D．第一胎娩出后如其第二胎为横位则行剖宫产

E．第一胎娩出后如第二胎为臀位则行剖宫产

50．下列何种情况与双胎妊娠无关

A．胎膜早破

B．早产

C．胎位异常

D．胎盘早剥

E．胎盘功能不全

51．双胎多见的胎方位是

A．双横位

B．双头位

C．双臀位

D．一横一头

E．一臀一头

52．双胎输血综合征中受血胎儿与下列哪项表现不符

A．体重大

B．贫血

C．羊水多

D．心脏大

E．红细胞增多

53．双胎妊娠与下列哪项并发症无直接关系

A．羊水过多

B．胎盘早剥

C．贫血

D．胎膜早破

E．羊水栓塞

【A3/A4 型】

40 岁，初产妇，G3P0，两次自然流产史。现停经 20 周，已有胎动 1 周，血压 95/65 mmHg，宫高 12 cm，胎心 140 次 / 分

1．最可能的诊断是

A．孕 20 周，G3P0，高龄初产

B．晚期流产

C．胎儿生长受限

D．习惯性流产

E．先兆早产

2．首先应进行的辅助检查是

A．阴道检查

B．超声检查及抽绒毛检查

C．胎心监护

D．肛门检查

E．超声检查及羊水染色体检查

3．此孕周的孕期保健中最需要关注的是

A．流产

B．早产

C．胎死宫内

D．感染

E．胎儿畸形

4．最可能出现的胎儿异常是

A．无脑儿

B．脊柱裂

C．脑积水

D．先天愚型

E．消化道闭锁

C．上水囊引产

D．米索引产

E．静脉滴注催产素引产

初产妇，24 岁，妊娠 37 周，头位，发现胎动减少 10 h 入院

5．入院后采取的措施不包括

A．无应激试验

B．左侧卧位，吸氧后复查无应激试验

C．立即终止妊娠

D．缩宫素激惹试验

E．行胎儿生物物理评分

6．若 B 超检查提示羊水指数为 6 cm，同时缩宫素激惹试验为阳性，本例最合理的处理应为

A．继续左侧卧位，吸氧，尽量延长孕周

B．应首选剖宫产

C．宫颈条件成熟给予米索引产

D．宫颈条件成熟给予人工破膜

E．产程中加强宫缩，缩短产程

孕 22 周，胎儿死亡 4 周尚未排出

7．应首先实施以下哪项措施

A．羊膜腔穿刺行依沙吖啶（利凡诺）引产

B．行凝血功能相关检查

8．凝血功能检查提示 FIB 1.3 g/L，血小板 90×10^9/L 时，以下治疗正确的是

A．补充外源性 FIB

B．羊膜腔穿刺行利凡诺引产

C．宫腔上水囊引产

D．剖宫取胎

E．马上给予肝素治疗

【B 型】

A．胎心晚期减速

B．胎心早期减速

C．胎心变异减速

D．代偿性胎心变快

E．胎儿心动过缓

1．胎心变慢于宫缩开始后立即出现，宫缩高峰时显著，宫缩后立即恢复至原来水平的是

2．胎心变慢开始于宫缩高峰时，宫缩后不立即恢复至原来水平的是

3．胎心变慢与宫缩无关的是

四、简答题

1．21- 三体综合征的筛查方式有哪些？

2．诊断胎儿生长受限，终止妊娠的指征是什么？

3．肩难产如何进行处理？

4．巨大儿对母体和胎儿有何影响？

5．急性胎儿窘迫有什么临床表现？

6．慢性胎儿窘迫有什么临床表现？

7．死胎的病因有哪些？

8．死胎引产的方法有哪些？

五、病例分析题

1．主诉：停经 29 周，B 超提示胎儿较孕周小 3 周。

现病史：患者，35 岁，既往月经规律，5/30 天，G1P0。孕期不定期产检，自诉未发现异常。近 1 个月余无明显诱因情绪欠佳、乏力、食欲缺乏、体重较 1 月前减少约 1.5 kg，自觉胎动次数稍减，腹围无明显增加，无头晕、视物模糊、胸闷、腹痛、阴道流血、排液等不适。今日行 B 超检查提示胎儿较孕周小 3 周，遂就诊。既往病史及家族史无特殊。

查体：生命体征平稳，身高 160 cm，体重 52 kg。全身皮肤黏膜无黄染，弹性稍差，五官端正，双眼无深陷，心肺未及异常，腹部隆起，全腹无压痛，肝、脾肋缘下未及，双肾区无叩痛及压痛，双脚背部指压性水肿。专科查：宫高 21 cm，腰围 82 cm，胎位不清，胎心率 140 次 / 分，未扪及宫缩，宫口未开。

辅助检查：B 超示按双顶径、股骨长计算，胎儿较孕周小 3 周，外观无畸形，脐动脉收缩期 / 舒张期

速度比（S/D）为 4.3，胎盘位置、成熟度及羊水量无异常；血常规、尿常规、生化、凝血指标均处于正常参考范围。

诊断与鉴别诊断是什么？下一步需要做什么治疗？

2．女，33 岁，初产妇，孕 40 周，有规律宫缩 10 h，自然破膜 1 h，宫口开 10 cm，先露 S^{+3}，胎位 LOT，羊水呈淡黄色，CST 胎心基线 120 次 / 分，见 2 次变异减速，胎儿头皮血 pH 7.27。

目前的诊断是什么？下一步如何处理？

参考答案

一、名词解释

1．Down's screening：唐氏筛查，是一种通过抽取孕妇外周血，分离血清，检测母体血清中甲胎蛋白、绒毛促性腺激素和游离雌三醇的浓度，并结合孕妇的体重、年龄和采血时的孕周等，计算出胎儿患有 21-三体综合征、18- 三体综合征和开放性神经管畸形的风险概率检测方法。

2．NIPT：胎儿染色体非整倍体无创基因检测（non-invasive prenatal testing），是通过采集孕妇外周血，提取其中胎儿游离 DNA 并采用二代高通量测序技术，通过生物信息分析，得出胎儿患染色体非整倍休的风险率，主要包括 13- 三体综合征、18- 三体综合征及 21- 三体综合征的风险。

3．fetal growth restriction：胎儿生长受限，系指胎龄准确而足月胎儿体重小于 2500 g 或体重处于同孕周同性别平均胎儿体重的第 10 个百分位以下或低于 2 个标准差。

4．small for gestation age：小于胎龄儿，是指出生体重低于同胎龄应有体重第 10 百分位数以下或低于其平均体重 2 个标准差的新生儿。

5．fetal distress in uterus：胎儿宫内窘迫，在宫内有缺氧征象危及胎儿健康和生命者，主要发生在临产过程中，也可发生在妊娠后期。

6．stillbirth：死胎，妊娠 20 周后胎儿在子宫内死亡，称为死胎。

7．fetal death：死产，胎儿在分娩过程中死亡，称为死产，是死胎的一种。

8．twin to twin transfusion syndrom：双胎输血综合征，即双羊膜囊单绒毛膜单卵双胎的严重并发症。通过胎盘动 - 静脉吻合支，血液从动脉向静脉单向分流，使一个胎儿成为供血儿，另一个成为受血儿，造成供血儿贫血、血容量减少，导致生长受限、肾灌注不足、羊水过少，甚至营养不良而死亡；受血儿血容量增多、动脉压增高、各器官体积增大、胎儿体重增加，可发生充血性心力衰竭、胎儿水肿、羊水过多等。

9．selective IUGR（sIUGR）：选择性胎儿生长受限，亦为单绒毛膜性双胎特有的严重并发症。双胎妊娠中胎儿体重估测位于同孕周第 10 百分位以下，且两胎儿体重相差 25% 以上。

二、填空

1．18 ～ 24

2．无脑儿

3．先天愚型 / 唐氏儿综合征　21

4．内因性均称型　外因性不均称型　外因性均称型

5．3.6 ～ 4.0　2.4 ～ 2.87　2.0

6．4000 g

7．肩难产

8．请求援助和会阴切开　屈大腿法　耻骨上加压法　旋肩法　牵后臂娩后肩法　四肢着地法

9．3

10．B 超

11．20

12．双胎输血综合征　选择性胎儿生长受限　一胎无心畸形　联体双胎

13．早产　脐带异常　胎头交锁及碰撞　胎儿畸形

14．双羊膜囊双绒毛膜单卵双胎　双羊膜囊单绒毛膜单卵双胎　单羊膜囊单绒毛膜单卵双胎　联体双胎

三、选择题

[A1/A2 型]

1．A　2．E　3．D　4．C　5．D　6．A　7．D　8．A　9．C　10．B　11．A　12．C
13．E　14．C　15．D　16．B　17．E　18．E　19．D　20．C　21．B　22．B　23．E　24．C
25．A　26．E　27．D　28．A　29．E　30．D　31．C　32．D　33．E　34．C　35．D　36．E
37．D　38．A　39．E　40．E　41．D　42．E　43．B　44．力　45．C　46．D　47．E　48．E
49．A　50．E　51．B　52．B　53．E

[A3/A4 型]

1．A　2．E　3．E　4．D　5．C　6．B
7．B　8．A

[B 型]

1．B　2．A　3．C

四、问答题

1．早孕期 NT 测定、中孕期血清学唐氏筛查、排畸超声检查及外周血无创 DNA 检测等。

2．①治疗后 FGR 无改善，胎儿停止生长 3 周以上；②胎盘老化，伴有羊水过少等胎盘功能低下表现；③NST、胎儿生物物理评分及胎儿血流测定等提示胎儿缺氧；④妊娠合并症、并发症病情加重，继续妊娠将危害母婴健康或生命者，均应尽快终止妊娠。一般在 34 周左右考虑终止妊娠，若未达到 34 周，应促胎肺成熟后再终止妊娠。

3．①请求援助和会阴切开。②屈大腿法。③耻骨上加压法。④旋肩法。⑤牵后臂娩后肩法。⑥四肢着地法。

4．（1）对母体：头盆不称发生率上升，提高剖宫产率；经阴道分娩，有肩难产风险；肩难产处理不当可能造成阴道损伤、会阴裂伤；子宫过度扩张，易发生产后子宫收缩乏力、产程长，易导致产后出血。（2）对胎儿：体重较大，常需手术助产；可引起颅内出血、锁骨骨折、臂丛神经损伤等产伤，严重时甚至死亡。

5．（1）产时胎心率异常；（2）羊水胎粪污染；（3）胎动异常；（4）酸中毒。

6．（1）胎动减少或消失；（2）产前胎儿电子监护异常；（3）胎儿生物物理评分低；（4）脐动脉多普勒超声血流异常。

7．（1）胎盘及脐带因素；（2）胎儿因素；（3）孕妇因素：严重的妊娠合并症、并发症等，以及子宫局部因素，如子宫畸形、子宫破裂等。

8．（1）米索前列醇；（2）羊膜腔穿刺注入依沙丫啶；（3）高浓度催产素等。

五、病例分析题

1．诊断：晚期妊娠、胎儿生长受限。

鉴别诊断：胎儿畸形、羊水过少、孕周推算错误等。

治疗：（1）核对孕周。

（2）评估胎儿情况，除外畸形。

（3）评估母体疾病，如妊娠高血压、妊娠期糖尿病、感染、贫血等相关因素。

（4）在确认孕周正确且胎儿无畸形的前提下开始治疗并加强胎心监测。

2．（1）可能的诊断：宫内孕 40 周。G2P0，头位未产。

（2）处理：持续胎心监护，关注羊水情况和产程进展，必要时使用产钳助产。

第九章　胎盘与胎膜异常

思维导图

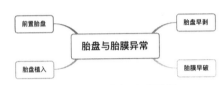

图 9-1　胎盘与胎膜异常

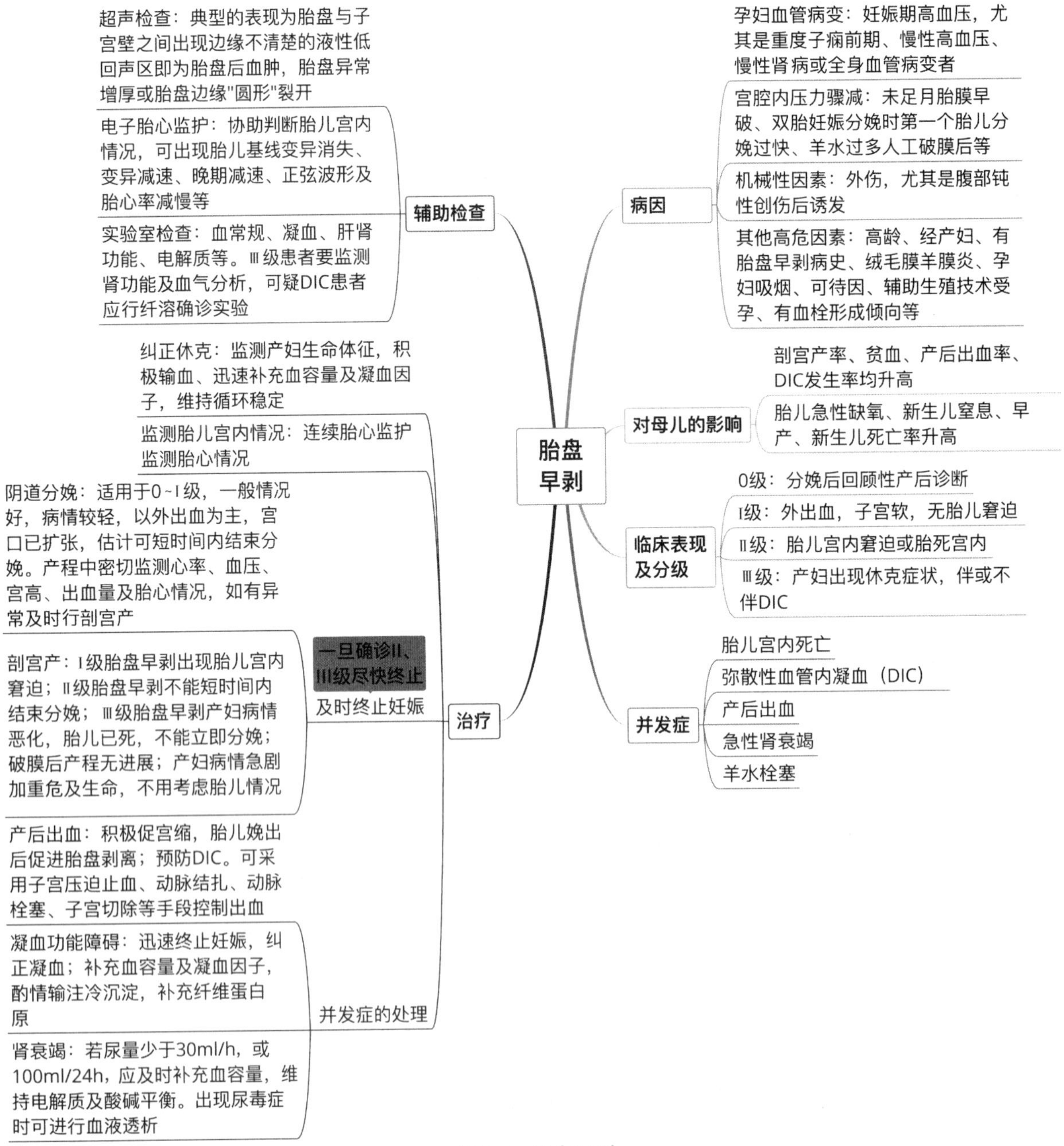

超声检查：典型的表现为胎盘与子宫壁之间出现边缘不清楚的液性低回声区即为胎盘后血肿，胎盘异常增厚或胎盘边缘"圆形"裂开

电子胎心监护：协助判断胎儿宫内情况，可出现胎儿基线变异消失、变异减速、晚期减速、正弦波形及胎心率减慢等

实验室检查：血常规、凝血、肝肾功能、电解质等。Ⅲ级患者要监测肾功能及血气分析，可疑DIC患者应行纤溶确诊实验

辅助检查

纠正休克：监测产妇生命体征，积极输血、迅速补充血容量及凝血因子，维持循环稳定

监测胎儿宫内情况：连续胎心监护监测胎心情况

阴道分娩：适用于0～Ⅰ级，一般情况好，病情较轻，以外出血为主，宫口已扩张，估计可短时间内结束分娩。产程中密切监测心率、血压、宫高、出血量及胎心情况，如有异常及时行剖宫产

剖宫产：Ⅰ级胎盘早剥出现胎儿宫内窘迫；Ⅱ级胎盘早剥不能短时间内结束分娩；Ⅲ级胎盘早剥产妇病情恶化，胎儿已死，不能立即分娩；破膜后产程无进展；产妇病情急剧加重危及生命，不用考虑胎儿情况

一旦确诊Ⅱ、Ⅲ级尽快终止及时终止妊娠

产后出血：积极促宫缩，胎儿娩出后促进胎盘剥离；预防DIC。可采用子宫压迫止血、动脉结扎、动脉栓塞、子宫切除等手段控制出血

凝血功能障碍：迅速终止妊娠，纠正凝血；补充血容量及凝血因子，酌情输注冷沉淀，补充纤维蛋白原

肾衰竭：若尿量少于30ml/h，或100ml/24h，应及时补充血容量，维持电解质及酸碱平衡。出现尿毒症时可进行血液透析

并发症的处理

治疗

胎盘早剥

孕妇血管病变：妊娠期高血压，尤其是重度子痫前期、慢性高血压、慢性肾病或全身血管病变者

宫腔内压力骤减：未足月胎膜早破、双胎妊娠分娩时第一个胎儿分娩过快、羊水过多人工破膜后等

机械性因素：外伤，尤其是腹部钝性创伤后诱发

其他高危因素：高龄、经产妇、有胎盘早剥病史、绒毛膜羊膜炎、孕妇吸烟、可待因、辅助生殖技术受孕、有血栓形成倾向等

病因

剖宫产率、贫血、产后出血率、DIC发生率均升高

胎儿急性缺氧、新生儿窒息、早产、新生儿死亡率升高

对母儿的影响

0级：分娩后回顾性产后诊断

Ⅰ级：外出血，子宫软，无胎儿窘迫

Ⅱ级：胎儿宫内窘迫或胎死宫内

Ⅲ级：产妇出现休克症状，伴或不伴DIC

临床表现及分级

胎儿宫内死亡

弥散性血管内凝血（DIC）

产后出血

急性肾衰竭

羊水栓塞

并发症

图 9-2　胎盘早剥

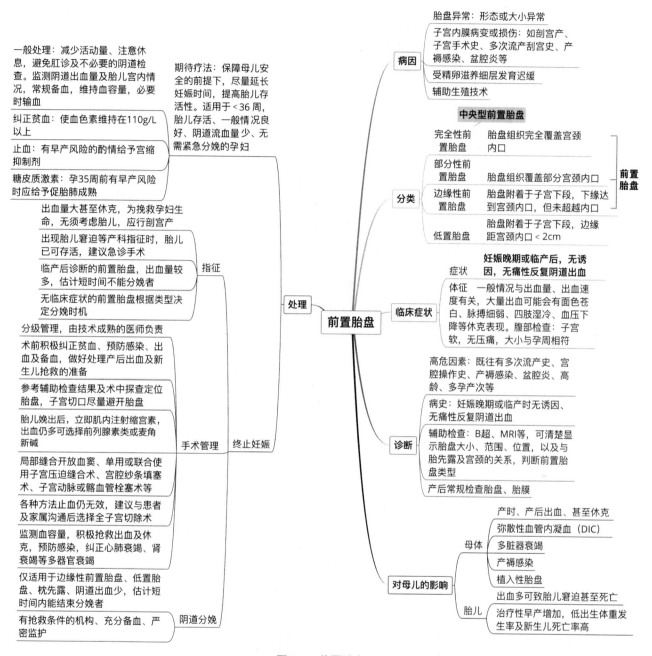

图 9-3　前置胎盘

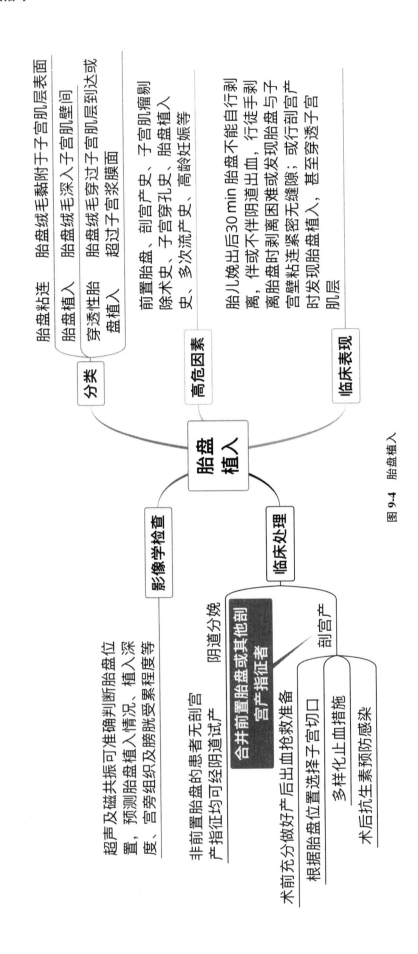

图 9-4　胎盘植入

评估母胎状况，如无明确剖宫产指征，破膜2~12h内积极引产

破膜超过12h预防性使用抗生素

期待疗法：妊娠24~27周6天，要求期待治疗，充分告知风险，慎重抉择；妊娠28~33周6天，无继续妊娠的禁忌证应期待治疗

足月胎膜早破

不宜继续妊娠：妊娠34~36周6天者；不论任何孕周，明确诊断绒毛膜羊膜炎或胎儿宫内窘迫、胎盘早剥等

未足月胎膜早破

引产：妊娠小于24周，胎儿存活率极低，母体感染的风险较大，引产为宜；24~27周6天可根据孕妇及家属意愿，根据医院救治能力决定

分类

一般处理：保持外阴清洁，减少阴道检查，监测体温、心率、宫缩、阴道流液量及性状、定期复查血常规、羊水量、胎心监护、超声，确定有无绒毛膜羊膜炎、胎儿窘迫和胎盘早剥等

促进胎肺成熟：小于35周者给予地塞米松促胎肺成熟，5~6mg肌内注射q12h，共4次

预防感染：常规给予抗生素预防感染。排查感染因素：如宫流分泌物培养、尿培养等

抑制宫缩：小于34周者建议给予宫缩抑制剂48h，配合糖皮质激素促肺完成

胎儿神经系统保护：小于32周有早产风险者，建议给予硫酸镁静脉滴注预防早产儿脑瘫

治疗

积极治疗和预防下生殖道感染

加强围产期卫生宣教与指导

避免突然增加腹压动作

注意营养平衡，补充充足的维生素，以及钙、铜、锌等营养素

治疗宫颈内口松弛，宫颈功能不全者，建议12~14周预防性环扎

预防

胎膜早破

生殖道感染

羊膜腔压力增高

胎膜受力不均

创伤

营养因素

病因

孕妇突感阴道内液体流出，增加腹压时阴道流液增多

阴道检查触不到羊膜囊，可见胎发及胎脂

应与尿失禁及阴道炎鉴别

临床表现

孕妇主诉有阴道流液

检查：阴道有液体流出或后穹隆有液池

阴道pH测定：试纸变蓝色

阴道液涂片可见羊齿状结晶

超声检查提示羊水量较前减少

诊断

①母体发热≥38℃、②阴道分泌物异味、③母体心率≥100次/分或胎儿心动过速≥160次/分、④母体白细胞≥15×10⁹/L、⑤子宫激惹状态、宫体压痛。母体体温升高伴有②~⑤任意一项即可诊断

胎盘胎膜及脐带组织病理检查提示感染或炎症

绒毛膜羊膜炎

图 9-5　胎膜早破

试　题

一、名词解释

1．placental abruption　2．revealed abruption　3．concealed abruption　4．placenta previa

5．pernicious placenta previa　6．premature rupture of membrane　7．chorioamnionitis

二、填空

1．胎盘早剥的主要并发症包括_____、_____及_____。

2．胎盘早剥分为_____、_____及_____3 种类型。

3．胎盘剥离的主要病理变化是_____、_____，使胎盘与附着处剥离。

4．以胎盘边缘与子宫颈内口的关系，将前置胎盘分为_____、_____及_____3 种类型。

5．前置胎盘的病因可有以下几方面_____、_____及_____。

6．妊娠____周后胎盘附着于子宫下段，其至胎盘下缘达到或覆盖宫颈内口，称为前置胎盘。

7．胎膜早破的病因有_____、_____、_____、_____、_____及_____。

8．妊娠____周以后，未满____周胎膜早破称为未足月胎膜早破。

9．正常阴道 pH 为_____，羊水 pH 为____，若 pH ≥____提示胎膜早破。

三、选择题

【A1/A2 型】

1．有关Ⅲ度胎盘早剥，下列叙述正确的是

　　A．多发生在孕早期

　　B．多见于妊娠期高血压疾病孕妇

　　C．出现无痛性阴道出血

　　D．阴道流血量与贫血程度成正比

　　E．胎心可正常

2．以下哪项叙述不是胎盘早剥的并发症

　　A．产后出血

　　B．肝功异常

　　C．急性肾衰竭

　　D．Sheehan syndrome

　　E．DIC 与凝血功能障碍

3．有关Ⅲ度胎盘早剥的叙述，错误的是

　　A．剧烈腹痛后，阴道流血

　　B．阴道出血量与全身症状不成正比

　　C．子宫底升高

　　D．子宫板状

　　E．无痛性阴道流血

4．妊娠晚期腹部撞伤后出现腹痛及阴道出血首先考虑

　　A．前置胎盘

　　B．胎盘早剥

　　C．先兆早产

　　D．凝血功能障碍

　　E．脐带脱垂

5．关于胎盘早剥处理，正确的是

　　A．纠正休克后再行产科处理

　　B．足月确诊为轻型者，可行期待疗法

　　C．经阴道分娩者不宜破膜

　　D．一旦确诊Ⅱ型和Ⅲ型，不论胎儿是否存活，均及时终止妊娠

　　E．应用肝素治疗凝血功能障碍

6．下列叙述不是重度胎盘早期剥离的临床表现的是

　　A．剧烈腹痛后阴道流血

　　B．阴道出血量少，出现休克

　　C．胎位、胎心清晰

　　D．子宫呈板状或宫壁松弛不良

　　E．常合并妊娠高血压疾病或有外伤病史

7．关于正常位置胎盘早剥，下述叙述错误的是

　　A．妊娠 20 周后或分娩期，正常位置的胎盘在胎儿娩出前，部分或全部从子宫壁剥离，称为胎盘早剥

　　B．于妊娠晚期发生腹痛性阴道出血，并常见于妊娠高血压疾病患者

　　C．症状出现后争取 6 h 内结束分娩

D．重症隐性胎盘早剥易诱发弥散性血管内
凝血

E．足月胎盘早剥一经确诊应迅速结束分娩

8．26岁，初孕妇。妊娠35周，自觉头痛、视
物模糊2周，晨起突然出现持续性腹痛且逐
渐加重。腹部检查：子宫板状硬。该患者最
可能的诊断是

A．先兆早产

B．胎盘早剥

C．急性阑尾炎

D．前置胎盘

E．先兆子宫破裂

9．25岁，初产妇，孕34周，因重度胎盘早剥
行剖宫产术，术中见子宫表面有紫色瘀斑，
尤其胎盘附着处更为显著，子宫出血仍多，
下列处理不正确的是

A．按摩子宫

B．子宫肌壁内注射缩宫素

C．经积极处理子宫仍不收缩应立即切除
子宫

D．经积极处理出现血液不凝时，需要行全
子宫切除术

E．配血，输血

10．30岁，初孕妇，孕35周，无高血压病史，
近1周来血压160～170/100～110 mmHg，
尿蛋白（+），有下腹痛伴阴道出血。首先
考虑

A．先兆早产

B．先兆子宫破裂

C．凝血功能障碍

D．胎盘早剥

E．前置胎盘

11．初产妇，孕32周，先兆子痫患者，突发下
腹痛，3 h后胎心消失，宫底明显升高，子
宫硬，压痛（+），孕妇贫血貌，阴道仅少
量流血，宫口扩张1 cm，为下列何种疾病
可能性最大

A．先兆子宫破裂

B．前置胎盘

C．胎盘早剥

D．胎盘边缘血窦破裂

E．子宫破裂

12．前置胎盘患者在孕期腹部检查所见往往是

A．子宫持续性收缩，胎位不清，胎心音

消失

B．阵发性子宫收缩，胎心音好

C．无子宫收缩，胎先露高浮，胎心好

D．阵发性子宫收缩，松弛不全，胎心音弱

E．子宫强直收缩，宫底升高，血压下降，
胎心消失

13．前置胎盘时的阴道流血特征是

A．阴道流血常有外伤史

B．子宫收缩时阴道流血停止

C．无痛性阴道流血

D．有痛性阴道流血

E．阴道流血量与贫血严重程度不相符

14．前置胎盘即胎盘部分或全部附着于

A．子宫体的前壁

B．子宫体的后壁

C．子宫体的侧壁

D．子宫体的底部

E．子宫颈内口

15．前置胎盘病例，可适用于阴道分娩的是

A．部分性前置胎盘而胎儿为头位

B．低置胎盘而胎儿为头位

C．部分性前置胎盘而胎儿为臀位

D．低置胎盘而胎儿为臀位

E．边缘性前置胎盘而胎儿为臀位

16．关于前置胎盘的处理，下列叙述错误的是

A．处理原则为止血及补充血容量

B．依孕周、前置类型、出血多少、有无
休克，决定是否用期待疗法

C．低置胎盘也最好推荐剖宫产终止妊娠

D．B超根据胎盘与宫口位置，确诊前置
胎盘类型

E．中央性前置胎盘，不论宫口开大与否，
均禁忌行人工破膜

17．关于前置胎盘的诊断，下列叙述错误的是

A．发生阴道出血的早晚、出血量的多少
与胎盘前置类型有关

B．每次阴道出血均伴有腹痛及宫缩

C．腹部检查常为胎头高浮或臀位、横位

D．产后查胎盘边缘有凝血块，胎膜破口
距胎盘边缘＜7 cm

E．超声胎盘定位、MRI可协助诊断

18．下述各种情况与相关产科处理，下列叙述
不恰当的是

A．臀位、珍贵儿——剖宫产

B．子宫 - 胎盘卒中——切除子宫

C．胎儿窘迫，宫口开全，胎头双顶径已过坐骨棘——产钳或胎头吸引术

D．头位死胎，先露入盆，宫口开全——可等待自然分娩

E．中央性前置胎盘，宫口开大 4 cm，胎死宫内，阴道分娩

19．关于前置胎盘，下列叙述错误的是

A．妊娠晚期无痛性阴道流血

B．不是所有的完全性前置胎盘都会有阴道出血

C．常致胎头浮及胎位异常

D．高龄初产妇更容易出现

E．B 超可提示前置胎盘类型

20．下列叙述不是前置胎盘产后出血原因的是

A．分娩后子宫下段收缩不好

B．容易并发胎盘剥离不全

C．容易并发子宫颈撕裂

D．并发 DIC

E．容易并发胎盘后血肿

21．下列叙述与前置胎盘无关的是

A．胎位异常

B．产后感染

C．妊娠高血压疾病

D．慢性子宫内膜炎

E．产后出血

22．前置胎盘时，期待疗法不适用于

A．妊娠 37 周以前

B．阴道出血量不多

C．胎儿存活

D．已临产

E．估计胎儿体重小于 2300 g

23．完全性前置胎盘的临床表现往往不包括

A．初次出血的时间较早

B．出血量多

C．反复出血，次数较频

D．巨大胎儿

E．一次比一次出血量多

24．妊娠晚期，阴道出血 1 天，两倍于月经量，以下叙述不符合前置胎盘临床表现的是

A．持续性严重腹痛

B．胎心消失

C．子宫无压痛

D．子宫松软、臀位、先露高浮

E．阴道有活动性出血

25．下列叙述不是前置胎盘预防措施的是

A．施行计划生育

B．减少产褥感染

C．避免多次施行人工流产

D．注意月经期间卫生，防止子宫内膜炎

E．注意受孕时间

26．诊断前置胎盘最可靠而安全的方法是

A．X 线腹部平片

B．凝血功能检查

C．B 超检查

D．阴道内诊

E．双下腹可闻及胎盘杂音

27．关于前置胎盘腹部检查所见，下列叙述正确的是

A．子宫大于妊娠月份

B．宫体硬如板状

C．胎位不易摸清

D．不易发生胎位异常

E．枕先露者头高浮

28．前置胎盘最主要的症状是

A．多在妊娠早期出现阴道间断性出血

B．妊娠晚期无痛性反复阴道出血

C．完全性前置胎盘通常出血量不多

D．出血量与前置胎盘类型无关

E．常易造成胎膜早破

29．关于前置胎盘时阴道出血，下列叙述正确的是

A．发生于妊娠晚期，无痛性反复出血

B．其贫血程度与出血量不成正比

C．胎心消失，腹部呈板状硬

D．初次出血量常较多

E．多伴有外伤史

30．前置胎盘进行阴道检查时应具备的条件中，下列叙述不正确的是

A．有输血输液条件

B．有即刻手术结束分娩的条件

C．患者一般情况好，阴道无活动性出血

D．触诊操作必须轻柔

E．完全性前置胎盘必须在触诊后才能决定分娩方式

31．关于前置胎盘的处理，胎儿存活时正确的叙述是

A．阴道分娩适用于部分性前置胎盘，胎

儿为头位

B．剖宫产术是处理前置胎盘的主要手段

C．剖宫产术中均应采取宫体纵切口

D．边缘性前置胎盘临产后应积极破膜，行头皮或臀下肢牵引

E．胎盘一经娩出，大量出血则会停止

32．38 岁经产妇，孕期反复少量阴道出血，至孕 38 周，突发阴道大量出血，无腹痛不适，为明确诊断入院后立即行

A．肛门检查

B．MRI

C．胎儿电子监测

D．B 超检查

E．阴道检查

33．初产妇，妊娠 28 周，半夜睡醒发现自己卧在血泊中，入院呈休克状态，阴道出血稍减少，最可能的诊断是

A．边缘性前置胎盘

B．部分性前置胎盘

C．完全性前置胎盘

D．胎盘早剥

E．子宫破裂

34．28 岁，G2P0，孕 31 周，从 28 周开始反复阴道出血，共 4 次，出血量少于月经量，不伴腹痛。近一天来阴道出血如月经量，立即收入院。检查：BP 120/84 mmHg，P 84 次 / 分，子宫软，无宫缩，头位，儿头高浮，胎心 144 次 / 分。以下有关处理的叙述错误的是

A．立即卧床休息，密切观察血压及阴道出血情况

B．B 超确定胎盘位置

C．如阴道有活动性出血，量多，应立即行剖宫产

D．出血多，阴道填塞纱布止血

E．积极纠正贫血，如阴道出血减少，可尽量维持妊娠到 37 周

35．初产妇，孕 34 周，反复阴道出血半个月，突然大出血 1 h 入院。入院时休克状态，胎心未闻及，宫缩不规则，弱，阴道仍有活动性出血，应立即

A．行阴道检查，决定分娩方式

B．进行人工破膜

C．应用头皮钳牵引

D．做 B 超，确定胎盘位置

E．抢救休克，立即行剖宫产

36．妊娠 28 周以后，无明显原因的不规则阴道出血，无痛性，出血量逐渐增多，以下临床表现符合前置胎盘的是

A．伴有下腹阵痛

B．伴血压升高

C．胎先露高浮，臀位

D．子宫板状硬，有压痛

E．宫底升高，胎位不清

37．初产妇，确诊为前置胎盘，出血多，血压 70/50 mmHg，宫口开大 4 cm，先露坐骨棘上 2 cm，胎心尚好，哪项处理较为适宜

A．人工破膜术

B．头皮钳牵引术

C．胎头吸引术

D．剖宫产术

E．产钳牵引术

38．关于预防胎膜早破的措施，下列叙述不恰当的是

A．预防和治疗下生殖道感染

B．避免腹部撞击和负重

C．妊娠后期禁止性交

D．在妊娠 24 周行宫颈内口环扎

E．重视孕期卫生

39．下列叙述不是胎膜早破原因的是

A．生殖道病原微生物上行感染

B．铜元素缺乏，胎膜抗张能力下降

C．高龄初产

D．宫颈内口松弛

E．头盆不称致前羊水囊受压不均

40．产后出血不常见于以下哪种疾病

A．前置胎盘

B．胎盘早剥

C．子宫肌瘤合并妊娠

D．子宫收缩乏力

E．胎膜早破

41．以下叙述不是造成胎儿生长受限的常见原因的是

A．双胎

B．妊娠合并重度贫血

C．前置胎盘

D．脐带绕颈

E．妊娠高血压疾病

42. 妊娠末期发生胎膜早破，下列叙述错误的是
    A. 横位时容易发生脐带脱垂
    B. pH 试纸测阴道液为中性偏碱
    C. 破裂处较高时，流液量少，时断时续
    D. 破膜后易出现过强宫缩
    E. 多数在破膜后 24 h 内出现规律宫缩

43. 下列不是胎膜早破并发症的是
    A. 早产
    B. 脐带脱出
    C. 感染
    D. 绒毛膜羊膜炎
    E. 胎盘早剥

44. 与胎膜早破临床表现相符的是
    A. 孕妇突然出现不能控制的阴道排液
    B. 胎位、胎心不清
    C. 贫血程度与外出血量不成比例
    D. 宫口可见胎盘组织
    E. 剧烈腹痛

45. 臀位胎膜早破的产妇宜采用的体位是
    A. 臀高仰卧位
    B. 臀低位
    C. 头高足底位
    D. 侧卧位
    E. 抱膝仰卧位

46. 胎膜早破的确诊方法有
    A. 监测 C 反应蛋白
    B. 观察阴道是否持续性排液
    C. 测试阴道液 pH 值
    D. 取阴道后穹隆黏液涂片观察到羊齿状结晶
    E. B 型超声观察羊水池深度

47. 下列引起胎膜早破的常见原因排除
    A. 机械性刺激
    B. 胎方位异常
    C. 绒毛膜羊膜炎
    D. 胎儿窘迫
    E. 羊水过多

48. 初产妇，妊娠 39 周，胎膜早破 30 h，未行任何处理，体温升高达 39℃，无上呼吸道感染症状，无腹泻，无宫缩，胎头浮，羊水有臭味，白细胞计数为 20×10^9/L，此时的处理是
    A. 立即行剖宫产

B. 给予缩宫素引产
C. 促使子宫颈成熟
D. 给予激素促使胎肺成熟
E. 应用抗生素控制感染

49. 初产妇，孕 36 周，检查为臀位，子宫敏感，突然阴道流水，检查 pH 试纸变蓝色，胎心 140 次 / 分，立即的处理为
    A. 抗生素预防感染
    B. 地塞米松促使胎肺成熟
    C. 臀高头低位
    D. B 型超声检查
    E. 剖宫产

【A3/A4 型】

初孕妇，28 岁，妊娠 36 周。血压升高 3 周，今晨突然腹痛，呈持续性，阵发性加重。BP 150/98 mmHg，心率 112 次 / 分，尿蛋白（++），阴道少量流血。

1. 体格检查最可能发现的子宫体征是
    A. 不规则收缩，较硬，有压痛，宫缩间歇子宫不完全松弛
    B. 柔软，有压痛，无宫缩
    C. 有规则阵发性收缩，宫缩间歇期子宫完全松弛
    D. 局部隆起有包块，有压痛
    E. 上段硬，下段膨隆压痛，交界处有环行凹陷

2. 此时若无超声检查条件，对诊断有辅助价值的是
    A. 眼底检查
    B. 胎心监护
    C. 肝功能检查
    D. 红细胞计数
    E. 血细胞比容

3. 最可能出现的情况是
    A. 前置胎盘
    B. 子宫肌瘤红色变性
    C. 先兆早产
    D. 胎盘早剥
    E. 先兆子宫破裂

初孕妇，妊娠 39 周，剧烈持续腹痛 4h 入院。贫血貌，血压 130/80 mmHg，脉搏 120 次 / 分，子宫硬，不松弛，有局限性压痛，胎位不清，胎心

110 次 / 分，阴道少量流血，肛查宫口未开。

4．可能的诊断是

　　A．前置胎盘

　　B．先兆子痫

　　C．继发性贫血

　　D．低张性子宫收缩乏力

　　E．胎盘早剥

5．为明确诊断，最有价值的辅助检查是

　　A．胎心监护

　　B．阴道检查

　　C．B 超

　　D．血红细胞计数及血红蛋白值

　　E．血白细胞计数及分类

6．此时最恰当的处理应是

　　A．输血输液

　　B．静脉滴注缩宫素引产

　　C．给予镇静药等待产程发动

　　D．剖宫产结束分娩

　　E．硫酸镁静脉点滴

30 岁，G2P0，孕 33 周，因近 1 周血压 150/100 mmHg，下肢水肿，尿蛋白（++），住院。入院后下腹痛，伴少量阴道出血。

7．最可能的诊断为

　　A．慢性高血压合并妊娠水肿

　　B．妊娠高血压疾病合并前置胎盘

　　C．重度子痫前期合并胎盘早剥

　　D．轻度子痫前期合并胎盘早剥

　　E．妊娠高血压疾病合并先兆早产

8．对诊断最有帮助的检查是

　　A．24 h 尿蛋白定量

　　B．血液凝血状态检查

　　C．眼底检查

　　D．胎心监护

　　E．B 超检查

9．最恰当的处理是

　　A．如合并先兆早产，应给予 β 受体兴奋剂保胎

　　B．如合并先兆早产，应给予硫酸镁静点

　　C．应立即剖宫产终止妊娠

　　D．应检查宫颈条件再确定分娩方式

　　E．应向羊膜腔内注入地塞米松促胎肺成熟

10．同时应做的检查中可不包括

　　A．纤维蛋白原

　　B．血常规

　　C．凝血检查

　　D．24 h 血压监测

　　E．心肌酶谱

29 岁孕妇，妊娠 32 周，3 周内阴道少量流血 2 次，今晨突然阴道流血多于月经量，无腹痛，血压 80/50 mmHg，脉率 96 次 / 分，宫高 30 cm，腹围 85 cm，臀先露，未入盆，胎心 144 次 / 分。

11．应最先考虑的疾病是

　　A．早产

　　B．前置胎盘

　　C．胎盘早期剥离

　　D．宫颈息肉

　　E．妊娠合并宫颈癌

12．以下辅助检查中应先选哪一项对诊断意义最大

　　A．血常规

　　B．血小板测定

　　C．B 超

　　D．X 线摄片

　　E．阴道检查

13．下列哪项处理是错误的

　　A．住院观察

　　B．绝对卧床休息

　　C．配血备用

　　D．地塞米松促胎肺

　　E．肛诊

28 岁，G2P0，孕 31 周，从 28 周开始反复出现阴道出血，共 4 次，出血量少于月经量，不伴腹痛。一天来阴道出血如月经量，立即收入院。检查：120/84 mmHg，P 84 次 / 分，子宫软，无宫缩，头位，胎头高浮，胎心 144 次 / 分。

14．依据病史及查体主要诊断为

　　A．先兆早产

　　B．胎盘早剥

　　C．前置胎盘

　　D．前置血管破裂

　　E．宫颈息肉出血

15．应着手做哪项检查

　　A．B 超检查确定胎盘的位置

　　B．X 线检查

　　C．肛查判断宫颈是否已扩张

D．尿常规

E．测定血 E3 判断胎儿是否成熟

16．以下哪项处理是错误的

A．立即卧床休息，密切观察血压及阴道出血情况

B．B 超确定胎盘位置

C．如阴道有活动性出血，量多，应立即行剖宫产

D．出血量多，阴道填塞纱布止血

E．积极纠正贫血，如阴道出血减少，可尽量维持妊娠至 37 周

【B 型】

A．高张性宫缩乏力

B．先兆子宫破裂

C．前置胎盘

D．子宫破裂

E．胎盘早剥

1．自觉宫缩很强，产程无进展的是

2．出现无痛性阴道出血的是

3．出现板状子宫伴阴道流血的是

4．出现病理缩复环的是

5．缩宫素引产中，患者突然烦躁不安，子宫平脐处出现缩复环的是

6．产后常规检查胎盘，其边缘有血块及压迹的是

A．阴道出血与全身症状成正比

B．阴道出血可与全身症状不一致

C．阴道可有出血，并有血尿

D．阴道不出血

E．阴道出血量多于月经量

7．胎盘早剥表现为

8．前置胎盘表现为

9．先兆子宫破裂表现为

A．妊娠晚期无痛性阴道出血

B．妊娠晚期腹痛伴阴道少量出血

C．妊娠晚期，休克，阴道出血伴有血尿

D．妊娠晚期，腹痛，宫底升高伴阴道出血

E．妊娠晚期，胎位不清，阴道少量出血

10．前置胎盘表现为

11．胎盘早剥表现为

12．子宫破裂表现为

四、简答题

1．胎盘早剥的病因有哪些？

2．胎盘早剥常见并发症有哪些？

3．试述前置胎盘和胎盘早剥的鉴别诊断。

4．简述前置胎盘的原因。

5．胎膜早破的病因有哪些？

6．诊断胎膜早破的方法有哪些？

7．胎膜早破对母儿的危害有哪些？

五、病例分析题

1．主诉：停经 33 周，发现血压升高 2 月，突发下腹阵痛伴阴道出血 1 h。

现病史：患者，女，35 岁，平素月经规律，停经 35 天尿妊娠试验（+），孕 18 周自觉胎动，定期产检。2 个月前首次发现血压升高达 130/90 mmHg，多次复查血压波动于 140～150/90～100 mmHg，尿蛋白（−），给予盐酸拉贝洛尔降压治疗。入院前 1 h 无诱因突然出现下腹阵痛伴阴道出血，色暗红，同正常月经量，伴头痛，无眼花、恶心、呕吐、心慌等伴随症状。

月经婚育史：29 岁结婚，G1P0，配偶体健。

查体：T 36.9℃，P 90 次 / 分，R 20 次 / 分，BP 160/115 mmHg，心律齐，未闻及杂音，双肺呼吸音清，水肿（++），产科查体：腹部膨隆，宫高 30 cm，腹围 97 cm，胎儿头位，浮，胎心 130～140 次 / 分，有宫缩 1 次 /3 分，伴宫缩后胎心减速，最低胎心率 90 次 / 分。骨盆测量各径线正常。宫颈未消，未开，中位，质韧，先露 S^{-3}。先露下方未及海绵样组织。

辅助检查：入院当日彩超示胎儿头位，双顶径 8.1 cm，腹围 28 cm，股骨长度 6.3 cm，胎盘后壁，分度

I 级，胎盘后低回声 5 cm×4 cm，最大羊水深度 6.0 cm。血常规；血红蛋白 95 g/L，白细胞 8.5×10⁹/L，血小板 160×10⁹/L。尿蛋白 1.5 g/L（++）。

（1）该患者的诊断及鉴别诊断是什么？

（2）下一步该如何治疗？

2．26 岁妇女，孕 3 产 0，现孕 35 周，因 1 h 前突然阴道出血，来产科急诊。平时月经规律，5 天 /28 天，2 年来人工流产 2 次，此次妊娠 9 周时出现少量阴道出血，行宫颈 TCT（-），HPV 高危型（-）。保胎治疗 1 周后好转，孕 20 周时感胎动，产前检查血压正常，肝肾功能正常，尿常规亦在正常范围。1 h 前无诱因阴道出血，如月经量，无腹痛，检查一般情况好，血压 105/70 mmHg，P88 次 / 分，头浮，腹软，无宫缩，胎心 140 次 / 分，Hb 85 g/L，尿蛋白（±）。

（1）可能的诊断是什么？

（2）通常和哪种疾病进行鉴别？

（3）哪项检查对此病的诊断价值最高？

3．患者女，30 岁，停经 38 周，定期于本院产检，今凌晨 1 点自觉阴道内有尿样液体流出，无法自行控制，不伴腹痛，故来院就诊，胎心 118 次 / 分，请考虑该患者的诊断与处理？

参考答案

一、名词解释

1．placental abruption：胎盘早剥，指正常位置的胎盘，在妊娠 20 周以后、胎儿娩出之前，从子宫壁部分或全部剥离。

2．revealed abruption：显性剥离，指胎盘剥离出血，血液冲开胎盘边缘，并沿着胎膜与子宫壁之间自宫颈流出，失血程度与外出血量成正比。

3．concealed abruption：隐性剥离，指胎盘剥离出血，剥离面小，血液凝固，出血可自行停止，可无临床症状。如继续出血，血液在胎盘后形成血肿使剥离面逐渐扩大。当血肿不断增大，胎盘边缘仍然附着在子宫壁上，或胎膜与子宫壁未分离，或胎头固定于骨盆入口，均使胎盘后的血液积聚在胎盘与子宫壁之间。此时子宫容积增大，宫底升高，失血程度与外出血量不成正比。

4．placenta previa：前置胎盘，指正常妊娠时胎盘附着于子宫体部的前壁、后壁或者侧壁。妊娠 28 周后，若胎盘附着于子宫下段、下缘达到或覆盖宫颈内口，位置低于胎先露部。

5．pernicious placenta previa：凶险性前置胎盘，指前一次有剖宫产史，此次妊娠为前置胎盘，胎盘覆盖原剖宫产切口，发生胎盘植入的危险性约为 50%。

6．premature rupture of membrane：胎膜早破，临产前胎膜自然破裂，对妊娠、分娩的不利影响是早产、围生儿死亡增加，宫内感染及产褥感染高。

7．chorioamnionitis：绒毛膜羊膜炎，是胎膜早破的主要并发症，其诊断依据包括母体发热 ≥38℃、母体心动过速 ≥100 次 / 分，胎儿心动过速 ≥160 次 / 分，子宫激惹、羊水恶臭、母体白细胞计数 ≥15×10⁹/L、中性粒细胞 ≥90%，出现上述表现应考虑为绒毛膜羊膜炎。

二、填空题

1．DIC 与凝血功能障碍　产后出血　急性肾功能损伤

2．显性剥离　隐性剥离　混合性剥离

3．底蜕膜出血　形成血肿

4．完全性前置胎盘　部分性前置胎盘　边缘性前置胎盘

5．子宫体部内膜病变　胎盘异常或面积过大　受精卵滋养层发育迟缓

6．28

7．创伤　宫颈内口松弛　下生殖道炎症　羊膜腔内压力增高　胎先露不能与骨盆入口衔接　胎膜发育

不良　机械刺激或胎膜炎症

8．20　37

9．4.5～5.5　7.0～7.5　6.5

三、选择题

[A1/A2 型]

1．B　2．B　3．E　4．B　5．D　6．C　7．C　8．B　9．D　10．D　11．C　12．C
13．C　14．E　15．B　16．C　17．B　18．E　19．D　20．D　21．C　22．D　23．D　24．A
25．E　26．C　27．E　28．B　29．A　30．E　31．B　32．D　33．C　34．D　35．E　36．C
37．D　38．D　39．C　40．DE　41．D　42．D　43．E　44．A　45．A　46．D　47．D　48．A
49．E

[A3/A4 型]

1．A　2．B　3．D　4．E　5．C　6．D　7．C　8．E　9．C　10．D　11．B　12．C　13．E
14．C　15．A　16．D

[B 型]

1．A　2．C　3．E　4．B　5．D　6．E　7．B　8．A　9．C　10．A　11．D　12．C

四、简答题

1．（1）血管病变：孕妇患妊娠期高血压疾病、慢性肾病及糖尿病等可导致全身血管病变的疾病者居多。

（2）机械因素：腹部直接外力撞击、外倒转较正胎位时手法粗暴等，分娩过程中多因为脐带过短、脐带绕颈。

（3）子宫内压力突然下降：羊水过多突然破水、双胎之一分娩后等。

（4）子宫静脉压突然增高。

（5）有早剥史或家族史者。

（6）其他：吸烟、营养不良、吸毒、血栓栓塞性疾病者。

2．（1）弥散性血管内凝血（DIC）：严重的胎盘早剥可导致凝血功能障碍，剥离处胎盘绒毛和蜕膜释放大量组织凝血活酶进入母体循环，激活凝血系统导致 DIC。

（2）产后出血、失血性休克：在隐性出血时，血肿积聚在胎盘与子宫壁之间，可能出现子宫胎盘卒中，此时子宫肌纤维失去正常收缩功能导致产后出血。

（3）急性肾衰竭：胎盘早剥所致失血性休克及 DIC，可使肾血流量减少致双侧肾皮质及肾小管缺血坏死，表现为少尿、无尿及急性肾衰竭。

3．

	前置胎盘	胎盘早剥
与发病有关因素	经产妇多见	常伴发于妊高征等血管性疾病或有外伤史，发病急
腹痛	无	有
阴道出血	与全身失血量成正比	内出血为主，也有外出血。出血量与全身是血症状不成正比，重者可有血尿
子宫	子宫软、大小与孕周一致	子宫板状硬，有压痛，可比妊娠月份大
阴道检查	于子宫口内可触及胎盘组织	无胎盘组织触及
胎盘检查	无凝血块压迹，胎膜破口距胎盘边缘小于 7 cm	早剥部分有凝血块压迫
胎位胎心	胎位清楚，胎心音一般正常	胎位不清楚，胎心音弱或消失

4．（1）子宫内膜病变：感染，多产，多次刮宫。

（2）胎盘面积过大、双胎等。

（3）胎盘异常：副胎盘等。

（4）受精卵滋养层发育迟缓。

5．①创伤；②宫颈内口松弛；③妊娠后期性交，产生机械性刺激或引起胎膜炎；④下生殖道感染，可由细菌、病毒等引起；⑤羊膜腔内压力升高（如多胎、羊水过多等）；⑥胎儿先露部与骨盆入口未很好衔接（如头盆不称、胎位异常等）；⑦胎膜发育不良致薄弱者。

6．①阴道后穹隆有羊水池；②阴道 pH 值偏碱性；③阴道液涂片见羊齿状结晶。

7．（1）对孕产妇：早产、宫内感染、产褥感染、败血症、产褥异常。

（2）对胎儿：胎儿肺炎、宫内胎儿窘迫、先天性新生儿肺炎、脐带脱垂。

五、病例分析题

1．（1）诊断：宫内妊娠 33 周，G1P0；重度子痫前期；胎盘早剥；胎儿宫内窘迫；轻度贫血。鉴别诊断：前置胎盘。

（2）治疗：结合临床表现及超声考虑胎盘早剥的可能性最大，已出现胎心减速，应立即行剖宫产终止妊娠；术前开放两条静脉通道，积极充分配血，化验凝血功能和肾功能、电解质；经静脉给予糖皮质激素促胎肺成熟；因入院时血压 160/115 mmHg，给予硫酸镁解痉治疗。做好新生儿抢救准备，联系转诊儿科。做好抢救产后出血的准备，术中及术后监测尿量，警惕肾衰竭的发生。

2．（1）宫内孕 35 周，孕 3 产 0，头位，未产；前置胎盘。

（2）胎盘早剥。

（3）B 超检查。

3．诊断：宫内孕 38 周，胎膜早破。

处理：进行胎膜早破相关辅助检查，即阴道液体 pH 值测定，阴道涂片检查找羊齿状结晶，超声检查。

第十章　羊水量与脐带异常

思维导图

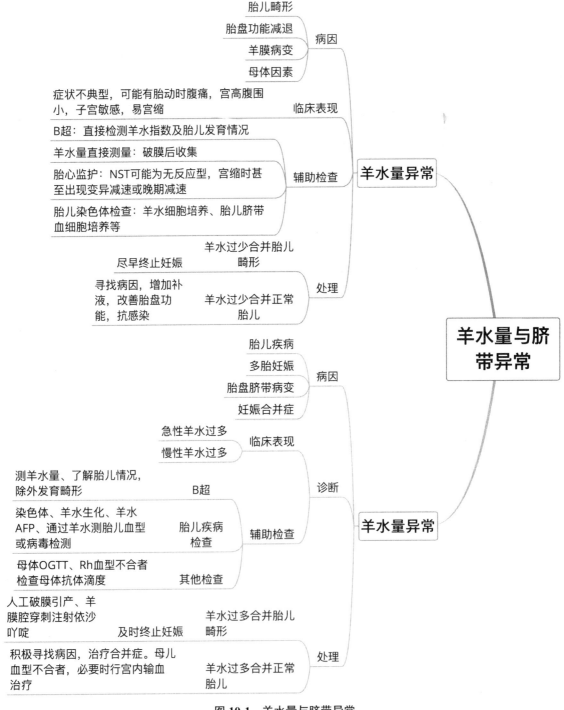

图 10-1　羊水量与脐带异常

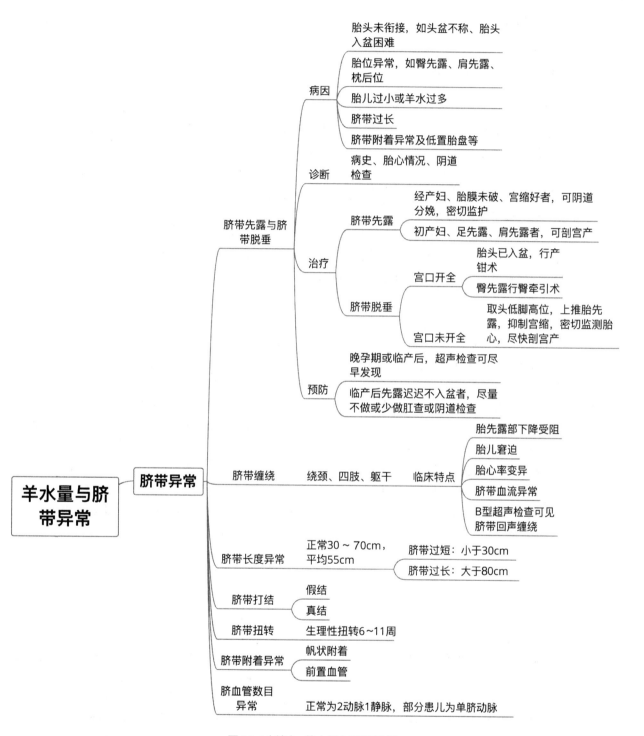

图 10-1（续）　羊水量与脐带异常

试 题

一、名词解释

1．amniotic fluid index　2．polyhydramnios　3．presentation of umbilical cord

4．prolapse of umbilical cord

二、填空题

1．B 超检查最大羊水深度（DVP）≥＿＿cm 或 AFI ≥＿＿cm 可诊断羊水过多。

2．羊水过多的处理取决于＿＿＿＿、＿＿＿＿及＿＿＿＿。

3．羊水过多的原因可能有＿＿＿＿、＿＿＿＿、＿＿＿＿及＿＿＿＿等。

4．B 超检查 DVP ≤＿＿cm 或 AFI ≤＿＿cm 可诊断羊水过少。

5．羊水过少可发生于＿＿＿＿、＿＿＿＿、＿＿＿＿及＿＿＿＿。

6．脐带短于＿＿cm，称为脐带过短；脐带长于＿＿cm，称为脐带过长。

7．脐血管较脐带长，血管卷曲似结，或因脐静脉较动脉长形成迂曲似结，称为＿＿＿＿。

8．胎膜上血管跨过宫颈内口位于胎先露部前方，称为＿＿＿＿。

三、选择题

【A1/A2 型】

1．关于羊水过多的临床表现，下列叙述正确的是

　　A．慢性羊水过多常见于妊娠晚期

　　B．急性羊水过多较多见

　　C．急性羊水过多常见于妊娠早期

　　D．多数孕妇能适应急性羊水过多

　　E．慢性羊水过多孕妇通常表情痛苦

2．羊水过多可能不会引起哪些异常

　　A．胎位异常

　　B．产后出血

　　C．早产、难产

　　D．妊娠期高血压

　　E．子宫收缩过强

3．关于羊水过多，下列叙述正确的是

　　A．急性羊水过多较慢性羊水过多发生率高

　　B．单胎妊娠较多胎妊娠发病率高

　　C．18%～40% 合并胎儿畸形

　　D．超过 1000 ml 为羊水过多

　　E．超过 2000 ml 出现临床症状

4．关于羊水过多，下列叙述正确的是

　　A．慢性羊水过多，在早期妊娠时子宫就大于正常

　　B．羊水过多的患者 80% 以上并发胎儿畸形

　　C．羊水过多的患者都有妊娠高血压疾病

D．糖尿病孕妇常合并羊水过多

E．羊水过多胎儿畸形中最常见者为脑积水

5．关于羊水过多，下列叙述不正确的是

　　A．慢性羊水过多常发生在妊娠 28～32 周

　　B．1/3 羊水过多病因不明

　　C．多数羊水重度过多与胎儿畸形有关

　　D．妊娠合并糖尿病可合并羊水过多

　　E．羊水过多是指羊水量超过 3000 ml

6．关于羊水过多，下列叙述正确的是

　　A．羊水已达 1500 ml

　　B．胎心易听到

　　C．胎位易触清

　　D．应测甲胎蛋白，以除外胎儿神经管畸形

　　E．X 线帮助诊断

7．关于羊水过多的概念，下列叙述正确的是

　　A．妊娠末期羊水量＞2000 ml

　　B．妊娠足月羊水量＞2000 ml

　　C．妊娠近足月羊水量≥2000 ml

　　D．妊娠期间羊水量＞2000 ml

　　E．妊娠 32 周以后羊水量≥2000 ml

8．羊水过多最常见的情况是

　　A．双胎妊娠

　　B．胎儿畸形

　　C．妊娠合并糖尿病

D．母儿血型不合

E．妊娠高血压综合征

9．关于羊水过多，下列叙述错误的是

    A．妊娠任何时期内，羊水量超过 2000 ml 为羊水过多

    B．羊水最大暗区（AFV 法）> 8cm 为羊水过多

    C．羊水指数（AFI 法）> 25 cm 为羊水过多

    D．羊水过多合并神经管缺损时，羊水中甲胎蛋白（AFP）值明显升高

    E．羊水过多不易引起产后出血

10．羊水过多是指羊水量超过

    A．1000 ml

    B．2000 ml

    C．3000 ml

    D．800 ml

    E．500 ml

11．关于羊水过多，下列叙述正确的是

    A．妊娠 28 周后羊水量超过 1000 ml

    B．妊娠 28 周后羊水过多的发病率为 0.1%

    C．急性羊水过多常发生在妊娠 28 ～ 32 周

    D．羊水的性状与正常者有差异

    E．妊娠任何时期内羊水量超过 2000 ml

12．对羊水过多的处理正确的是

    A．一经发现应立即终止妊娠

    B．高位破膜后不需加用催产素引产

    C．羊膜腔穿刺放羊水一次量可超过 2000 ml

    D．可广泛应用前列腺素合成酶抑制剂治疗

    E．首先排除胎儿畸形

13．关于羊水过少的诊治正确的是

    A．宫高与腹围和同期妊娠者相比无明显差异

    B．若合并妊高征应立即终止妊娠

    C．对于妊娠已足月，胎儿可成活者，应尽快终止妊娠

    D．应剖宫产终止妊娠

    E．B 超检查可清楚发现羊水与胎体交界面

14．关于羊水，下列叙述错误的是

    A．妊娠早期的羊水是母体血清经胎膜进入羊膜腔的透析液

    B．妊娠中期以后主要来自胎儿尿液

    C．羊水的吸收 50% 由胎膜完成

    D．妊娠晚期，胎膜不参与羊水的形成，主要由胎儿排尿产生

E．妊娠足月时羊水比重为 1.007 ～ 1.025

15．关于羊水过少的病因，下列叙述不正确的是

    A．低氧血症导致各个器官血流量重新分布

    B．母体血容量增加

    C．胎儿慢性缺氧致肾血流量减少

    D．肺泡发育差、分泌的羊水少

    E．使用前列腺素合成酶抑制剂时间过久

16．关于胎儿电子监护，提示脐带受压的是

    A．NST 无反应型

    B．加速

    C．早期减速

    D．变异减速

    E．晚期减速

17．最易发生脐带脱垂的胎先露为

    A．不完全臀先露

    B．肩先露

    C．枕先露

    D．面先露

    E．完全臀先露

18．脐带过长是指脐带长于

    A．20 cm

    B．30 cm

    C．50 cm

    D．70 cm

    E．80 cm

19．脐带过短，是指脐带短于

    A．30 cm

    B．35 cm

    C．40 cm

    D．45 cm

    E．50 cm

20．初产妇，足月临产，产程进展顺利，LOA，S=0，胎心监护突然出现变异减速，胎心最低 70 次 / 分，持续 50 s，有可能的原因是

    A．慢性胎儿窘迫

    B．胎盘功能减退

    C．脐带受压

    D．胎头受压

    E．胎盘早剥

21．人工破膜引产，适合于下列哪种情况

    A．前置胎盘

    B．Bishop 评分 > 6 分

C. 过期妊娠

D. 重度先兆子痫

E. 羊水过少

22. 下列叙述正确的是

A. B 超羊水指数 ≥ 25，考虑为羊水过多

B. B 超羊水指数 < 10，考虑为羊水过少

C. 双胎易造成羊水过少

D. 糖尿病易羊水过少

E. 过期妊娠易羊水过多

【A3/A4 型】

初产妇，36 岁，孕 41 周，左枕前位，胎头已定，超声检查提示胎头双顶径 9.5 cm，羊水指数 4.5。阴道检查 Bishop 评分 3 分，宫口未开，胎心

监护提示：胎儿 140 次 / 分，变异消失，无宫缩。

1. 此产妇不合适的诊断是

A. 孕 41 周，LOA，未产

B. 胎儿窘迫

C. 羊水过少

D. 高龄初产

E. 过期妊娠

2. 需立即进行的处理是

A. 吸氧

B. 静脉推注高张葡萄糖及维生素 C

C. 改变体位

D. 缩宫素静脉点滴引产

E. 剖宫产术

四、简答题

1. 羊水过多的病因有哪些？

2. 羊水过多对母儿产生哪些影响？

3. 羊水过少的原因有哪些？

4. 羊水过少对母儿产生哪些影响？

5. 脐带脱垂的病因有哪些？

6. 脐带脱垂的临床处理原则有哪些？

五、病例分析题

患者 30 岁，平素月经规律，停经 24 周，定期外院产检，第一次来我院就诊，血压 110/70 mmHg，体重 65 kg，我院超声提示胎儿各径线基本符合孕周，羊水指数 5.0 cm，双肾区未探及正常肾结构，可探及多个囊性回声，大小不一，彼此不相通，似葡萄串样，肾血流为高阻性，请提出诊断与下一步的处理方案。

参考答案

一、名词解释

1. amniotic fluid index：羊水指数，孕妇头高 30° 平卧，应用 B 超检查，以腹与腹白线为标志点，将腹分为四部分，测定各象限最大羊水暗区深度相加而得。

2. polyhydramnios：羊水过多，妊娠期间羊水量超过 2000 ml，超声提示最大羊水深度（DVP）≥ 8 cm 或羊水指数（AFI）≥ 25 cm，称羊水过多。

3. presentation of umbilical cord：脐带先露，胎膜未破时脐带位于胎先露部前方或一侧。

4. prolapse of umbilical cord：脐带脱垂，胎膜破裂脐带脱出于宫颈口外，降至阴道内甚至露于外阴部。

二、填空题

1. 8 25

2. 胎儿有无畸形 孕周 孕妇症状

3. 胎儿畸形 多胎妊娠 胎盘脐带病变 妊娠期糖尿病

4. 2 5

5. 胎儿畸形 胎盘功能减退 羊膜病变 妊高征等

6．30 80

7．脐带假结

8．前置血管

三、选择题

[A1/A2 型]

1．A 2．E 3．C 4．D 5．E 6．D 7．D 8．C 9．E 10．B 11．E 12．E 13．C 14．D 15．B 16．D 17．A 18．E 19．A 20．C 21．B 22．A

[A3/A4 型]

1．E 2．E

四、简答题

1．（1）胎儿疾病，包括胎儿结构异常（神经管畸形或消化系统畸形等）、胎儿肿瘤、神经肌肉发育不良、代谢性疾病、染色体或遗传基因异常等；（2）多胎妊娠；（3）胎盘脐带病变，比如巨大胎盘、脐带帆状附着；（4）妊娠合并症，比如妊娠期糖尿病、母儿 Rh 血型不合等。

2．（1）对母体的影响：羊水过多时子宫张力增高，影响孕妇休息而使其血压升高，加之宫腔过高、腹腔压力增加，可出现类似腹腔间室综合征的表现，严重时可引起孕妇心力衰竭。子宫张力过高，除了容易发生胎膜早破、早产外，还可发生胎盘早剥。子宫肌纤维过度伸展可致产后子宫收缩乏力，产后出血风险增加。

（2）对胎儿影响：胎位异常、胎儿窘迫、早产增多。破膜时羊水流出过快可致脐带脱垂，危及胎儿生命，围产儿病死率高。

3．（1）胎儿结构异常：以胎儿泌尿系统异常为主，还有染色体异常、脐膨出、膈疝、法洛四联症、水囊状淋巴瘤、小头畸形、甲状腺功能减低等。

（2）胎盘功能减退：如过期妊娠、胎盘退行性变等导致胎儿生长受限，胎儿缺氧，肾血流量下降，胎儿尿量减少从而导致羊水减少。

（3）羊膜病变：比如炎症、宫内感染等导致羊膜通透性改变，羊水外漏增多，羊水量减少。

（4）母体因素：如妊娠期高血压、系统性红斑狼疮、干燥综合征、抗磷脂综合征等。

4．（1）对母亲：手术分娩率和引产率均增加。

（2）对胎儿：如发生在妊娠早期，胎膜与胎体粘连可造成胎儿畸形，甚至肢体短缺；如发生在妊娠中、晚期，子宫外压力直接作用于胎体，可引起胎儿肌肉骨骼畸形，如斜颈、曲背、手足畸形等。先天性无肾导致的羊水过少可引起 Potter 综合征（肺发育不良、长内眦赘皮襞、扁平鼻、耳大位置低、铲形手及弓形腿等）。羊水过少往往合并胎儿生长受限，围产儿死亡率升高。

5．胎头未衔接，如头盆不称、胎头入盆困难；胎位异常，如臀先露、肩先露、枕后位等；胎儿过小或羊水过多；脐带过长；脐带附着异常及低置胎盘等。

6．发现脐带脱垂、胎心好，胎儿存活者，应争取尽快娩出胎儿。

（1）宫口开全：胎头已入盆，行产钳术；臀先露行臀牵引术。

（2）宫口未开全：取头低臀高位，将胎先露部上推，应用抑制子宫收缩药物，以缓解或减轻脐带受压；严密监测胎心同时积极准备剖宫产术。

五、病例分析题

诊断：孕 24 周，羊水过少，胎儿双侧多囊肾？

处理：向患者及家属交代病情考虑目前该患儿超声提示羊水过少，双肾结构异常，肾畸形不能除外，建议患者转产前诊断机构进一步检查，同时行胎儿染色体检查除外染色体异常的问题，根据检查结果确定是否继续妊娠。

第十一章 产前检查与孕期保健

思维导图

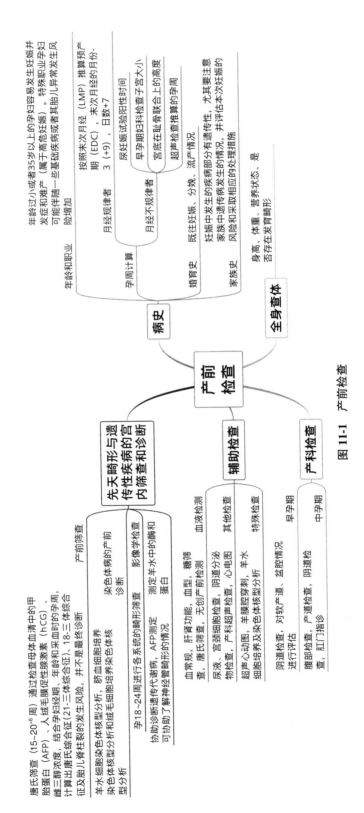

图 11-1 产前检查

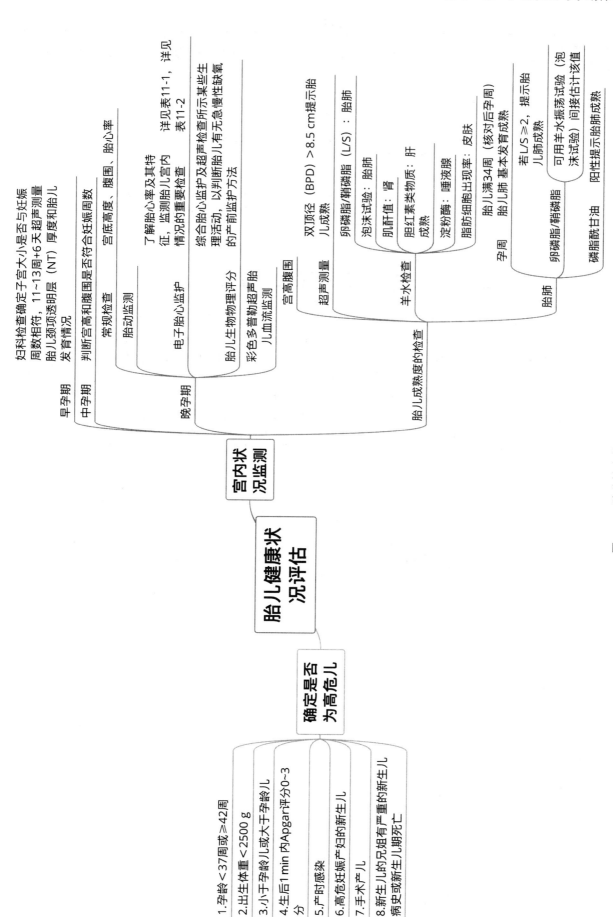

图 11-2 胎儿健康状况评估

表11-1 胎心电子监护结果分析

胎心率基线 （胎儿储备能力）	胎心率次数	110～160次/分	心动过速或者过缓：>160次/分或者<110次/分持续10 min
胎心率一次性变化	胎心率变异	摆动幅度	上下摆动的范围为10～25次/分
		摆动频率	1 min波动的次数≥6次
	加速	增加15次/分 持续>15 s	胎儿躯干局部或者脐静脉暂时受压
	减速	宫缩时出现暂时的胎心率减慢	早期减速：与宫缩高峰相对-峰峰相对，为胎头受压 变异减速：与宫缩无关-不固定，为脐带受压 晚期减速：宫缩过后出现-延迟出现，为胎儿缺氧

表11-2 预测胎儿储备能力评判方法

无应激试验 （NST）	机制：无宫缩、无外界负荷刺激下，胎动时胎心率加快 20 min至少有2次以上的胎动伴有胎心率加速>15次/分，持续>15 s
宫缩应激试验或称缩宫素激惹试验（OCT/CST）	机制：胎盘于宫缩时有一过性缺氧的负荷变化，测定胎儿的储备能力 阴性：无晚期减速和变异减速——胎盘功能良好，1周内无死亡风险 阳性：超过50%的宫缩伴有晚期减速 可疑阳性：间断出现的晚期减速和明显的变异减速 可疑的过度刺激：宫缩频率>1次/2分，持续90 s，每次宫缩均有减速 试验不满意：宫缩10 min不足3次或其他不能解释的结果

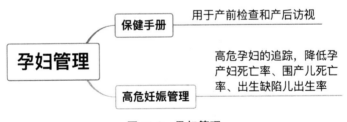

图11-3 孕妇管理

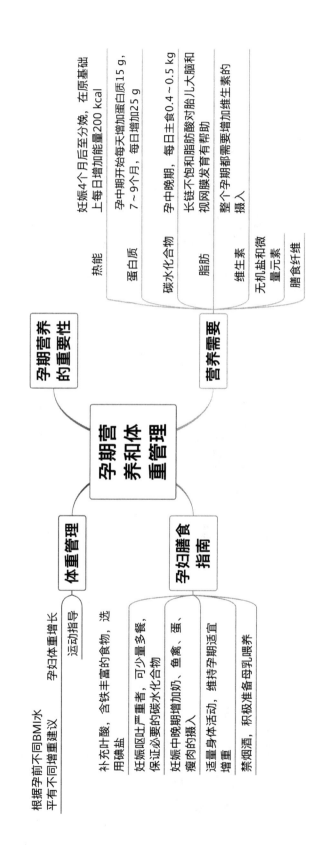

图 11-4　孕期营养和体重管理

115

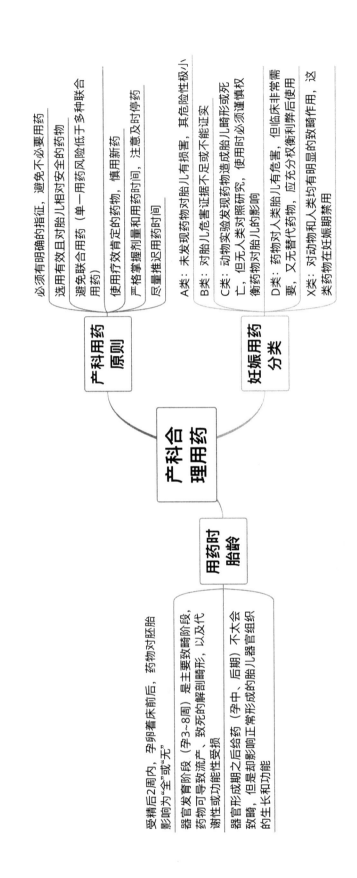

图 11-5　产科合理用药

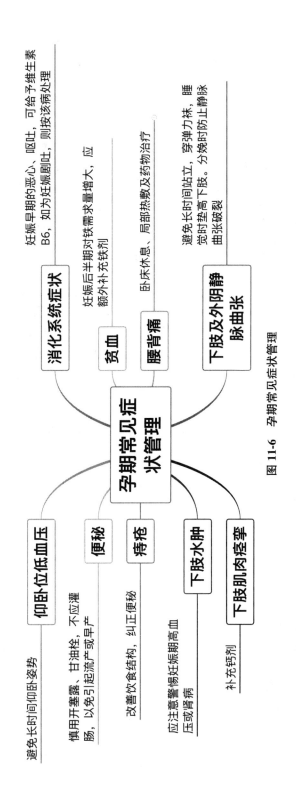

图 11-6 孕期常见症状管理

试 题

一、名词解释

1．perinatal period　2．oxytocin challenge test　3．late deceleration　4．fetal heart rate baseline

二、选择题

【A1/A2 型】

1．关于我国孕产妇管理的说法，正确的是
　　A．出院时保健手册应交给产妇
　　B．在保障胎儿安全的基础上兼顾孕妇安全
　　C．产后 3 个月结束系统管理
　　D．城市开展三级分工，农村开展二级分工
　　E．妊娠 3 个月开始系统管理

2．我国现阶段采用的围生期定义为
　　A．从胚胎形成至产后 1 周
　　B．从妊娠满 20 周至产后 4 周
　　C．从妊娠满 24 周至产后 1 周
　　D．从妊娠满 28 周至产后 1 周
　　E．从妊娠满 28 周至产后 4 周

3．月经周期规则，末次月经第一日是 2020 年 4 月 18 日，推算预产期应是
　　A．2021 年 1 月 22 日
　　B．2021 年 1 月 23 日
　　C．2021 年 1 月 24 日
　　D．2021 年 1 月 25 日
　　E．2021 年 1 月 27 日

4．骨盆测量数值为正常的是
　　A．髂棘间径为 20 cm
　　B．髂嵴间径为 22 cm
　　C．骶耻外径为 17 cm
　　D．坐骨棘间径为 8.5 cm
　　E．坐骨结节间径为 9 cm

5．25 岁，初孕妇，停经 18 周，未觉胎动。产科检查：宫底高度位于脐耻之间，胎方位及胎心不清。为了解宫内胎儿情况首选的方法是
　　A．尿 hCG
　　B．血 hCG
　　C．B 型超声检查
　　D．胎儿心电图检查
　　E．测定羊水甲胎蛋白

6．40 岁已婚妇女，妊 1 产 0，月经周期规则，现已停经 6 周无须进行的检查是
　　A．B 超检查
　　B．肝功能
　　C．肾功能
　　D．羊水染色体检查
　　E．甲状腺功能检查

7．24 岁已婚女性，月经规律，停经 60 天，近 1 周自觉头晕、恶心、呕吐、乏力，不能进食，就诊门诊最可能出现的是
　　A．血压升高
　　B．胃底压痛
　　C．肝肋下 2 cm
　　D．眼底动脉变细
　　E．子宫增大

8．24 岁已婚女性，月经 5 天 /30～45 天，停经 60 天，近一周自觉头晕、恶心、呕吐、乏力，不能进食就诊，首选的实验室检查是
　　A．血常规
　　B．尿常规
　　C．血肌酐
　　D．肝功能
　　E．尿 hCG

9．25 岁已婚女性，停经 62 天，近一周自觉头晕、恶心、呕吐、乏力，不能进食，就诊，尿 hCG 阳性，还应该进一步做哪项检查
　　A．血糖
　　B．尿素氮
　　C．尿酮体
　　D．血色素
　　E．血胆红素

10．围生期开始的时间是
　　A．孕 10 周
　　B．孕 16 周
　　C．孕 18 周
　　D．孕 28 周

E．孕 32 周

11．胎儿成熟度检查不包括

　　A．羊水磷脂测定

　　B．羊水脂肪细胞检查

　　C．泡沫稳定度（振荡）试验

　　D．羊水的渗透压浓度

　　E．超声波测定

12．建议首次产前检查应从何时开始

　　A．早期妊娠

　　B．妊娠 12 周

　　C．妊娠 16 周

　　D．妊娠 20 周

　　E．妊娠 28 周

13．关于胎儿成熟度的判定，正确的是

　　A．超声测量胎头双顶径，足月时为 8.5 cm

　　B．卵磷脂与鞘磷脂的比值（L/S 比值）是了解胎儿肺成熟度最准确的方法

　　C．肌酐测定，一般以 1 mg 为成熟值

　　D．胆红素 > 0.02（ΔOD450）表示妊娠已超过 37 周

　　E．羊水橘黄细胞 < 10% 表示胎儿已成熟

14．临产上最常使用的用于胎盘功能测定的检查是

　　A．阴道脱落细胞涂片检查

　　B．缩宫素激惹试验

　　C．尿 E_3 测定

　　D．羊膜镜检查

　　E．血清 HPL 测定

15．下列情况不提示胎盘功能低下的是

　　A．脐血流舒张期血流消失

　　B．催产素激惹试验阳性

　　C．妊娠 40 周，超声检查羊水指数为 4.5

　　D．妊娠 31 周 NST 反应型

　　E．胎动较前明显减少

16．关于计算预产期最准确的是

　　A．开始胎动的日期

　　B．开始早孕反应的日期

　　C．末次月经

　　D．基础体温测定

　　E．早孕 3 个月内 B 超测量

17．24 岁孕妇，妊娠 17 周孕妇血清学唐氏筛查高危，下一步应做哪项检查

　　A．胎儿镜检查

　　B．羊膜腔造影术

　　C．羊膜腔穿刺羊水细胞染色核型分析

　　D．脐血穿刺细胞培养染色体核型分析

　　E．超声检查

18．确定胎儿宫内安危最简便经济的方法是

　　A．缩宫素激惹试验

　　B．胎动计数

　　C．尿雌三醇测定

　　D．胎儿电子监护

　　E．羊膜镜检查

19．宫口开全后胎儿电子监护显示变异减速，为进一步确诊，应检查

　　A．血清 E_3 测定

　　B．血清 HPL 测定

　　C．胎儿肺成熟度测定

　　D．胎儿头皮血 pH 测定

　　E．B 超检查

20．哪类胎儿监护提示胎儿缺氧

　　A．加速

　　B．早期减速

　　C．轻度变异减速

　　D．中度变异减速

　　E．晚期减速

21．下列哪项不是孕 36 周 NST 无反应型的表现

　　A．胎心率基线为 165 次 / 分

　　B．胎动 > 2 次 /20 分

　　C．胎动相应出现的心率加速 < 15 次 / 分，时间不足 15 s

　　D．基线为平直

　　E．无胎动

22．关于胎儿电子监护，不正确的是

　　A．FHR 有 BFHR 和 PFHR 两种基本变化

　　B．FHR 基线表示胎儿的储备能力

　　C．晚期减速是胎儿缺氧的表现

　　D．NST 是宫缩时 FHR 的变化

　　E．OCT 阳性提示胎儿宫内窘迫

23．为了解妊娠 38 周孕妇的胎盘功能，可测定孕妇

　　A．血 AFP 值

　　B．血或尿 hCG 值

　　C．血或尿雌三醇值

　　D．羊水肌酐值

　　E．羊水中卵磷脂 / 鞘磷脂比值

24．胎心监护提示胎儿缺氧的表现是出现

　　A．加速

B．早期减速

C．轻度变异减速

D．中度变异减速

E．晚期减速

25．胎儿肺成熟度 L/S 比值各个领域以下哪项表示胎儿肺成熟

A．＞ 1/2

B．＞ 1

C．＞ 1.5

D．≥ 2

E．≥ 3

26．25 岁初孕妇，末次月经 2020 年 3 月 10 日。于 2020 年 10 月 15 日就诊，检查宫高 26 cm，胎心率正常，血压 160/110 mmHg，尿蛋白（+++），考虑为

A．妊娠满 30 周，宫底高度符合正常

B．妊娠满 30 周，宫底高度低于正常

C．妊娠满 31 周，宫底高度符合正常

D．妊娠满 31 周，宫底高度低于正常

E．妊娠满 32 周，宫底高度低于正常

27．妊娠 24 周末，下列测量值正确的是

A．宫底高度在脐耻之间

B．宫底高度在脐上 1 横指

C．宫底高度在脐上 3 横指

D．宫底高度在脐与剑突之间

E．宫底高度在剑突下两横指

28．检查能提示胎盘功能减退的是

A．胎动 10 次 /12 h

B．妊娠晚期孕妇 24 h 尿中雌三醇值＞ 15 mg

C．NST 试验反应型

D．妊娠足月时孕妇血清中胎盘泌乳素＜ 4 mg/L

E．胎儿生物物理评分 9 分

29．孕妇 35 岁，平素月经规则，5/28，末次月经为 2020 年 8 月 10 日，8 月 18 日曾因肠道感染应用庆大霉素 2 日，9 月 16 日查尿 hCG（+），来院咨询药物对胎儿的影响，对孕妇的解释应为

A．药物应用在早孕期，有导致胎儿畸形的危险

B．药物对胎儿的影响不确定，有可能导致胎儿畸形

C．药物对胎儿的影响不大，但需常规筛查胎儿畸形

D．药物对胎儿影响不大，通过羊水穿刺可以明确

E．药物对胎儿没有影响

30．有关妊娠期保健，正确的是

A．产前检查应从确定早孕开始

B．早孕期检查只是为了确定是否宫内妊娠

C．孕期检查应每月一次

D．无水肿的孕妇，不需要测体重

E．血压较基础血压降低时需引起警惕

31．孕妇 30 岁，平素月经不规则，5 天 /40 ～ 50 天，末次月经 2019 年 9 月 1 日，停经 55 日查尿 hCG（+），停经 70 日 B 型超声提示胎芽相当于孕 8 周大小，那么该孕妇的预产期应为

A．2020 年 6 月 8 日

B．2020 年 6 月 15 日

C．2020 年 6 月 22 日

D．2020 年 6 月 29 日

E．2020 年 7 月 6 日

32．初产妇，24 岁，妊娠 39 周临产，孕期检查基本正常，B 超提示：单活胎，头位，脐带绕颈 1 周。产程进展顺利，枕左前，S=0，宫缩时胎心监护突然出现变异减速，胎心 70 次 / 分且持续 50 s，本例胎心减慢最可能的原因是

A．胎盘早剥

B．脐带受压

C．胎头受压

D．胎盘功能减退

E．慢性胎儿窘迫

【A3/A4 型】

40 岁已婚妇女，G1P0，月经周期规律，4 ～ 5 天 /30 天，LMP 为 4 月 1 日，4 月 6 日干净，现已妊娠 6 周。

1．以下结果正确的是

A．推算预产期为下一年 1 月 16 日

B．按末次月经为 4 月 6 日计算预产期

C．推算约 4 月 20 日排卵

D．推算预产期为下一年 1 月 8 日

E．推算约 4 月 23 日排卵

2．孕期应做以下检查，但除了

A．B 超检查

B．羊水染色体检查

C．OGTT

D．黄体功能测定

E．甲状腺功能

3．此患者最可能出现的异常是

A．血 AFP 升高

B．胎儿神经管畸形

C．胎儿染色体异常

D．急产

E．过期妊娠

4．应该在何时建议该孕妇行羊水染色体核型检查

A．10 ~ 12 周

B．18 ~ 20 周

C．24 ~ 26 周

D．28 ~ 30 周

E．8 ~ 10 周

孕妇 28 岁，孕 37 周自觉胎动少 1 日，来院行产前检查，无腹痛、无阴道流液，无出血，查体：生命体征平稳，一般情况好，心肺查体未见异常，腹膨隆，宫高 28 cm，腹围 90 cm，FHR 120 次 / 分

5．为除外胎儿宫内缺氧，应首先进行的检查项目为

A．血、尿常规检查

B．B 型超声检查

C．肝、肾功能检查

D．胎儿电子监护

E．生物物理评分

6．若该孕妇胎心监护为无反应型，进一步行生物物理评分，见胎儿呼吸运动 1 次，持续 20 s；1 次肢体活动；肌张力好；羊水最大暗区 1 cm，生物物理评分应为

A．6 分

B．5 分

C．4 分

D．3 分

E．2 分

7．根据上述生物物理评分，提示胎儿宫内状态

A．无急慢性缺氧

B．可能有急性缺氧

C．可能有慢性缺氧

D．有急性或慢性缺氧

E．有急性缺氧伴慢性缺氧

孕妇 30 岁，G1P0，孕 18 周，第 3 次来院行产前检查

8．该孕周采集病史应重点了解

A．胎动情况及有无不适

B．家族遗传病史

C．月经史

D．早孕期用药情况

E．配偶健康情况

9．此孕周不需检查项目为

A．血常规

B．尿常规

C．超声心动图

D．唐氏综合征筛查

E．血压、体重、宫高、腹围及胎心情况

10．下次孕期检查间隔时间为

A．1 周

B．2 周

C．3 周

D．4 周

E．5 周

【B 型】

A．胎心晚期减速

B．胎心早期减速

C．胎心变异减速

D．代偿性胎心变快

E．胎儿心动过缓

1．胎心变慢于宫缩开始后立即出现，宫缩高峰时显著，宫缩后立即回复至原来水平的是

2．胎心变慢开始于宫缩高峰时，宫缩后不立即恢复至原来水平的是

3．胎心变慢与宫缩无关的是

A．胎儿状况良好

B．宫缩时胎头受压

C．胎儿受镇静药物影响

D．宫缩时脐带受压兴奋迷走神经

E．胎儿缺氧

4．胎心减速出现在宫缩高峰后，下降慢，持续时间长，恢复慢，提示

5．胎心减速与宫缩无固定关系，下降迅速且下降幅度大，恢复也迅速，提示

A．卵磷脂 / 鞘磷脂比值

B．淀粉酶值

C．含脂肪细胞出现率

D．胆红素类物质

E．肌酐值

6．检测羊水上述指标，提示胎儿肺成熟度的是

7．检测羊水上述指标，提示胎儿肾成熟度的是

8．检测羊水上述指标，提示胎儿肝成熟度的是

9．检测羊水上述指标，提示胎儿皮肤成熟度的是

A．孕 24 周后

B．孕 36 周起

C．孕 24 ～ 36 周

D．孕 30 周后

E．孕 16 ～ 22 周

10．产前检查应常规每周 1 次

11．抽羊水细胞行染色体检查

【X 型】

1．属于胎儿成熟度检查的是

A．羊水磷脂测定

B．羊水脂肪细胞检查

C．泡沫稳定度（振荡）实验

D．羊水的重量、渗透压

E．胎儿参数的一系列超声检查

2．下列检查结果提示胎儿胎盘储备能力异常的是

A．OCT 激惹实验（+）

B．FHR 基线变异消失

C．NST 反应型

D．胎儿头皮血 pH 为 7.15

E．胎动减少

3．有关检查胎位的四步触诊法，下列叙述正确的是

A．可了解胎儿的大小、胎先露、胎方位等

B．第一步是双手置于子宫底部，了解宫底高度，判断胎头还是胎臀

C．第二步是双手分别置于腹部两侧，辨别胎背方向

D．第三步是双手置于耻骨联合的上方，了解先露是头还是臀

E．第四步是双手沿骨盆入口向下深按，进一步核实先露部，并确定入盆程度

三、问答题

1．判断胎儿成熟度有哪些检查方法？

2．胎盘功能检查包括哪些内容？

四、病例分析题

孕妇，32 岁，主诉"停经 38 周，自觉胎动减少 3 天"于 2018 年 12 月 30 日来院，末次月经（LMP）2018 年 4 月 5 日，平素月经周期 30 天，停经 40 天始有恶心等不适，停经 4 个月开始有胎动感，无腹痛和阴道出血。孕 12^{+2} 周 B 超示宫内孕相当于 12^{+4} 周，孕 21^{+2} 周 B 超示宫内孕相当于 21^{+4} 周。孕期规律产检，唐氏筛查提示高危，行羊膜腔穿刺羊水细胞染色体核型分析正常。近 3 天自觉胎动减少来诊。精神、饮食可，睡眠可，二便正常。骨盆测量正常。月经婚育史：已婚，G3P1，2012 年早孕人工流产一次，2014 年孕足月分娩，无产后出血等并发症。查体：T 36.5℃，P 84 次 / 分，R18 次 / 分，BP 110/70 mmHg，心肺（-），腹软，肝、脾触诊不满意，下肢无水肿。产科检查：宫高 33 cm，腹围 104 cm，头位，枕左前（LOA），胎心率 140 次 / 分，手摸宫底 30 min 可及一次持续 15 s 的弱宫缩。阴道检查。宫颈管长 1.5 cm，宫口未开。辅助检查：NST 基线 140 次 / 分，微小变异，胎动时胎心率加速不足 15 次 / 分。超声检查：单活胎，超声孕周 38 周，羊水指数 AFI：4.4 cm。

问题：

（1）本病例的初步诊断是什么？

（2）下一步应采取什么处理措施？

参考答案

一、名词解释

1. perinatal period：围生期，产前、产时和产后的一段时期，我国采用的定义是从妊娠满 28 周至产后 1 周。

2. oxytocin challenge test：缩宫素激惹试验，用缩宫素诱导宫缩，并用胎心监护仪记录胎心率变化，如阴性提示胎盘功能尚佳，若 ≥ 50% 宫缩后重复出现晚期减速，为阳性。如 OCT 阳性则提示胎盘功能减退，但因假阳性多，意义不如阴性时大。

3. late deceleration：晚期减速，特点是胎心率减速多在宫缩波高峰后开始出现，即波谷落后于波峰，时间差 ≥ 30 s，胎心率恢复到正常水平所需时间较长。晚期减速一般认为是胎盘功能不良、胎儿缺氧的表现。

4. fetal heart rate baseline：胎心率基线，是指任何 10 min 内胎心率平均水平（除外胎心加速、减速和显著变异的部分），至少观察 2 min 以上的图形，该图形可以是不连续的。

二、选择题

[A1/ A2 型]

1. A　2. D　3. D　4. E　5. C　6. D　7. E　8. E　9. C　10. D　11. D　12. A
13. B　14. B　15. D　16. E　17. C　18. B　19. D　20. E　21. B　22. D　23. C　24. E
25. D　26. D　27. B　28. D　29. C　30. A　31. C　32. B

[A3/A4 型]

1. D　2. D　3. C　4. B　5. D　6. E　7. E　8. A　9. C　10. D

[B 型]

1. B　2. A　3. C　4. E　5. D　6. A　7. E　8. D　9. C　10. B　11. E

[X 型]

1. ABCE　2. ABDE　3. ABCE

三、简答题

1.（1）B 超测胎儿双顶径 > 8.5 cm。

（2）检查羊水中卵磷脂 / 鞘磷脂比值，若比值 > 2 提示胎儿肺成熟；或羊水振荡实验有两管有完整的泡沫环，提示胎儿肺成熟。

（3）检查羊水中肌酐值，若 ≥ 176.8 μmol/L（2 mg/dl），提示胎儿肾成熟。

（4）检测羊水中胆红素值，若 $\Delta OD450$ 值 < 0.02，提示胎儿肝成熟。

（5）检测羊水中淀粉酶值，若 ≥ 450 IU/L，提示胎儿唾液腺成熟。

（6）检测羊水中脂肪细胞出现率，若 ≥ 70% 提示胎儿皮肤已成熟。

2. 尿 E_3，血 E_3，HPL，HSAP（孕妇血清耐热性碱性磷酸酶），血清缩宫素酶，OCT、NST，阴道脱落细胞，胎盘血流参数。

四、病例分析题

（1）诊断

1）宫内孕 38 周，G3P1：末次月经 2018 年 4 月 5 日，平素月经周期 30 天，停经 40 天开始有恶心等不适，停经 4 个月开始有胎动感，孕 12^{+2} 周 B 超示宫内孕相当于 12^{+4} 周，孕 21^{+2} 周 B 超示宫内孕相当于 21^{+4} 周，核对预产期准确。结合病史早孕流产一次，足月分娩一次。

2）胎儿宫内窘迫待查：孕妇无应激试验变异消失属于无反应型，需进一步验证是否存在胎儿宫内缺氧。

3）羊水过少待查：超声检查 AFI 小于 5 cm，不能除外胎盘功能下降引起的胎儿宫内缺氧，亦不能完全除外由于胎儿畸形导致的羊水过少。分娩过程中统计羊水量，确定该诊断是否成立。

（2）处理措施

1）给予吸氧、侧卧位等措施后复查胎儿心电监护。胎心监护反应型可复查超声判断是否有羊水进行性减少。若监护仍为无反应型，考虑行 OCT 评价胎儿宫内状态。如果宫缩应激试验阳性则直接选择剖宫产终止妊娠为宜。

2）现已孕足月，可以及时终止妊娠。考虑孕妇为经产妇，根据宫颈成熟度选择适当的引产方式。如果宫颈条件不成熟可以使用水囊促进宫颈成熟。如果宫颈条件成熟可采用人工破膜方式。

思维导图

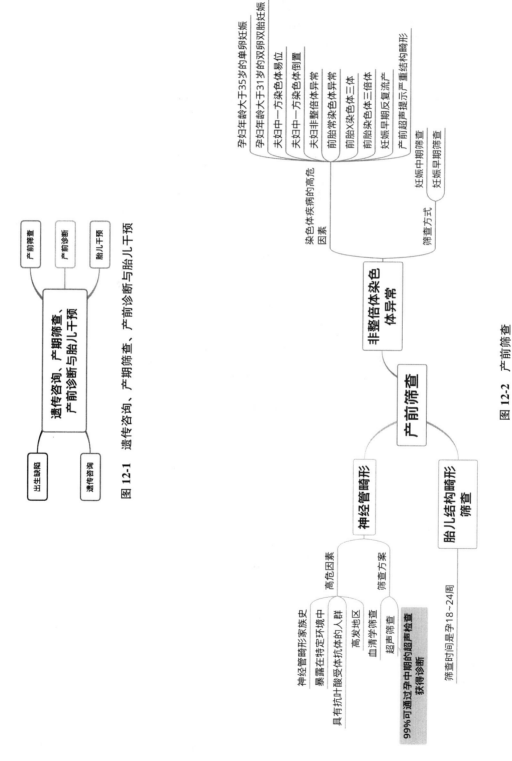

图 12-1 遗传咨询、产期筛查、产前诊断与胎儿干预

遗传咨询、产期筛查、产前诊断与胎儿干预
- 出生缺陷
- 遗传咨询
- 产前筛查
- 产前诊断
- 胎儿干预

图 12-2 产前筛查

产前筛查
- 非整倍体染色体异常
  - 染色体疾病的高危因素
    - 孕妇年龄大于35岁的单卵妊娠
    - 孕妇年龄大于31岁的双卵双胎妊娠
    - 夫妇中一方染色体易位
    - 夫妇中一方整倍体染色体倒置
    - 夫妇非整常染色体异常
    - 前胎胎染色体异常
    - 前胎X染色体三体
    - 前胎胎染色体三倍体
    - 妊娠早期反复流产
    - 产前超声提示严重结构畸形
  - 筛查方式
    - 妊娠中期筛查
    - 妊娠早期筛查
- 神经管畸形
  - 高危因素
    - 神经管畸形家族史
    - 暴露在特定环境中
    - 具有抗叶酸受体抗体的人群
    - 高发地区
  - 筛查方案
    - 血清学筛查
    - 超声筛查
- 胎儿结构畸形筛查
  - 99%可通过孕中期的超声检查获得诊断
  - 筛查时间是孕18~24周

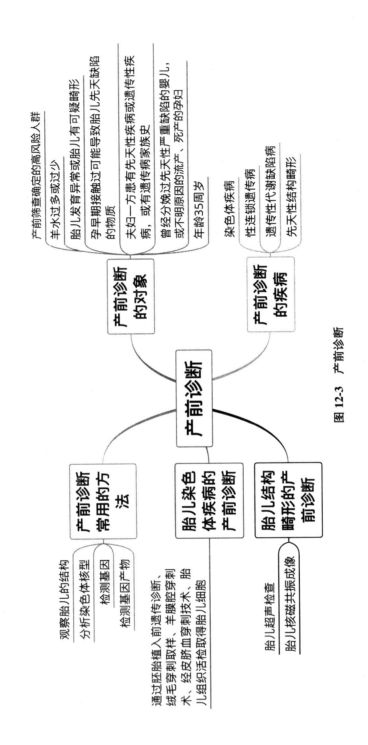

图 12-3 产前诊断

产前筛查确定的高风险人群
  羊水过多或过少
  胎儿发育异常或胎儿有可疑畸形
  孕早期接触过可能导致胎儿先天缺陷的物质
  夫妇一方患有先天性疾病或遗传性疾病，或有遗传病家族史
  曾经分娩过先天性严重缺陷的婴儿，或不明原因的流产、死产的孕妇
  年龄35周岁

染色体疾病
  性连锁遗传病
  遗传性代谢缺陷病
  先天性结构畸形

产前诊断的对象

产前诊断的疾病

产前诊断

产前诊断常用的方法
  观察胎儿的结构
  分析染色体核型
  检测基因
  检测基因产物
  通过胚胎植入前遗传诊断、绒毛穿刺取样、羊膜腔穿刺术、经皮脐血检技术、胎儿组织活检取得胎儿细胞

胎儿染色体疾病的产前诊断

胎儿结构畸形的产前诊断
  胎儿超声检查
  胎儿核磁共振成像

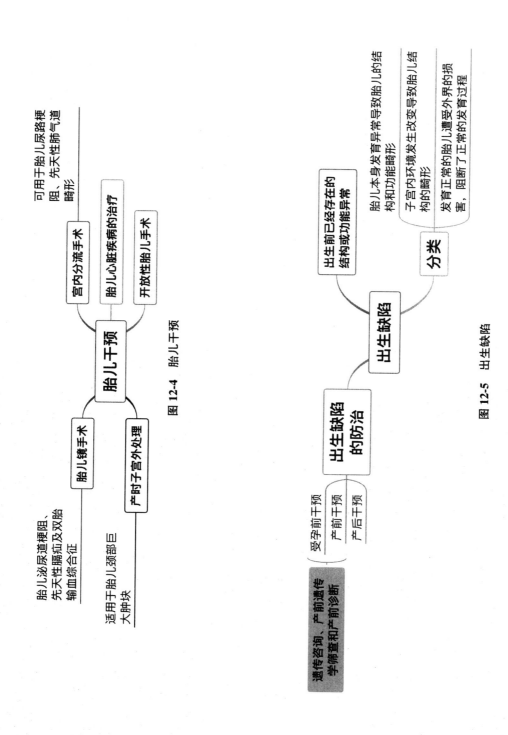

图 12-4　胎儿干预

图 12-5　出生缺陷

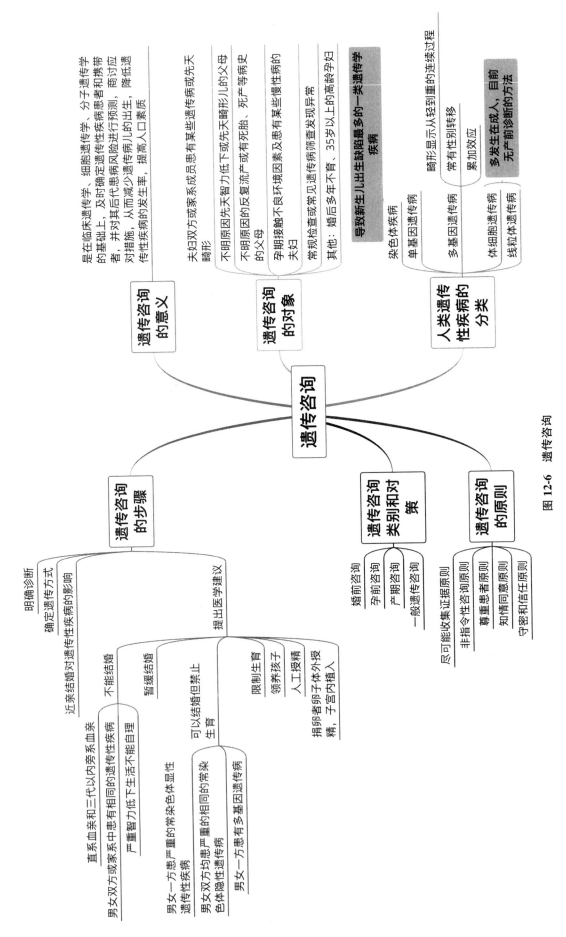

图 12-6　遗传咨询

试 题

一、名词解释

1. prenatal screening　2. preimplantation genetic diagnosis

二、填空题

1. 对于胎儿非整倍体染色体异常目前最常用和最普遍的产前筛查手段是_____，筛查时间为_____至_____，检测的指标包括_____、_____和_____。

2. 胎儿神经管缺陷筛查方法包括_____和_____。

3. 孕妇外周血中的游离胎儿 DNA 目前可用于_____的筛查，例如_____、_____和_____。

三、选择题

【A1/A2 型】

1. 诊断胎儿遗传性疾病，目前尚不能归入产前诊断的技术是
   A. 孕妇外周血提取胎儿细胞
   B. 羊膜腔穿刺
   C. 胎儿镜下活检
   D. 经皮脐血穿刺技术
   E. 绒毛穿刺取样

2. 诊断开放性神经管畸形最好的方法是
   A. 母血清学筛查
   B. 羊膜腔穿刺
   C. 绒毛活检
   D. B 超
   E. 脐带血穿刺

3. MRI 在胎儿胸部畸形诊断中最常用于哪种畸形的诊断
   A. 肺囊腺瘤
   B. 隔离肺
   C. 先天性膈疝
   D. 食管气管瘘
   E. 右位心

4. 孕妇 30 岁，2 年前分娩一胎儿为 21- 三体综合征，此次妊娠 19 周，来行遗传咨询，应建议该孕妇行
   A. 羊膜腔穿刺
   B. B 超
   C. 脐血穿刺
   D. 夫妻双方查染色体
   E. 绒毛检查

5. 孕妇 28 岁，G1P0，早孕 12 周查 NT 3.0 mm，孕 16 周血清学筛查提示 21- 三体高风险（1/100），为明确胎儿情况应建议的处理为
   A. 立即药物引产
   B. 无创 DNA
   C. B 超
   D. 羊膜腔穿刺
   E. 绒毛活检

【B 型】

   A. B 超
   B. MRI
   C. 血清学筛查
   D. 无创 DNA 检测
   E. 脐带血穿刺

1. 37 岁女性，孕 13 周，早孕期无发热无服药，无毒物及放射线接触，G1P0，为明确诊断可采用的产前筛查方法是

2. 28 岁孕妇，定期产检，孕 16 周血清学筛查提示 NTD 高风险，为明确诊断可采用的产前筛查方法是

3. 30 岁女性，孕前 1 个月检查提示巨细胞病毒 IgM（－）、IgG（－），孕 26 周超声提示胎儿宫内生长受限复查巨细胞病毒 IgM（＋）、IgG（－），2 周后复查巨细胞病毒 IgM（＋）、IgG（－），为明确诊断可采用的产前诊断方法是

4. 32 岁女性，3 年前因"孕 26 周，胎儿先天性心脏病"引产，此次妊娠定期产检，早孕 NT1.8 mm，唐氏筛查低风险，现妊娠 20

周，明确诊断可采用的产前筛查方法是

  A．10～12 周

  B．11～13 周 [+6]

  C．15～20 周 [+6]

  D．18～22 周

  E．20～22 周

5．绒毛活检的最佳孕周是

6．羊膜腔穿刺检查孕周是

7．胎儿颈后透明层检测孕周是

8．B 超筛查胎儿结构畸形通常的时间是

【X 型】

1．在下列孕期的超声标志物中，哪些与胎儿染色体疾病有相关性

  A．胎儿肠管强回声

  B．胎儿颈部透明层厚度

  C．胎儿左心室点状强回声

  D．胎儿长骨缩短

  E．胎盘增厚

2．下列哪些情况，孕妇需要接受产前诊断的检查

  A．曾分娩过先天性严重缺陷的婴儿

  B．胎儿发育异常或胎儿有可疑畸形

  C．夫妇一方为染色体畸变携带者

  D．有 2 次以上自然流产、早产和死胎史

  E．高龄孕妇

3．羊膜腔穿刺除了可以进行胎儿染色体核型分析，还能用于帮助诊断胎儿的哪些疾病

  A．地中海贫血

  B．血友病 A

  C．苯丙酮尿症

  D．先天性心脏病

  E．脑积水

四、简答题

简述产前诊断常用的方法。

五、病例分析

孕妇 37 岁，平素月经规律，5/32 天，LMP 2019-3-8，2019-4-9 自测尿妊娠试验（+），停经 7 周出现早孕反应重，B 超提示：宫内早孕，双胎，F1 胎芽长 1.0 cm，可见心管搏动，F2 胎芽长 0.4 cm，未见心管搏动。2019-6-1 产检，超声提示宫内单活胎 NT 3.5 mm。G2P0，2017、2018 年分别在早孕 8 周胎停育。2019-7-9 来门诊进行遗传咨询，应如何指导该孕妇的下一步检查并说明理由。

参考答案

一、名词解释

1．prenatal screening：产前筛查，通过采用经济、简便和创伤少的检查方法，从孕妇群体中对某些发病率高、病情严重的先天缺陷性疾病进行筛查，检出胎儿患先天缺陷高风险的孕妇。

2．preimplantation genetic diagnosis：在胚胎植入前的阶段对配子或胚胎进行遗传学的检测，将无异常的胚胎移植入子宫，从而防止遗传病的胚胎妊娠和患儿出生。

二、填空题

1．妊娠中期血清学筛查 孕 15 周 满 20 周 AFP β-hCG uE3

2．血清学筛查 超声筛查

3．胎儿常见的常染色体三体综合征 唐氏综合征 18- 三体综合征 13- 三体综合征

三、选择题

[A1/A2 型]

1．A 2．D 3．C 4．A 5．D

[B 型]

1．D　2．A　3．E　4．A　5．A　6．D　7．B　8．E

[X 型]

1．ABD　2．ABCDE　3．ABC

四、简答题

观察胎儿的结构（利用超声、胎儿镜、核磁共振成像），分析染色体核型（羊水、绒毛、胎儿细胞培养，检测胎儿染色体疾病），检测基因，检测基因产物。

五、病例分析题

建议该孕妇进行羊膜腔穿刺分析胎儿染色体核型。因孕妇为高龄初产，有两次胎停育病史，此次 NT 增厚，有产前诊断指征，且尚未发现羊膜腔穿刺禁忌证。同时因孕妇早孕超声证实为双胎，妊娠一胎胎停育会影响无创 DNA 检查结果，因此不建议行无创 DNA 检查。

第十三章　正常分娩

思维导图

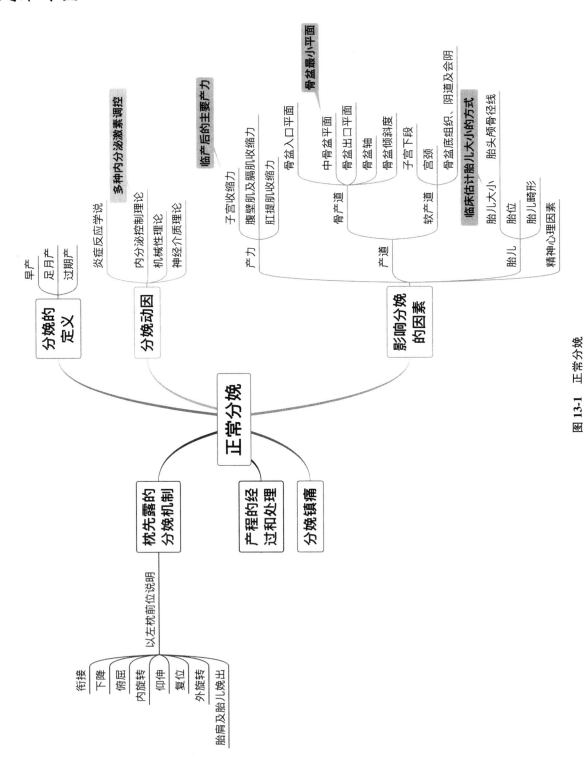

图 13-1　正常分娩

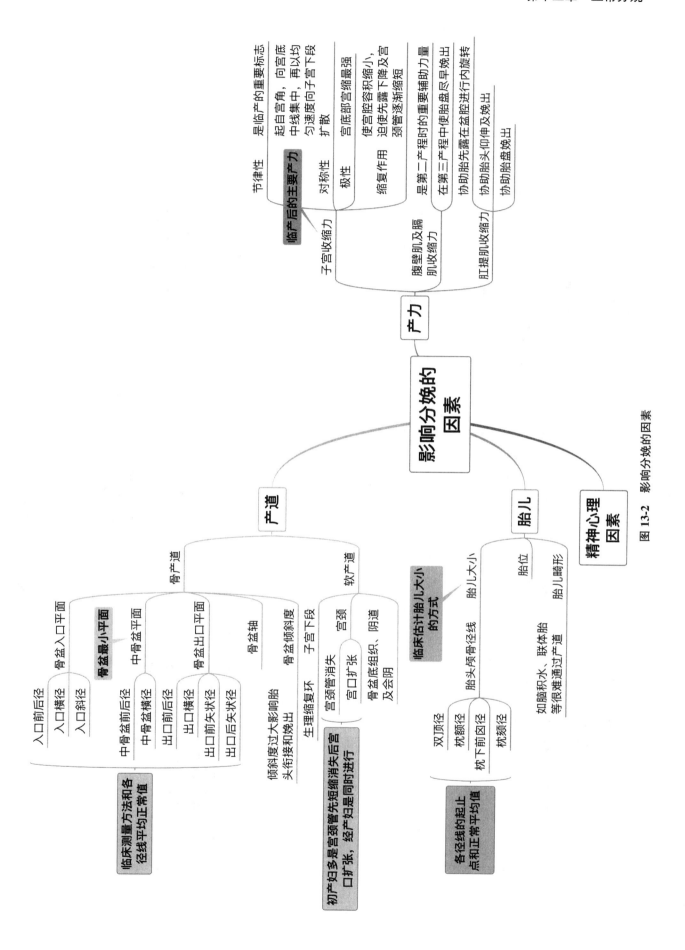

图 13-2　影响分娩的因素

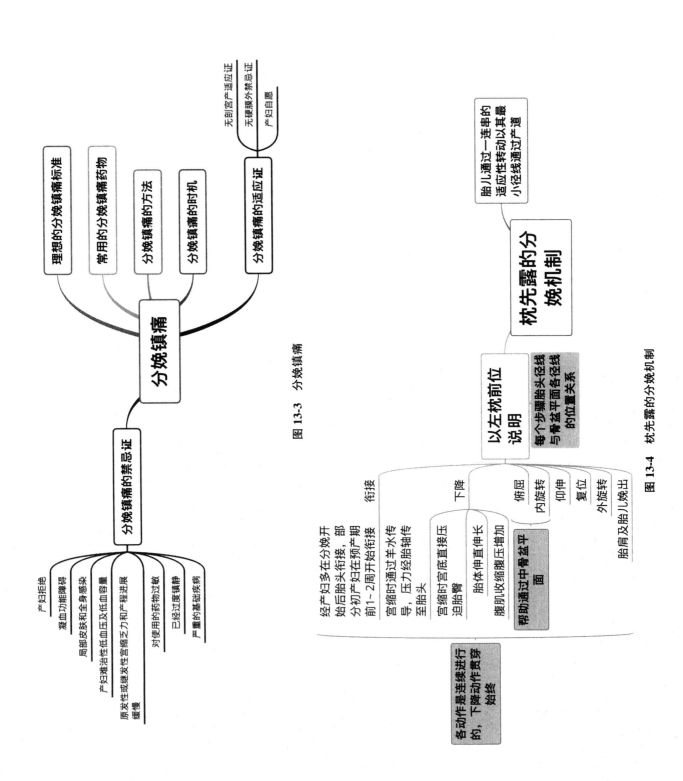

图 13-3　分娩镇痛

图 13-4　枕先露的分娩机制

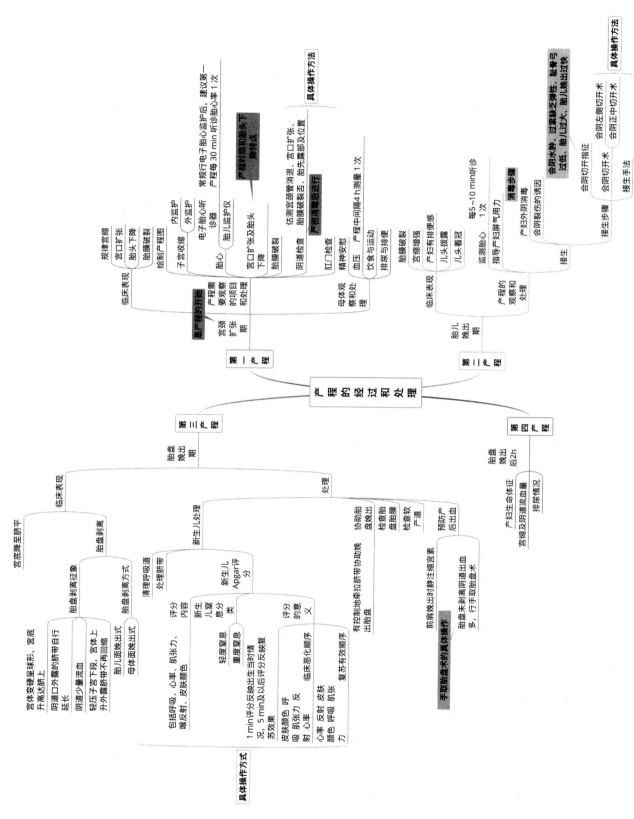

图 13-5　产程的经过和处理

试 题

一、名词解释

1．delivery　2．crowning of head　3．head visible on vulval gapping　4．mechanism of labor
5．engagement　6．retraction　7．axis of pelvis　8．inclination of pelvis　9．show
10．physiologic retraction ring

二、选择题

【A1/A2 型】

1．有关正常分娩，下列叙述错误的是
　　A．初产妇多子宫颈先消失而后扩张
　　B．经产妇多子宫颈消失与扩张同时进行
　　C．生理缩复环自腹部不易见到
　　D．胎膜破裂多在第一产程末
　　E．产妇向下屏气即表示宫口开全

2．分娩时最主要的产力是
　　A．子宫收缩力
　　B．肛提肌收缩力
　　C．腹肌收缩力
　　D．膈肌收缩力
　　E．腹压力

3．临产后正常宫缩起自
　　A．两侧宫角部
　　B．两侧子宫侧壁
　　C．宫颈部
　　D．子宫下段
　　E．宫底部

4．有关产力，下列叙述正确的是
　　A．宫口开全后宫缩持续时间有 2 min
　　B．宫口开全后宫缩间歇时间有 5 min
　　C．第二产程宫缩为 1 min/（2～3）min
　　D．妊娠子宫局部有节律性收缩
　　E．临产后子宫下段具有节律性主动收缩

5．关于正常骨产道，下列叙述正确的是
　　A．骨盆入口前后径比横径长
　　B．最大平面前后径比横径长
　　C．中骨盆横径比前后径长
　　D．出口平面是骨盆最大平面
　　E．中骨盆平面是骨盆最小平面

6．关于正常骨产道，下列叙述正确的是
　　A．最短的前后径是中骨盆前后径
　　B．最短的横径是骨盆入口横径

　　C．中骨盆横径相当于两髋臼中心
　　D．骨盆轴上段向下向后，中段向下，下段向前
　　E．骨盆倾斜度正常值为 70°

7．关于骨盆径线，下列叙述错误的是
　　A．对角径小于 12 cm 提示入口前后径狭窄
　　B．坐骨结节间径与后矢状径之和小于 15 cm 时为出口狭窄
　　C．坐骨棘间径小于 10 cm 示中骨盆狭窄
　　D．测量髂嵴间径，可以间接推测中骨盆横径
　　E．耻骨弓角度可反映骨盆出口横径的宽度

8．关于孕 37 周后骨盆测量，下列叙述属于不正常情况的是
　　A．对角径正常，骨盆侧壁接近平行
　　B．坐骨棘不突出
　　C．压迫宫底，儿头不能通过骨盆入口而下降
　　D．骶骨弯度好，尾骨不突出
　　E．耻骨弓角够宽大

9．骨盆入口前后径的前端是
　　A．耻骨联合上缘
　　B．耻骨联合上缘中点
　　C．耻骨联合下缘
　　D．耻骨联合下缘中点
　　E．耻骨联合后面中点

10．骨盆入口前后径的正常值是
　　A．9 cm
　　B．10 cm
　　C．11 cm
　　D．12 cm
　　E．13 cm

11．骶耻外径（EC）是
　　A．自第 5 腰椎棘突下至耻骨联合上缘中点

B．自第 5 腰椎棘突下至耻骨联合下缘中点

C．自髂后上棘连线中点至耻骨联合下缘中点

D．自髂嵴连线中点至耻骨联合上缘中点

E．自骶尾关节至耻骨联合上缘中点

12．骨盆出口横径小于 8 cm，应进一步测量哪条径线

A．骶耻内径

B．骨盆出口前矢状径

C．骨盆出口后矢状径

D．粗隆间径

E．骶耻外径

13．以下骨盆测量值中，哪项低于正常值

A．髂棘间径 25 cm

B．髂嵴间径 28 cm

C．骶耻外径 16 cm

D．骶耻内径 12 cm

E．坐骨结节间径 8.5 cm

14．骨盆轴是指

A．连接骨盆各平面前后径中点而成的假想轴线

B．连接骨盆各平面横径中点而成的假想轴线

C．连接骨盆各平面中点而成的假想轴线

D．连接骨盆各平面任选点而成的假想轴线

E．连接骨盆入口和出口平面中点而成的假想轴线

15．成年妇女骨盆倾斜度的正常值应是

A．50°

B．55°

C．60°

D．65°

E．70°

16．关于软产道的组成，下列叙述正确的是

A．子宫体、子宫颈、阴道所组成的弯曲管道

B．子宫底、子宫体、子宫颈、阴道所组成的弯曲管道

C．子宫下段、子宫颈、阴道及盆底软组织所组成的弯曲管道

D．子宫体、子宫下段、子宫颈、阴道所组成的弯曲管道

E．子宫颈、阴道及盆底软组织所组成的弯曲管道

17．关于分娩期子宫颈变化，下列叙述不正确的是

A．分娩前初产妇子宫颈管比经产妇长

B．孕周越大，颈管越短

C．初产妇子宫颈管先消失，然后宫口扩张

D．经产妇子宫颈管消失及扩张同时进行

E．子宫颈内口常被拉向上向外扩张，呈漏斗形

18．初产妇临产后胎头仍未进入骨盆，首先考虑

A．羊水过多

B．腹壁松弛

C．脑积水

D．头盆不称

E．宫缩乏力

19．后囟是由哪几片头颅骨组成的

A．两片顶骨，一片枕骨

B．两片额骨，一片枕骨

C．两片顶骨，两片额骨

D．两片颞骨，一片枕骨

E．两片顶骨，两片枕骨

20．最短的胎头径线是

A．双顶径

B．枕额径

C．枕颏径

D．枕下前囟径

E．双颞径

21．最长的胎头径线是

A．双顶径

B．枕额径

C．枕颏径

D．枕下前囟径

E．双颞径

22．分娩过程中胎儿头不入骨盆入口（未衔接）时应主要测量下述哪个径线

A．骶耻内径

B．髂棘间径

C．髂嵴间径

D．粗隆间径

E．出口横径

23．枕左前位胎头进入骨盆入口时其衔接的径线是

A．双顶径

B．双颞径

C．枕下前囟径

D．枕额径

E．枕颏径

24．正常足月分娩时，胎头俯屈后通过产道的胎头径线为

A．双颞径

B．枕额径

C．枕颌径

D．双顶径

E．枕下前囟径

25．在骨盆最大平面的胎头，矢状缝与骨盆入口右斜径相一致的胎位是

A．枕右前位

B．枕右横位

C．枕左横位

D．枕左前位

E．枕左后位

26．枕先露胎头到达盆底至俯屈后，以哪条径线适应产道继续下降

A．枕额径

B．双顶径

C．枕下前囟径

D．双颈径

E．枕颏径

27．分娩中协助胎先露在盆腔中内旋转的肌肉是

A．子宫平滑肌

B．肛门括约肌

C．会阴深横肌

D．会阴浅横肌

E．盆底肛提肌

28．枕左前位胎头内旋转动作是使胎头

A．矢状缝与入口径一致

B．矢状缝与中骨盆及骨盆出口前后径一致

C．矢状缝与中骨盆及骨盆出口横径一致

D．前囟转向耻骨弓下

E．后囟转向骶骨前方

29．有关枕先露分娩，以下叙述正确的是

A．左枕前位是分娩中最常见的胎方位

B．正常足月儿，儿头已过坐骨棘假想平面，如缺乏内旋转机制，也可自然分娩

C．破膜多发生在第二产程末期

D．胎儿娩出后应按摩挤压宫底促胎盘娩出

E．枕后位及时宫缩不好也无须产钳助产

30．有关左枕前位分娩机制，下述叙述错误的是

A．胎头矢状缝衔接于骨盆入口右斜径上

B．内旋转使胎头适应中骨盆及骨盆出口横径大于前后径的特点

C．胎头下降过程遇阻力，胎头俯屈

D．内旋转为胎头向前旋转45°

E．外旋转为枕部转45°，枕部转向左侧

31．关于枕右前位分娩机制，下列叙述正确的是

A．胎头矢状缝坐落在骨盆入口右斜径上

B．胎头枕部遇肛提肌阻力发生俯屈

C．胎头下降达阴道外口出现内旋转动作

D．胎头内旋转时，枕部向右旋转45°

E．胎头娩出后，枕部向左转45°为复位

32．枕前位胎头俯屈动作后，内旋转在下列哪个部位进行

A．骨盆入口平面

B．骨盆最大平面

C．中骨盆平面

D．骨盆出口平面

E．骨盆底

33．以枕右前位分娩的病例，当胎头下降至阴道口仰伸时，胎儿双肩径进入

A．骨盆入口前后径

B．骨盆入口横径

C．骨盆入口斜径

D．中骨盆前后径

E．中骨盆横径

34．假临产宫缩的特点是

A．间隙时间长且不规则

B．伴有宫颈管缩短

C．伴有胎先露下降

D．伴有宫口扩张

E．持续时间长且恒定

35．第一产程从何时算起

A．有不规律宫缩，伴有阴道血性分泌物

B．有不规律宫缩，伴有阴道流水

C．有规则宫缩，伴有阴道少量出血

D．有规则宫缩，伴有宫颈扩张

E．有规则宫缩，伴有阴道流水

36．关于足月胎膜破裂时，下列处理不正确的是

A．立即听胎心

B．破膜24 h未临产，宜等待观察

C．＞ 12 h 给抗生素

D．不宜灌肠

E．注意羊水颜色和性质

37．第三产程不应超过多少时间

A．5 min

B．10 min

C．15 min

D．20 min

E．30 min

38．下列关于第四产程中的观察内容，哪项不是急需的

A．子宫收缩

B．宫底高度

C．膀胱充盈

D．会阴、阴道有无血肿

E．是否有排气

39．第三产程中对胎膜、胎盘的检查，下列叙述错误的是

A．平铺胎盘，看胎盘母体面小叶有无缺损

B．提起胎盘看胎膜是否完整

C．胎儿面边缘有无断裂的血管

D．疑有副胎盘或部分胎盘残留可手入宫腔取出

E．少许小块胎膜残留可手入宫腔取出

40．有关胎盘娩出后的止血机制，下列叙述不正确的是

A．子宫肌纤维的收缩作用

B．由于子宫收缩，肌纤维之间的血窦关闭受压

C．血窦间血栓形成

D．子宫肌纤维的缩复作用

E．凝血机制起主要作用

41．滞产是指总产程超过

A．16 h

B．18 h

C．20 h

D．22 h

E．24 h

42．临产后肛门检查了解胎头下降程度时，最常用作标记的是

A．骶岬

B．坐骨棘

C．坐骨结节

D．耻骨联合后面

E．尾骨

43．分娩期肛诊的目的不包括

A．宫口扩张情况

B．有无破膜

C．先露高低

D．骨盆有无异常

E．羊水性状

44．有关临产后阴道检查的指征，下列叙述不正确的是

A．肛查发现疑有脐带脱垂或头盆不称

B．试产 6 ～ 8 h 产程进展缓慢者

C．阴道流血多，应在严密消毒、开放静脉下做阴道检查

D．可疑有头盆不称

E．疑有前置胎盘

45．宫口开全后，开始保护会阴的时机应是

A．经阴道外口看到胎发时

B．胎头开始拨露时

C．胎头拨露 10 min 时

D．胎头开始着冠时

E．胎头拨露阴唇后联合紧张时

46．诊断临产开始的标志是

A．宫颈管逐渐消失，毛细血管破裂，有少许血液由阴道流出

B．胎膜破裂，有羊水流出

C．已到预产期，孕妇感到腰酸，胎动多

D．有逐渐增强的、持续 30 s 或以上，间歇 5 ～ 6 min 的规律性宫缩，伴有宫颈扩张及先露下降

E．超过预产期 3 天，夜间有不规则宫缩，清晨好转

47．产程进展的标志为

A．宫缩强度

B．宫缩频度

C．产妇一般情况

D．胎头下降及宫口的扩张

E．胎心率及胎位

48．关于正常分娩，下列叙述不正确的是

A．产程中，羊膜腔内压力可达到 40 ～ 60 mmHg

B．第一产程中，宫缩时血压可升高 5 ～ 10 mmHg，间歇期恢复原状

C．宫口开全后，宫缩时胎头露于阴道口，宫缩间歇期，胎头又回缩阴道内，称

为胎头拨露

D．新生儿娩出后 1 ~ 2 min 内应断扎脐带

E．以不正确的手法协助娩出胎盘，可造成子宫外翻

49．关于分娩的处理，下述叙述正确的是

A．胎儿娩出后即进入第三产程，为缩短第三产程，胎儿娩出后应即刻压挤宫底，促胎盘娩出

B．正常产程潜伏期是短暂的，一般均比活跃期短，所以潜伏期无需任何处理

C．破膜是由宫缩增强，宫内羊水压力增高而引起的，所以见到破膜应即刻消毒外阴，准备接产

D．胎儿娩出后进入第三产程如新生儿无窒息，表示产程顺利结束，母婴不再会发生重大异常情况

E．目前新产程是以宫口开大 5 cm 作为活跃期的标志

50．有关 Apgar 评分，下述叙述正确的是

A．评分 8 分者，不需要任何特殊处理

B．皮肤苍白评 5 分

C．评为 7 分者属于重度窒息

D．生后 1 min 评定新生儿状态

E．5 min 及以后评分是反映复苏效果的

51．新生儿出生后的首要处理是

A．清理呼吸道

B．刺激呼吸

C．断脐

D．处理脐带

E．保暖

52．初产妇，26 岁。妊娠 40 周，临产 11 h 宫口开大 6 cm。前羊膜囊饱满，S=0，胎心率 140 次 / 分，宫缩 1 次 /5 ~ 6 分，压力 40 mmHg。目前该患者恰当的处理措施是

A．肌内注射哌替啶

B．静脉滴注缩宫素

C．行剖宫产术

D．行人工破膜

E．温肥皂水灌肠

53．初产妇，27 岁，妊娠 38 周，临产 4 h，半小时前胎膜破裂急诊入院。骨盆外测量正常，枕右前位，胎心率 136 次 / 分，宫口开大 2 cm，S=0。该产妇最可能的诊断是

A．胎膜早破

B．潜伏期延长

C．头盆不称

D．正常产程

E．活跃期延长

54．初产妇，27 岁。妊娠 39 周临产，规律宫缩 10 h，破膜 9 h。胎心 140 次 / 分。肛查宫口开大 6 cm，S^{+1}。本例应诊断为

A．胎膜早破

B．正常潜伏期

C．正常活跃期

D．潜伏期延长

E．第一产程延长

55．初产妇，24 岁。妊娠 38 周，规律宫缩 7 h。血压 110/70 mmHg，骨盆正常，预测胎儿体重为 2800 g，枕左前位，胎心监护 I 类图形。肛查宫口开大 6 cm，S=0。正确处置应是

A．不需干涉产程进展

B．人工破膜

C．静脉缓注 25% 硫酸镁 16 ml

D．静脉滴注缩宫素

E．静脉推注地西泮 10 mg

56．经产妇，26 岁。阵发性腹痛 6 h，宫缩 30 s/ 3 ~ 4 min，中等强度。急诊室检查胎心 140 次 / 分，枕右前位，宫口开大 5 cm，胎膜膨出。最恰当的处理措施为

A．住院入待产室

B．人工破膜后住院

C．急诊室观察处理

D．急送产房消毒接产

E．温肥皂水灌肠减少污染

57．初产妇，25 岁。产程顺利，宫口开全 1 h，胎头已拨露。胎心监护为早期减速，应采取的处理措施为

A．立即剖宫产

B．产钳助产

C．立即静脉推注 50% 葡萄糖液

D．静脉滴注缩宫素

E．等待自然分娩

58．产妇 40 周妊娠，规律宫缩 10 h，宫口开大 5 cm，先露部为头，位置"-1"，大囟门位于 2 点，小囟门位于 7 点。胎位是

A．枕右前位

B．枕右后位

C．枕左前位

D．枕左后位

E．高直后位

59．新生儿出生后，心率 96 次 / 分，呼吸浅慢，全身瘫软，全身皮肤苍白，吸痰时喉部仅有轻度反射，Apgar 评分为

A．2 分

B．3 分

C．4 分

D．5 分

E．6 分

60．关于胎膜破裂，下列叙述错误的是

A．人工破膜应在宫缩时进行

B．产程中，胎膜多在宫口开全时自然破裂

C．破膜超过 12 h 尚未分娩应给予抗炎药物预防感染

D．破膜后若胎先露仍高浮，未入盆，需卧床休息，防止脐带脱垂

E．头先露时，破膜后发现羊水黄绿色混有胎粪，应警惕胎儿窘迫

【A3/A4 型】

28 岁，G1P0，妊娠 40 周，胎位 LOA，胎心 140 次 / 分，头浅定，骨盆测量：髂棘间径 23 cm，髂嵴间径 27 cm，骶耻外径 20 cm，坐骨结节间径 8 cm，后矢状径 8.5 cm，胎儿估计 3000 g。羊水 AFI 12 cm。

1．根据孕妇的上述结果，选择正确的临床处理

A．等待自然分娩

B．人工破水

C．水囊引产

D．药物引产

E．剖宫产

2．该孕妇 41 周自然破水半小时入院，羊水清亮，约 20 ml。阴道检查：宫颈消失，中位，宫口开大 1 cm，质地软，先露头，S^0。胎心监护提示胎心反应型，宫缩不规律，强度弱。下一步正确的处理是

A．催产素静脉点滴

B．抬高臀部

C．给予静脉抗生素

D．等待自然宫缩

E．剖宫产终止妊娠

29 岁，G1P0，孕 38 周，阴道排液伴规律宫缩 4 h 入院，骨盆测量正常，估计胎儿 3200 g。阴道检查：宫颈消，中位，开大 2 cm，质软，先露头，S^{-2}。胎心监护提示宫缩 3 ～ 4 min，压力中等，持续 30 s，胎心中度变异。

3．4 h 后再次给该产妇行阴道检查：宫口开大 2 cm，质软，先露头，S^{-2}，羊水清，10 ml。宫缩 7 ～ 8 min，压力弱，持续 30 s，可见胎心加速。下一步正确的处理是

A．剖宫产

B．口服抗生素

C．静点催产素

D．温盐水灌肠

E．无需特别处理

4．4 h 后产妇诉有频繁的便意，进行阴道检查：宫口开大 6 cm，S^{+1}，胎头大囟门位于 11 点处，小囟门位于 5 点处。此时的胎位为

A．ROP

B．ROA

C．LOP

D．LOT

E．LOA

5．胎心监护提示有早期减速，下一步的处理不正确的是

A．再次评估骨盆情况

B．持续胎心监护

C．给予抗生素

D．鼓励产妇采用自由体位

E．建议剖宫产

【B 型】

A．后囟下降，位置最低

B．前囟转向母体前方

C．颏部离开胸部

D．后囟转向母体前方

E．颏部与胸部更接近

1．仰伸是

2．内旋转是

A．顺时针旋转 90°

B．顺时针旋转 45°

C．逆时针旋转 90°

D．逆时针旋转 45°

E．顺时针旋转 135°

3．枕左前位，内旋转时枕骨

4．枕右前位，内旋转时枕骨

5．枕左横位，欲手转儿头后产钳助产，应如何旋转儿头

    A．骶耻内径

    B．坐骨棘间径

    C．出口横径

    D．出口后矢状径

    E．髂棘间径

6．初产妇，在分娩过程中胎儿头未进入骨盆入口，应主要测量哪条径线

7．初产妇，骨盆测量时发现出口横径为 7.5 cm，其余各径线正常，应通过测量哪条径线决定分娩方式

8．初产妇，分娩过程中，宫口已开大 8 ～ 9 cm，胎头颅骨最低点达 S^{+1}，应了解骨盆哪条径线情况

    A．扁平骨盆

    B．佝偻病性骨盆

    C．漏斗骨盆

    D．横径狭小骨盆

    E．均小骨盆

9．骶耻外径 < 18 cm 为

10．骨盆入口呈横的肾形，骶岬向前突出，髂棘间径 > 髂嵴间径，耻骨弓角度大，骨盆出口大为

11．坐骨结节间径 < 8 cm 为

12．髂棘间径、髂嵴间径较短而骶耻外径正常为

    A．ROP

    B．LOP

    C．LOA

    D．ROA

    E．ROT

13．初产妇，29 岁，宫口开全 1 h，阴道检查骨盆各径线正常，胎头大囟门在 11 点处，小囟门在 5 点处，其胎方位是

14．初产妇，27 岁，临产 12 h，宫口开大 5 cm，4 h 无进展，阴道检查，骨盆各径线正常，子宫颈水肿，胎头大囟门在 1 点处，小囟门在 7 点处，其胎方位是

15．在枕前位的分娩机转中，最常见的胎方位是

【X 型】

1．关于分娩，下列叙述正确的是

    A．临产开始的标志是见红

    B．妊娠满 37 周至不满 42 周间分娩称足月产

    C．分娩发动是一个综合作用的结果，这综合作用的主要方面是胎儿的成熟

    D．正常分娩有赖于产力、产道、胎儿及精神心理因素均正常并能相互适应

    E．分娩是指妊娠满 28 周及以后的胎儿及其附属物，从临产发动至从母体完全娩出的过程

2．关于子宫下段，下列叙述正确的是

    A．子宫下段为被动扩张段，肌壁越来越薄

    B．子宫下段系由子宫峡部形成的，非孕时长 1 cm

    C．分娩受阻时，缩复环上移达脐或脐上，形成病理性缩复环

    D．临产后由于子宫的收缩及缩复作用，峡部被拉长而成为子宫下段可达 7 ～ 10 cm

    E．子宫上、下段之间肌部厚薄不同，在子宫内面形成一环形隆起为生理性缩复环

3．关于临产后子宫收缩力，下列叙述正确的是

    A．正常宫缩起自两宫角部，以微波形式扩散至整个子宫收缩

    B．宫底部收缩力最持久最强，几乎是子宫下段的 2 倍

    C．宫缩时宫体平滑肌纤维短缩变宽，收缩后肌纤维松弛恢复原长度

    D．有使宫口逐渐开大、胎先露部逐渐下降的作用

    E．宫缩达高峰时，宫体隆起变硬

4．分娩时子宫口扩张的原因为

    A．子宫收缩力向上牵拉

    B．子宫下段被动扩张

    C．羊水传导

    D．先露部压迫

    E．产妇不断向下用力

5．在分娩机制中，肛提肌对分娩产生的作用是

    A．使胎头俯屈

    B．使胎头仰伸

    C．促使胎头下降

D．协助胎盘娩出

E．协助胎头内旋转

6．下列哪项叙述是软产道的范围

A．阴道

B．子宫颈

C．子宫下段

D．子宫体部

E．骨盆底组织

7．有关临产开始的标志，下列叙述正确的是

A．规律宫缩

B．宫颈管展平

C．宫颈扩张

D．胎先露部下降

E．见红

8．产程进展中，应严密观察以下哪项内容

A．胎心

B．羊水情况

C．腹围变化

D．先露下降情况

E．宫口开大情况

9．与分娩机制中下降过程有关的因素包括

A．胎体伸直伸长

B．腹肌收缩

C．宫缩时子宫底直接压迫胎臀

D．膈肌的作用

E．宫缩时通过羊水传导的压力，由胎轴传至胎头

10．有关新生儿 Apgar 评分，下列叙述正确的是

A．6 分以上为正常新生儿

B．产后 5 min 评分反映复苏效果

C．产后 1 min 评分反映在宫内的情况

D．4 分以下是严重缺氧，须紧急抢救

E．评分内容包括心率、呼吸、肌张力、喉反射及皮肤颜色

三、简答题

1．子宫收缩力的特点有哪些？

2．促使先露下降的因素有哪些？

3．假临产的特点是什么？

4．胎盘剥离征象是什么？

5．简述会阴切开术的适应证。

6．简述胎头的主要径线。

7．如何积极地预防产后出血？

8．简述分娩镇痛的禁忌证。

四、病例分析题

孕妇，37 岁，主因"停经 40 周，阴道流水 5 h，腹痛 1 h"2020 年 11 月 10 日入院。患者平素月经规律，末次月经 2020 年 2 月 3 日，停经 35 天查尿妊免阳性，停经 11 周因有少量阴道出血行 B 超检查提示"宫内妊娠，超声孕周 11 周"，未做特殊处理血自然停止，停经 20 周自觉胎动活跃至今。孕期规律产检，血压、血糖正常。既往体健，2016 年人工流产一次。入院查体：一般情况好，血压 120/80 mmHg，心率 92 次 / 分，律齐，各瓣膜区未闻及杂音。产科检查：腹部膨隆，宫高 33 cm，腹围 97 cm，胎儿头位，浅入，胎心 152 次 / 分。骨盆外测量：髂棘间径 25 cm，髂嵴间径 27 cm，骶耻外径 20 cm，出口横径 9.0 cm，耻骨弓角度＞ 90°。阴道内有水流出，试纸变色。胎心监护见下图（走纸速度 3 cm/min），请做出初步诊断、对监护进行判读并制定分娩方式。

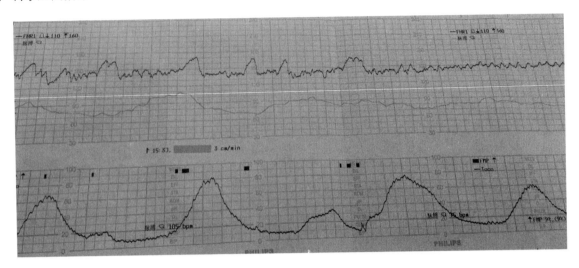

参考答案

一、名词解释

1．delivery：分娩，妊娠满 28 周及以上，胎儿及其附属物自临产开始到由母体娩出的全过程。

2．crowning of head：胎头着冠，当胎头双顶径越过骨盆出口，宫缩间歇时胎头不再回缩。

3．head visible on vulval gapping：胎头拨露，宫缩时胎头露出于阴道口，露出部分不断增大，宫缩间歇期，胎头又回缩阴道内。

4．mechanism of labor：分娩机制，胎儿先露部随骨盆各平面的不同形态，被动进行的一连串适应性转动，以其最小径线通过产道的全过程。

5．engagement：衔接，胎头双顶径进入骨盆入口平面，胎头颅骨最低点接近或达到坐骨棘水平。

6．retraction：缩复作用，每当宫缩时，宫体部肌纤维缩短变宽，收缩后肌纤维虽又松弛，但不能完全恢复到原来的长度，经过反复收缩，肌纤维越来越短，这种现象称缩复作用。

7．axis of pelvis：骨盆轴，连接骨盆各平面中点的假想曲线。

8．inclination of pelvis：骨盆倾斜度，妇女站立时，骨盆入口平面与地平面所形成的角度，一般为 60°。

9．Show：见红，大多数孕妇在临产前 24 ~ 48 h 内（少数一周内），因宫颈内口附近的胎膜与该处的子宫壁剥离，毛细血管破裂有少量出血并与宫颈管内黏液栓相混，经阴道排出。

10．physiologic retraction ring：生理缩复环，由于子宫肌纤维的缩复作用，子宫上段肌壁越来越厚，而下段肌壁被牵拉越来越薄，由于子宫上下段的肌壁厚薄不同，在两者间的子宫内面形成一环状隆起。

二、选择题

[A1/A2 型]

1．E　2．A　3．A　4．C　5．E　6．D　7．D　8．C　9．B　10．C　11．A　12．C
13．C　14．C　15．C　16．C　17．E　18．D　19．A　20．D　21．C　22．A　23．D　24．E
25．D　26．C　27．E　28．B　29．A　30．B　31．B　32．C　33．C　34．A　35．D　36．B
37．E　38．E　39．E　40．E　41．E　42．B　43．E　44．E　45．E　46．D　47．D　48．E
49．E　50．E　51．A　52．D　53．D　54．C　55．A　56．D　57．E　58．B　59．B　60．A

[A3/A4 型]

1．A　2．D　3．C　4．C　5．E

[B 型]

1．C　2．D　3．D　4．B　5．C　6．A　7．D　8．B　9．A　10．B　11．C　12．D　13．B
14．A　15．C

[X 型]

1．BCDE　　2．ABCE　3．ABDE　4．ABCD　5．ABDE　6．ABCE　7．ABCD　8．ABDE

9．ABCE　10．BCE

三、简答题

1．子宫收缩力的特点为节律性、对称性、极性和缩复作用。

2．促使先露下降的因素有宫缩时通过羊水传导，压力经胎轴传至胎头；宫缩时宫底直接压迫胎臀；宫缩时胎体伸直伸长；腹肌收缩使腹压增加。

3．假临产的特点为宫缩持续时间短，且不恒定，间歇时间长且不规律，宫缩强度不增加；宫缩时宫颈管不缩短，宫颈口不扩张；常在夜间出现，清晨消失；给予强镇静药物能抑制宫缩。

4．胎盘剥离征象为宫体变硬呈球形，下段被扩张，宫体呈狭长形被推向上，宫底升高达脐上；剥离的胎盘降至子宫下段，阴道口外露的一段脐带自行延长；阴道少量流血；手掌尺侧在产妇耻骨联合上方轻压子宫下段时，宫体上升而外露的脐带不再回缩。

5．会阴切开术的适应证是会阴过紧或胎儿过大，估计分娩时会阴撕裂难以避免者或母儿有病理情况急需结束分娩者。

6．胎头的主要径线包括双顶径，为两侧顶骨隆突间的距离，足月时平均为 9.3 cm；枕额径，鼻根上方至枕骨隆突间的距离，足月时平均约 11.3 cm；枕下前囟径，为前囟中央至枕骨隆突下方的距离，足月时平均约 9.5 cm；枕颏径，为颏骨下方中央至后囟顶部的距离，足月时平均约 13.3 cm。

7．预防产后出血的措施包括头位胎儿前肩娩出后、胎位异常胎儿全身娩出后、多胎妊娠最后一个胎儿娩出后，预防性应用缩宫素，使用方法为缩宫素 10 U 肌内注射或 5 U 稀释后静脉滴注，也可 10 U 加入 500 ml 液体中静脉滴注；胎儿娩出后（45 ～ 90 s）及时钳夹并剪断脐带，有控制地牵拉脐带协助胎盘娩出；胎盘娩出后按摩子宫。

8．分娩镇痛的禁忌证：产妇拒绝；凝血功能障碍、接受抗凝治疗期间；局部皮肤感染和全身感染未控制；产妇难治性低血压及低血容量、显性或隐性大出血；原发性或继发性宫缩乏力和产程进展缓慢；对所使用的药物过敏；已经过度镇静；伴严重的基础疾病，包括神经系统严重病变引起的颅内压增高、严重主动脉狭窄和肺动脉高压、上呼吸道水肿等

四、病例分析题

诊断：宫内妊娠 40 周，妊 2 产 0，头位。

高龄初产。

胎膜早破。

CST（−）。

根据骨盆外测量正常，估计胎儿大小适中，有阴道分娩条件。

第十四章　异常分娩

思维导图

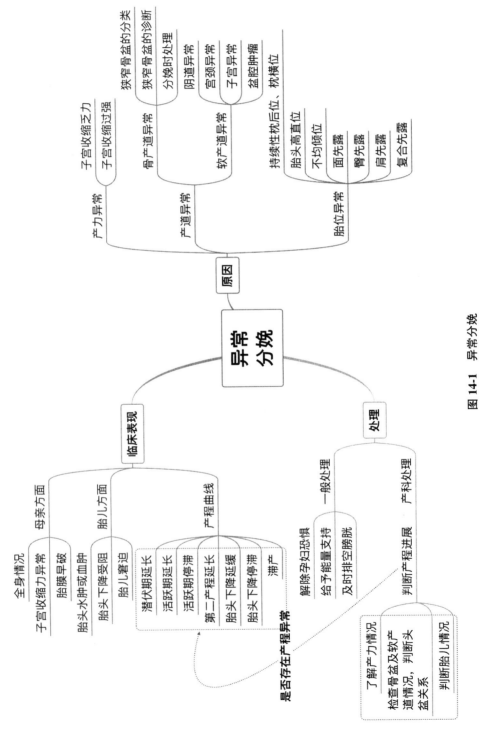

图 14-1　异常分娩

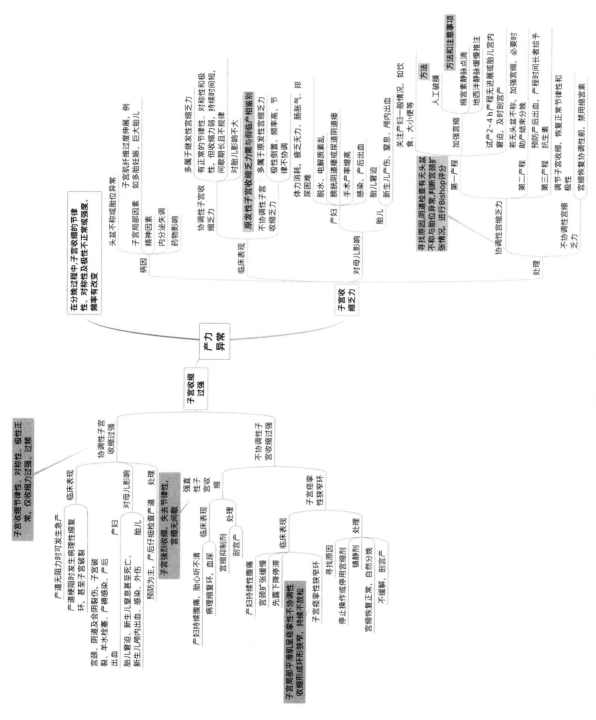

图 14-2 产力异常

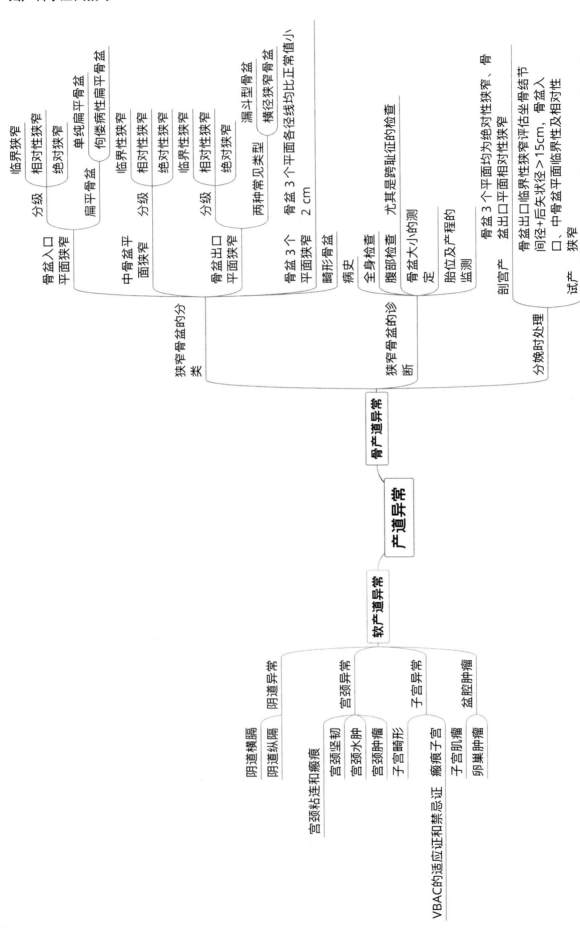

图 14-3 产道异常

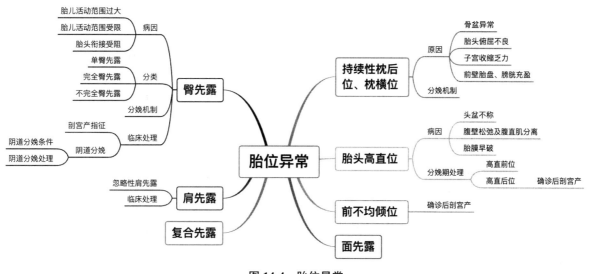

图 14-4 胎位异常

试 题

一、名词解释

1．abnormal labor　2．precipitous labor　3．constriction ring of uterus　4．generally contracted pelvis

5．persistent occiput posterior position　6．anterior asynelitism　7．frank breech presentation

8．compound presentation

二、填空题

1．子宫收缩力异常分为_____、_____、_____、_____。

2．协调性宫缩乏力的处理，首先应_____，估计能阴道分娩，应_____。

3．缩宫素的应用原则为_____。

4．足月活胎不能从阴道分娩的异常胎位有_____、_____、_____、_____。

5．臀先露的临床分类有_____、_____、_____。

6．臀位分娩时胎儿脐部娩出后最长在_____min 内娩出胎儿。

7．横位足月活胎应选择_____分娩。

8．临产后随着宫缩的不断加强，若胎肩及胸廓一部分被挤入盆腔内，会形成_____，为对母体最不利的胎位，随着宫缩的继续加强，子宫上段越来越厚，下段被动扩张越来越薄，形成环状凹陷，并随着宫缩逐渐上升，形成_____。

9．胎儿为臀位，分娩时全部由接生者娩出，称为_____，一般情况下禁止使用。

10．胎头以不屈不仰姿势衔接于骨盆入口，其_____与_____相一致，称为高直位。

三、选择题

【A1/A2 型】

1．下列哪项不是子宫收缩乏力的原因

A．头盆不称或胎位异常

B．子宫发育不良或过度膨胀

C．产妇精神过度紧张

D．孕激素水平过低，雌激素水平过高

E．大量镇静剂、镇痛剂的应用

2．头盆不称导致宫缩乏力的最主要原因为

A．胎头过大

B．胎头位置异常

C．骨盆偏小

D．滞产

E．胎先露不能紧帖子宫下段及宫颈，不能引起反射性宫缩

3．关于协调性子宫收缩乏力的特点，下列叙述不正确的是

　　A．子宫收缩具有正常的节律性、对称性和极性

　　B．宫缩弱，间歇期长，持续时间短

　　C．宫腔压力低

　　D．对胎儿影响大

　　E．常见于中骨盆与骨盆出口平面狭窄

4．关于不协调性宫缩乏力的表现，下列叙述不正确的是

　　A．子宫收缩极性倒置、节律不协调

　　B．宫缩间歇期子宫壁完全放松

　　C．产妇宫缩痛明显，但宫口扩张缓慢

　　D．可引起产妇脱水、电解质紊乱

　　E．可引起胎儿宫内窘迫

5．当出现不协调性子宫收缩乏力时，临床检查哪项不对

　　A．胎产妇下腹部有压痛

　　B．宫口扩张缓慢或不扩张

　　C．胎先露下降延缓或停滞

　　D．胎心异常

　　E．给予镇静剂可以使宫缩停止

6．初产妇无分娩镇痛者第二产程延长是指第二产程超过

　　A．1 h

　　B．2 h

　　C．2.5 h

　　D．3 h

　　E．4 h

7．引产过程中出现协调性宫缩乏力，下列静滴缩宫素的方法不正确的是

　　A．开始用量 2.5 U，加入 0.9% 生理盐水 500 ml 中

　　B．从 4～5 滴 / 分开始

　　C．根据宫缩强弱调整滴速

　　D．滴速通常不超过 40 滴 / 分

　　E．出现宫缩后可以减慢滴速

8．不协调性子宫收缩乏力的治疗原则是

　　A．恢复子宫收缩节律性和极性

　　B．人工破膜增强宫缩

　　C．缩宫素加强宫缩

D．立即剖宫产

E．温肥皂水灌肠

9．治疗宫缩乏力，有关应用缩宫素的注意事项中，下列叙述正确的是

　　A．用药后宫缩越强，效果越佳

　　B．可用于穴位封闭

　　C．适用于所有的宫缩乏力

　　D．不敏感者可酌情增加催产素剂量

　　E．出现早期减速应立即停用催产素

10．骨盆入口平面狭窄常见于

　　A．女型骨盆

　　B．扁平型骨盆

　　C．漏斗型骨盆

　　D．猿型骨盆

　　E．畸形骨盆

11．中骨盆及骨盆出口平面狭窄常见于

　　A．女型骨盆

　　B．扁平型骨盆

　　C．佝偻病性扁平型骨盆

　　D．男型骨盆

　　E．漏斗型骨盆

12．下列除哪项外均提示骨盆狭窄

　　A．悬垂腹

　　B．菱形窝偏斜

　　C．胎位异常

　　D．脐带绕颈

　　E．跨耻征阳性

13．坐骨结节间径与出口后矢状径之和小于多少为出口平面绝对性狭窄

　　A．15 cm

　　B．14 cm

　　C．13 cm

　　D．12 cm

　　E．11 cm

14．关于骨盆入口平面狭窄的，下列叙述不正确的是

　　A．绝对性骨盆狭窄应行剖宫产术

　　B．相对性骨盆狭窄可以试产

　　C．试产 4～6 h 胎头仍不入盆应行剖宫产术

　　D．试产过程中出现宫缩乏力，可用缩宫素静脉滴注加强宫缩

　　E．当胎头双顶骨通过入口平面时，证明可以阴道分娩

15．中骨盆狭窄，易发生
　　A．臀位
　　B．横位
　　C．持续性枕横位或枕后位
　　D．不均倾位
　　E．颜面位

16．中骨盆狭窄者，当胎儿双顶径达到或低于哪条径线时，可行阴道助产
　　A．入口横径
　　B．坐骨棘间径
　　C．坐骨结节间径
　　D．后矢状径
　　E．骶耻间径

17．初产妇临产后胎头未入盆，首先考虑的是
　　A．羊水过多
　　B．腹壁松弛
　　C．胎儿脑积水
　　D．头盆不称
　　E．宫缩乏力

18．关于阴道异常，下列叙述不正确的是
　　A．阴道横膈可在分娩时切开，经阴道分娩
　　B．阴道纵隔多不妨碍分娩
　　C．阴道横膈坚厚需剖宫产
　　D．阴道瘢痕狭窄多不影响阴道分娩
　　E．范围广的阴道尖锐湿疣患者宜行剖宫产术

19．关于宫颈因素，下列叙述不影响分娩的是
　　A．严重的宫颈外口粘连
　　B．宫颈癌
　　C．宫颈坚韧
　　D．宫颈肌瘤
　　E．宫颈功能不全

20．下列哪项与持续性枕后位、枕横位无关
　　A．男型骨盆
　　B．人猿型骨盆
　　C．胎头俯屈不良
　　D．腹壁松弛
　　E．宫缩乏力

21．枕后位不会导致下述哪项临床表现
　　A．宫缩乏力
　　B．胎头入盆早
　　C．宫口未开全即用腹压
　　D．宫颈前唇水肿
　　E．第二产程延长

22．高直位时胎头的矢状缝与骨盆哪条径线一致
　　A．骨盆入口前后径
　　B．横径
　　C．左斜径
　　D．右斜径
　　E．中骨盆横径

23．关于臀位，下列叙述不正确的是
　　A．是最常见的异常胎位
　　B．子宫呈纵椭圆形，胎心在脐周最清楚
　　C．内诊需与颜面位相鉴别
　　D．后出头时较头先露容易
　　E．前置胎盘更易发生臀位

24．足月时对母儿危害最大的胎方位是
　　A．枕后位
　　B．横位
　　C．臀位
　　D．复合胎先露
　　E．高直位

25．关于横位，下列处理不妥的是
　　A．妊娠后期应积极纠正
　　B．足月活胎伴有产科指征应于临产后行剖宫产
　　C．初产妇足月活胎应行剖宫产
　　D．经产妇，宫口开大 5 cm 以上，羊水未流净可行内倒转术
　　E．出现先兆子宫破裂征象，无论胎儿死活应立即剖宫产术

26．下列哪种情况易发生脐带脱垂
　　A．足先露，胎膜早破
　　B．脐带过长
　　C．部分性前置胎盘
　　D．双胎
　　E．持续性枕后位

27．关于臀位分娩处理，下列叙述正确的是
　　A．阴道口见胎足脱出，即行臀牵引娩出胎儿
　　B．如宫口开全，羊水有胎粪污染，立即按胎儿窘迫剖宫产
　　C．宫缩乏力时，行人工破膜加强宫缩
　　D．初产妇阴道分娩时常规行会阴侧切术
　　E．第二产程脐带脱垂，即行剖宫产术

28．胎儿右手脱出阴道口，胎头位于母体腹部左侧，其胎方位是
　　A．肩左前

B．肩右前

C．肩左横

D．肩右后

E．肩左后

29．有关横位腹部检查，下述叙述错误的是

A．子宫轮廓呈横椭圆形

B．胎体纵轴与母体纵轴交叉成锐角

C．母体腹部一侧可触到胎头，胎臀在另一侧

D．耻骨联合上方较空虚

E．在脐旁可清楚闻及胎心音

30．关于横位，下列叙述错误的是

A．容易发生宫缩乏力和胎膜早破

B．胎手脱出阴道口若回纳则可阴道分娩

C．忽略性肩先露可导致子宫破裂

D．阴道检查可触及胎儿肩胛骨

E．足月活胎需剖宫产分娩

31．胎儿体重达到或超过多少为巨大儿

A．4000 g

B．4500 g

C．3500 g

D．5000 g

E．5500 g

32．有关处理肩难产的方法，下列叙述不合适的是

A．产妇屈曲大腿，减少骨盆倾斜度

B．按压耻骨联合位置，使嵌顿的前肩入盆

C．旋肩法

D．先牵出后臂娩出后肩法

E．挤压宫底帮助胎肩下降

33．妊娠 28 周前，臀位最好的处理是

A．胸膝卧位

B．艾灸至阴穴

C．中药转胎

D．外倒转术

E．等待自然转为头位

34．初产妇妊娠 40 周，已见红，胎头浮。骨盆外测量检查骶耻外径 17.5 cm，其余均正常，耻骨弓 > 90°，导致该产妇难产的因素可能是

A．扁平型骨盆

B．漏斗型骨盆

C．女型骨盆

D．猿型骨盆

E．男型骨盆

35．初产妇，25 岁，宫内孕 41 周，第一产程 15 h，宫口开全 1 h，外阴可见儿头毛发。阴道检查：宫口开全，小囟门在 7 ~ 8 点处，胎头骨质达 S^{+3}，羊水清亮，胎心音 146 次 / 分，规则，宫缩弱，最理想的处理为

A．手法转位，产钳助产

B．胎头吸引术助产

C．剖宫产

D．缩宫素静滴

E．地西泮 10 mg 静脉推注

36．初产妇宫内孕 38^{+5} 周，临产 5 h，左骶前位胎位（LSA），突然破水后胎心率 100 ~ 110 次 / 分，阴道检查宫口开大 4 cm，阴道内触及一束状物，可触及搏动感，首选下列哪项处理措施

A．密切观察胎心

B．静脉滴注缩宫素加速产程

C．等宫口开全行臀助产

D．立即行剖宫产

E．等宫口开全行臀牵引

37．初产妇，宫内孕 40^{+2} 周，下腹阵痛 12 h，昨晚未入睡，精神疲惫。今来诊查骨盆外测量正常，胎位 LOT，胎心率 140 次 / 分，宫缩 30 s/7 ~ 10 min，宫口开大 1 cm，先露 S^{-1}，胎膜未破。首选下列哪项处理措施

A．人工破膜

B．肌内注射缩宫素 10 U

C．肌内注射哌替啶 100 mg

D．剖宫产

E．等待自然分娩

38．初产妇，足月临产 12 h，产妇烦躁不安，呼痛不已，查：子宫收缩强，间歇时不放松，宫高 33 cm，腹围 105 cm，胎心出现晚期减速，宫口开大 2 cm，S^0，首选下列哪项处理措施

A．肥皂水灌肠

B．人工破膜

C．肌注哌替啶

D．静滴小剂量缩宫素

E．立即剖宫产

【A3/A4 型题】

初产妇孕 41 周，规律宫缩 10 h，检查：胎心率 150 ~ 168 次 / 分，子宫处于持续紧张状态，间歇期不能放松，产妇呼痛不已，肛查宫口开大 1 cm，S^0。

1. 初步诊断为
   - A. 潜伏期延长
   - B. 先兆子宫破裂
   - C. 高张性宫缩乏力
   - D. 子宫强直性收缩
   - E. 胎儿窘迫

2. 上述产妇首选的处理为
   - A. 立即行剖宫产，结束分娩
   - B. 给予地西泮镇静
   - C. 人工破膜，静滴缩宫素
   - D. 肌注哌替啶 100 mg
   - E. 温肥皂水灌肠

初产妇 24 岁，宫内孕 40 周，阵发性腹痛 10 h 入院。查血压正常，骨盆外测量正常，宫高 34 cm，腹围 95 cm，胎心率 132 次 / 分，变异正常，宫缩 25 ~ 30 s/5 ~ 6 min，强度弱，头先露，宫口开大 6 cm，S^0，羊膜囊鼓出。

3. 观察 2 h 产程无明显进展。目前的诊断是
   - A. 潜伏期延长
   - B. 活跃期延长
   - C. 正常产程
   - D. 胎儿宫内窘迫
   - E. 继发性宫缩乏力

4. 上述产妇首选的处理方法为
   - A. 立即行剖宫产术
   - B. 静脉滴注缩宫素
   - C. 温水灌肠
   - D. 静脉推注葡萄糖酸钙
   - E. 行人工破膜术

5. 上述病例经人工破膜后 2 h 宫缩 30 ~ 40 s/2 ~ 3 min，强度强，胎心率 140 次 / 分。肛查：宫口开大 8 cm，胎头 S^{+1}。进一步处理方法是
   - A. 监护胎心等待自然分娩
   - B. 温肥皂水灌肠
   - C. 静滴缩宫素
   - D. 产钳助产
   - E. 行剖宫产术

初产妇，宫内孕 39^{+2} 周，宫缩 5 h，阴道流水 2 h。检查：胎位 LOA，胎心率 150 次 / 分，宫口开 7 cm，S^{+2}。入院后 2 h 复查，宫缩 50 s/3 min，宫口扩张 9 cm，先露下降无明显进展。阴道检查：胎头矢状缝在左斜径上，小囟门位于 4 ~ 5 点处，羊水 II 度。

6. 下列诊断正确的是
   - A. 胎膜早破
   - B. 协调性宫缩乏力
   - C. 中骨盆狭窄
   - D. 持续性左枕后位
   - E. 胎儿宫内窘迫

7. 对上述产妇的正确处理是
   - A. 徒手使胎儿枕部逆时针转 135° 后，等待自然分娩
   - B. 徒手使胎儿枕部顺时针转 45° 后，等待自然分娩
   - C. 立即产钳或胎吸助产
   - D. 行剖宫产结束分娩
   - E. 鼓励产妇采取自由体位纠正胎位

经产妇 34 岁，孕期顺利，现宫内孕 39 周，阵发性腹痛 6 h 入院。骶耻外径 20 cm，坐骨结节间径 8 cm，宫高 38 cm，腹围 102 cm，先露头，浮，胎心率 148 次 /min，肛查：宫口开大 2 cm，未破膜。

8. 入院后 4 h，宫缩 30 s/6 ~ 7 min，产程无明显进展，以下处理最恰当的是
   - A. 静滴缩宫素
   - B. 米索阴道上药
   - C. 人工破膜
   - D. 继续观察
   - E. 行剖宫产术

9. 该产妇经上述处理后半小时，宫缩仍旧 30 s/6 ~ 7 min，肛查情况同上。以下处理最恰当的是
   - A. 静脉滴注缩宫素
   - B. 等待自然分娩
   - C. 行剖宫产
   - D. 肌内注射哌替啶（杜冷丁）100 mg
   - E. 宫颈注射安定软化宫颈

10. 经上述处理后，宫缩转为 40 s/2 ~ 3 min，压力中等强度。宫口开全 1 h 后，胎心监护提示重度可变减速，阴道检查：先露骨质达 S^{+3}，胎头小囟门位于 3 点，羊水 II 度，下述处理不恰当的是

A．吸氧

B．持续胎心监护

C．手转儿头

D．准备产钳助产

E．催产素加强宫缩

27 岁初产妇，妊娠 39 周，规律宫缩 6 h，枕左前位，估计胎儿体重 2700 g，胎心 140 次 / 分。阴道检查：宫口开大 3 cm，未破膜，S⁺¹，骨盆外测量未见异常。

11．此时恰当的处理应是

A．抑制宫缩，使其维持至妊娠 40 周

B．等待自然分娩

C．人工破膜加速产程进展

D．静脉滴注缩宫素

E．行剖宫产术

12．4 h 后胎膜破，羊水清，宫口仍开大 3 cm，宫缩弱，此时恰当的处理应是

A．静脉注射地西泮

B．静脉滴注缩宫素

C．肌内注射缩宫素

D．静脉注射麦角新碱

E．立即行剖宫产术

初产妇，妊娠 39 周，骨盆各径线为：对角径 13 cm，坐骨棘间径 9.5 cm，坐骨结节间径 7 cm，耻骨弓角度 80°。

13．本例的骨盆诊断是

A．扁平骨盆

B．中骨盆狭窄

C．漏斗骨盆

D．均小骨盆

E．畸形骨盆

14．本例估计胎儿体重 3700 g，其分娩方式应为

A．等待自然分娩

B．人工破膜

C．剖宫产

D．产钳助产

E．胎头吸引

15．若出口后矢状径为 8.5 cm，估计能从阴道分娩的条件是

A．持续性枕后位

B．头位，胎儿体重 2800 g

C．胎儿窘迫

D．完全臀先露

E．横位

【B 型】

A．收缩强度低，具有协调性

B．收缩力强，具有协调性

C．收缩过强且持续，无节律性放松

D．收缩极性倒置，间歇期子宫肌肉不能完全放松

E．子宫局部肌肉痉挛性不协调收缩形成的狭窄环

1．协调性宫缩乏力是

2．高张型子宫收缩乏力是

3．子宫强直性收缩是

4．子宫痉挛性狭窄环是

A．肌内注射哌替啶

B．静脉滴注缩宫素

C．口服米索

D．剖宫产术

E．阴道内应用前列腺栓

5．协调性子宫收缩乏力时应采用的治疗是

6．不协调性子宫收缩乏力时应采用的治疗是

A．骨盆入口前后径缩短，横径正常

B．骨盆入口肾形，骶骨下段后移，入口前后径明显缩短

C．两侧骨盆壁向内倾斜，中骨盆及出口平面狭窄

D．骨盆各径线均较正常小 2 cm

E．骨盆 3 个平面横径均缩短，前后径稍长，坐骨切迹宽

7．佝偻病性扁平骨盆是

8．单纯性扁平骨盆是

9．均小骨盆是

10．漏斗型骨盆是

【X 型】

1．子宫收缩力异常包括

A．原发性低张性宫缩乏力

B．继发性高张性宫缩乏力

C．急产

D．强直性子宫收缩

E．子宫痉挛性狭窄环

2．协调性子宫收缩乏力的特点有

A．子宫收缩节律性正常

B．子宫收缩弱，但宫腔内压力较高

C．可导致胎儿低氧窒息

D．可出现产程延长或停滞

E．多属于继发性宫缩乏力

3．不协调性子宫收缩乏力的表现有

A．子宫收缩的极性倒置

B．子宫收缩的节律尚协调

C．宫缩的兴奋点可来自多处

D．子宫下段收缩力强于宫底部

E．宫缩痛较轻

4．子宫收缩乏力对母儿的影响包括

A．产妇疲劳，甚至脱水、酸中毒

B．生殖道瘘

C．产后出血

D．胎儿宫内窘迫

E．手术产率增大

5．子宫收缩乏力的预防方法包括

A．做好宣传，消除紧张情绪

B．导乐陪产

C．及时排空膀胱

D．对精神紧张者多用镇静剂

E．鼓励进食，加强营养

6．骨盆狭窄时，母体所受的影响包括

A．容易发生胎位异常

B．可引起继发宫缩乏力

C．可引起生殖道瘘

D．可引起子宫破裂

E．手术及感染机会增多

7．关于骨盆狭窄的处理，下列叙述正确的是

A．入口平面相对狭窄不宜试产

B．中骨盆狭窄，胎儿双顶径低于坐骨棘可行阴道助产

C．骨盆出口绝对狭窄不宜试产

D．均小骨盆必须剖宫产

E．畸形骨盆也有可能经阴道分娩

8．关于持续性枕后位，下列叙述正确的是

A．临产后胎儿枕骨位于骨盆后方即可诊断

B．持续性枕后位与骨盆异常有关

C．产妇屏气表示宫口开全，胎头降至盆底

D．胎儿前囟位于骨盆后方

E．可导致第二产程延长，多需手术助产

9．关于高直位的叙述，下列叙述正确的是

A．胎头矢状缝与骨盆前后径一致

B．经阴道检查可以确诊

C．临床表现无明显异常

D．高直前位应予试产

E．高直后位多需剖宫产

10．关于前不均倾位，下列叙述正确的是

A．胎头矢状缝与骨盆入口横径一致，后顶骨先入盆

B．可导致尿潴留和宫颈前唇水肿

C．阴道检查骨盆后半部空虚

D．耻骨联合上可触及明显胎头

E．一旦确诊需剖宫产

11．关于面先露，下列叙述正确的是

A．系胎头极度仰伸所致

B．腹部检查可无明显异常

C．阴道检查可以帮助确诊

D．可导致产程明显延长

E．颏后位可经阴道助产分娩

12．臀位可分为

A．单臀先露

B．混合臀先露

C．不完全臀先露

D．单足先露

E．双足先露

13．纠正臀位的方法包括

A．胸膝卧位

B．激光或艾灸至阴穴

C．外倒转术

D．内转转术

E．左侧卧位

14．下列对横位的描述准确的是

A．孕晚期易发生胎膜早破，脐带脱垂

B．子宫呈横椭圆形，耻骨上空虚

C．胎头位于母体腹部的一侧

D．肛查触及胎肩及腋窝

E．胎心音在脐下听诊最清楚

15．关于肩先露的处理，下列叙述正确的是

A．初产妇，足月活胎，临产前应行剖宫产

B．经产妇，宫口已开全，麻醉下行内倒转臀牵引术

C．忽略性横位行内倒转术

D．胎儿已死合并先兆子宫破裂应急诊剖宫产术

E．胎儿已死合并先兆子宫破裂应行断头术

四、简答题

1. 简述评估宫缩强度的方法。
2. 简述 Montevideo 单位。
3. 简述 Bishop 评分。
4. 简述臀位阴道分娩的条件。
5. 简述臀位助产。

五、病例分析题

初产妇，26 岁，孕 39 周，核对孕周无误，孕期顺利，血压血糖正常，体重增加 10 kg。出现不规律宫缩 5 h 入院。查体未见异常，产科情况：宫高 31 cm，腹围 98 cm，胎儿头位，浅入盆。骨盆外测量结果：髂棘间径 26，髂嵴间径 28 cm，对角径 11.5 cm，坐骨棘间径 10 cm，坐骨结节间径 7.5 cm，耻骨弓角度 90°。肛查：宫颈前位，质地软，宫口 1 cm，宫颈管消退 70%，先露 S^{-2}，胎膜未破，有宫缩，宫缩时压力 40 mmHg，持续时间 30 s，间隔 6 min，胎心 136 次 / 分。

（1）请问该孕妇的骨盆是否存在异常，若存在异常属于哪种情况？
（2）对该孕妇进行 Bishop 评分。
（3）为该孕妇制订下一步的分娩计划。

参考答案

一、名词解释

1. abnormal labor：异常分娩，产力、产道、胎儿及精神心理因素任何一个或一个以上的因素发生异常，及四个因素不能相互适应，而使分娩进程受到阻碍。

2. precipitous labor：急产，总产程 < 3 h 结束分娩。

3. constriction ring of uterus：子宫痉挛性狭窄环，子宫局部平滑肌呈痉挛性不协调性收缩形成的环状狭窄，持续不放松。

4. generally contracted pelvis：均小骨盆，骨盆外形属于正常女型骨盆，但骨盆 3 个平面各径线均比正常值小 2 cm 或更多。

5. persistent occiput posterior position：持续性枕后位，胎头枕部持续不能转向前方，直至临产后仍位于母体骨盆后方，致使分娩发生困难

6. anterior asynelitism：前不均倾位，枕横位入盆的胎头前顶骨先入盆。

7. frank breech presentation：单臀先露，胎儿双髋关节屈曲，双膝关节直伸，以臀部为先露。

8. compound presentation：复合先露，胎头或胎臀伴有肢体作为先露部同时进入骨盆入口。

二、填空题

1. 协调性宫缩乏力　不协调性宫缩乏力　协调性宫缩过强　不协调性宫缩过强
2. 寻找原因　加强宫缩
3. 最小剂量获得最佳宫缩
4. 前不均倾　高直后位　额后位　肩先露
5. 单臀先露　完全臀先露　不完全臀先露
6. 8
7. 剖宫产
8. 忽略性横位　病理性狭窄环
9. 臀位牵引术
10. 矢状径　骨盆入口前后径

三、选择题

[A1/A2 型]

1．D　2．E　3．D　4．B　5．E　6．D　7．E　8．A　9．E　10．B　11．D　12．D

13．E　14．E　15．C　16．B　17．D　18．D　19．E　20．D　21．B　22．A　23．D　24．B

25．B　26．A　27．D　28．A　29．B　30．B　31．A　32．E　33．E　34．A　35．D　36．D

37．C　38．E

[A3/A4 型]

1．D　2．A　3．E　4．E　5．A　6．D　7．E　8．C　9．A　10．E　11．B　12．B　13．C

14．C　15．B

[B 型]

1．A　2．D　3．C　4．E　5．B　6．A　7．B　8．A　9．D　10．C

[X 型]

1．ABCD　2．ADE　3．ACD　4．ABCDE　5．ABCE　6．ABCDE　7．BCE　8．BE　9．ABCDE

10．BCE　11．ABCD　12．ABCDE　13．ABCD　14．ABCDE　15．ABD

四、简答题

1．触诊宫缩；电子胎儿监护；宫腔内导管测量子宫收缩力。

2．10 min 内每次宫缩产生的压力相加而得。

3．宫颈成熟度评分，判断引产和加强宫缩的成功率。具体方法，通过阴道检查，了解宫颈口的扩张情况、长度、软硬程度、位置及先露部的位置，满分为 13 分，≥ 10 分均能引产成功，≤ 3 分多失败。

4．包括孕龄 ≥ 36 周，单臀先露，胎儿体重为 2500 ~ 3500 g，无胎头仰伸，骨盆大小正常，无其他剖宫产指征。

5．胎臀自然娩出至脐部后，胎肩及后出胎头由接产者协助娩出。

五、病例分析题

（1）该孕妇的骨盆存在异常。骨盆入口平面正常，中骨盆平面属于Ⅰ度临界性狭窄，骨盆出口也属于Ⅰ度临界性狭窄。

（2）Bishop 评分 8 分：宫颈前位（2 分），质地软（2 分），宫口 1 cm（1 分），宫颈管消退 70%（2 分），先露 S^{-2}（1 分）。

（3）分娩计划：产妇中骨盆及骨盆出口属于Ⅰ度临界性狭窄，根据宫高、腹围估计胎儿体重中等，尚有阴道分娩的条件；考虑目前宫颈成熟，存在协调性宫缩乏力，可给予人工破膜的方式加强宫缩。

第十五章 分娩期并发症

思维导图

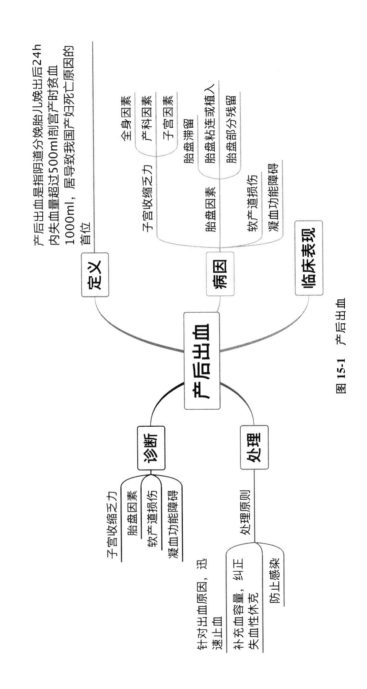

图 15-1 产后出血

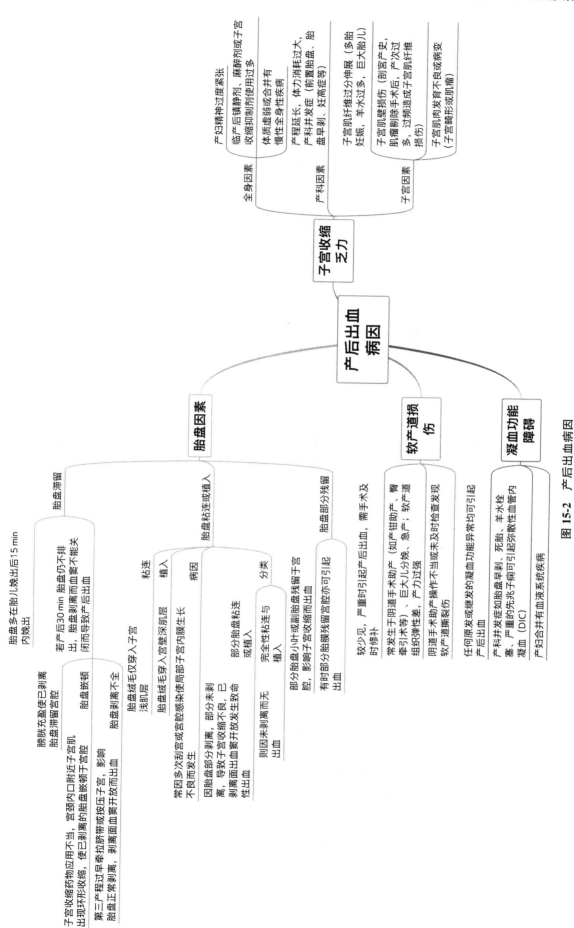

图 15-2　产后出血病因

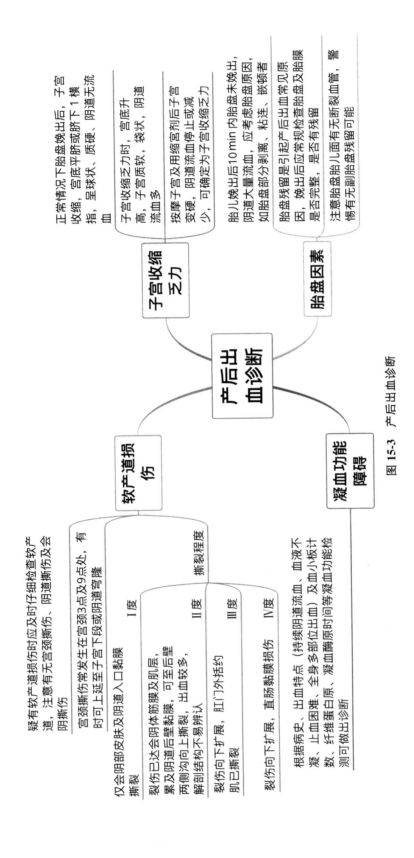

图 15-3　产后出血诊断

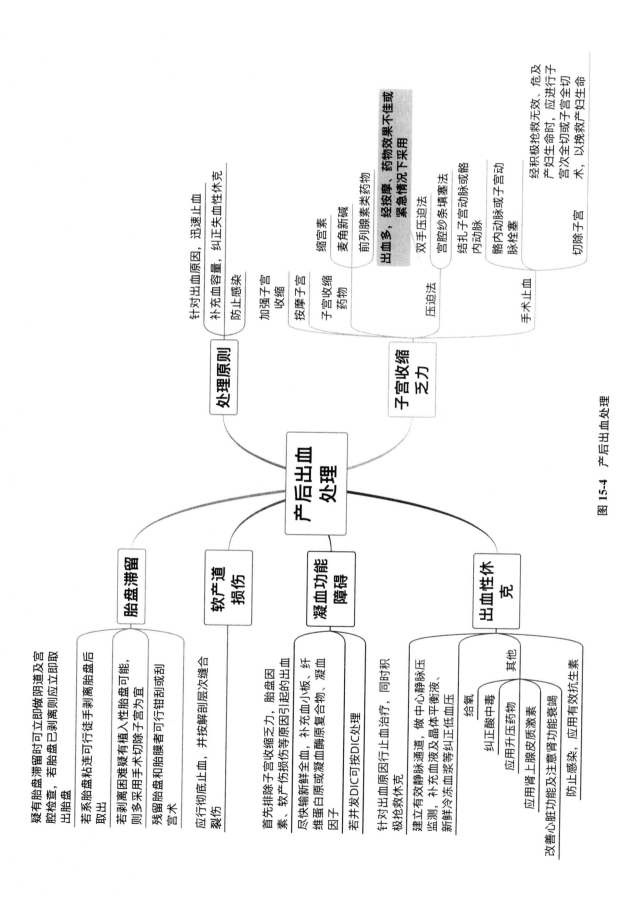

图 15-4 产后出血处理

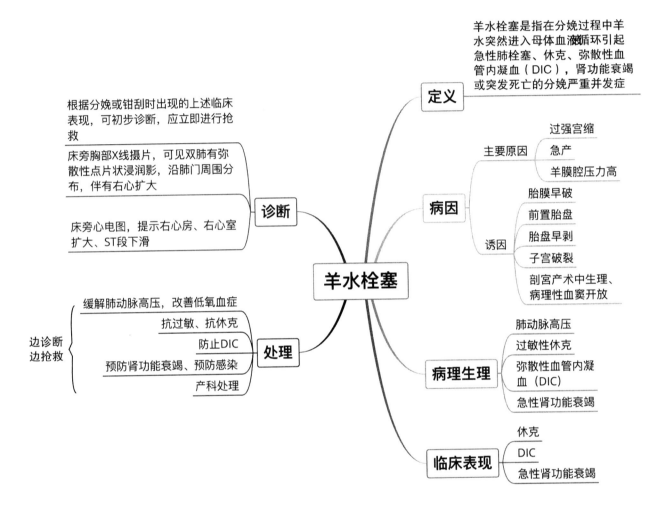

图 15-5　羊水栓塞

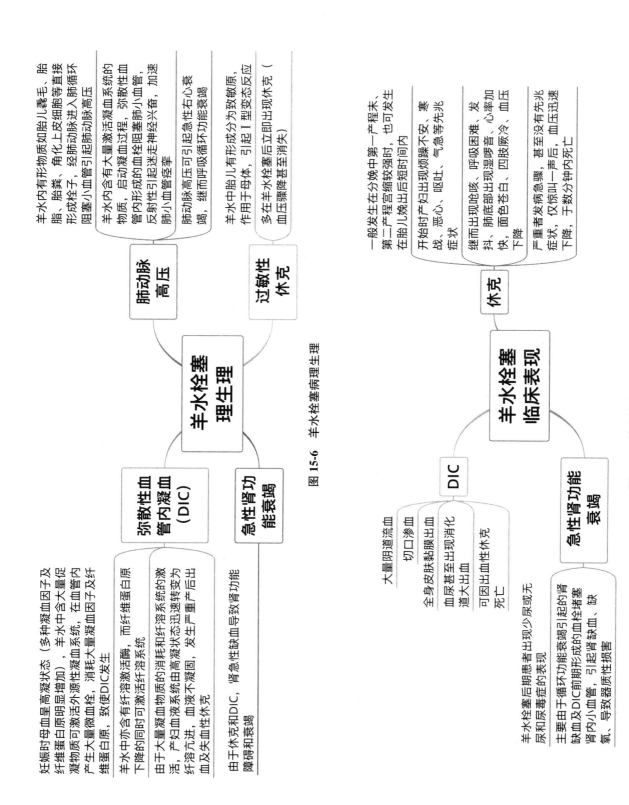

妊娠时母血呈高凝状态（多种凝血因子及纤维蛋白原明显增加），羊水中含大量促凝物质可激活外源性凝血系统，在血管内产生大量微血栓，消耗大量凝血因子及纤维蛋白原，致使DIC发生

羊水中亦含有纤溶激活酶，而纤维蛋白原下降的同时可激活纤溶系统

由于大量凝血物质的消耗和纤溶系统的激活，产妇血液由高凝状态迅速转变为纤溶亢进，血液不凝固，发生严重产后出血及失血性休克

由于休克和DIC，肾急性缺血导致肾功能障碍和衰竭

弥散性血管内凝血（DIC）

急性肾功能衰竭

羊水栓塞病理生理

肺动脉高压

过敏性休克

羊水内有形物质如胎儿毳毛，胎脂、胎粪、角化上皮细胞等直接形成栓子，经肺动脉进入肺循环阻塞肺小血管引起肺动脉高压

羊水内含有大量激活凝血系统的物质，启动凝血过程，弥散性血管内形成的血栓阻塞肺小血管，反射性引起迷走神经兴奋，加速肺小血管痉挛

肺动脉高压可引起急性右心衰竭，继而心肺循环功能衰竭

羊水中胎儿有形成分为致敏原，作用于母体，引起I型变态反应

多在羊水栓塞后立即出现休克（血压骤降甚至消失）

图 15-6　羊水栓塞病理生理

羊水栓塞后期患者出现少尿或无尿和尿毒症的表现

主要由于循环衰竭引起的肾缺血及DIC前期形成的血栓堵塞肾内小血管，引起肾缺血、缺氧，导致肾实质性损害

大量阴道流血

切口渗血

全身皮肤黏膜出血

血尿甚至出现消化道大出血

可因出血性休克死亡

DIC

急性肾功能衰竭

羊水栓塞临床表现

休克

一般发生在分娩中第一产程末、第二产程宫缩较强时，也可发生在胎儿娩出后短时间内

开始时产妇出现烦躁不安、寒战、恶心、呕吐、气急等先兆症状

继而出现呛咳、呼吸困难、发抖，肺底部出现湿啰音、心率加快，面色苍白、四肢厥冷、血压下降

严重者发病急骤，甚至没有先兆症状，仅惊叫一声后，血压迅速下降，于数分钟甚至死亡

图 15-7　羊水栓塞临床表现

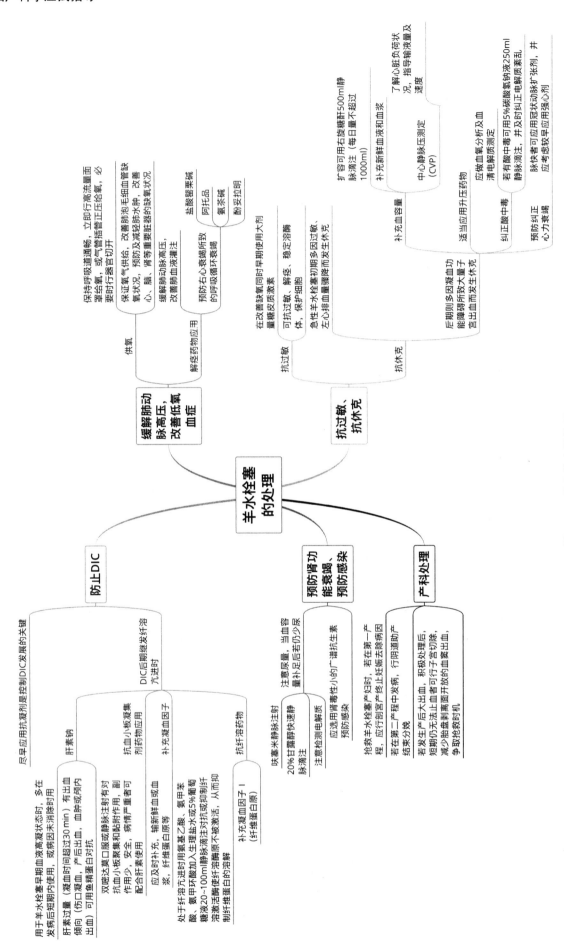

图 15-8 羊水栓塞的处理

羊水栓塞的处理

缓解肺动脉高压，改善低氧血症

供氧
- 保持呼吸道通畅，立即行高流量面罩给氧，或气管插管正压给氧，必要时行器官切开
- 保证氧气供给，改善肺泡毛细血管缺氧状况，预防及减轻肺水肿，改善心、脑、肾等重要脏器的缺氧状况
- 缓解肺动脉高压，改善肺循环淤注
- 预防右心衰竭所致的呼吸循环衰竭

解痉药物应用
- 盐酸罂粟碱
- 阿托品
- 氨茶碱
- 酚妥拉明

抗过敏、抗休克

抗过敏
- 在改善缺氧的同时早期使用大剂量糖皮质激素
- 可抗过敏、稳定溶酶体、保护细胞

抗休克
- 急性羊水栓塞初多因过敏、左心排血量骤降而发生休克
- 后期则多因凝血功能障碍所致大量出血出血而发生休克

补充血容量
- 扩容可用右旋糖酐500ml静脉滴注（每日量不超过1000ml）
- 补充新鲜血液和血浆
- 中心静脉压测定（CVP）
  - 了解心脏负荷状况，指导输液量及速度

适当应用升压药物

纠正酸中毒
- 应做血氧分析及血清电解质测定
- 若有酸中毒可用5%碳酸氢钠液250ml静脉滴注，并及时纠正电解质紊乱

预防纠正心力衰竭
- 脉快者可应用冠状动脉扩张剂，并应考虑较早应用强心剂

防止DIC

尽早应用抗凝剂是控制DIC发展的关键

肝素钠
- 用于羊水栓塞早期血液高凝状态时，多在发病后短期内使用，或发病因未消除时用
- 肝素过量（凝血时间超过30 min）有出血倾向（伤口出血、产后出血、血肿或预内出血）可用鱼精蛋白对抗
- 双嘧达莫口服或静脉注射有对抗血小板聚集和黏附作用，副作用少、安全、病情严重者可配合肝素使用

抗血小板凝集剂药物应用

补充凝血因子
- 应及时补充、输新鲜血或血浆、纤维蛋白原等

抗纤溶药物
- 处于纤溶亢进时用氨基己酸、氨甲苯酸、氨甲环酸加入生理盐水或5%葡萄糖液20~100ml静脉滴注或抑制纤溶激活使纤溶酶原不被激活，从而抑制纤维蛋白的溶解

补充凝血因子Ⅰ（纤维蛋白原）

DIC后期继发纤溶亢进时

预防肾功能衰竭、预防感染

- 注意尿量，当血容量补足后若仍少尿
- 呋塞米静脉注射
- 20%甘露醇快速静脉滴注
- 注意检测电解质
- 应选用肾毒性小的广谱抗生素预防感染

产科处理

- 抢救羊水栓塞产妇时，若在第一产程，应行剖宫产终止妊娠去除病因
- 若在第二产程中发病，行阴道助产结束分娩
- 若发生产后大出血，积极处理后短期仍无法止血者可行子宫切除，减少胎盘剥离面开放的血窦出血，争取抢救时机

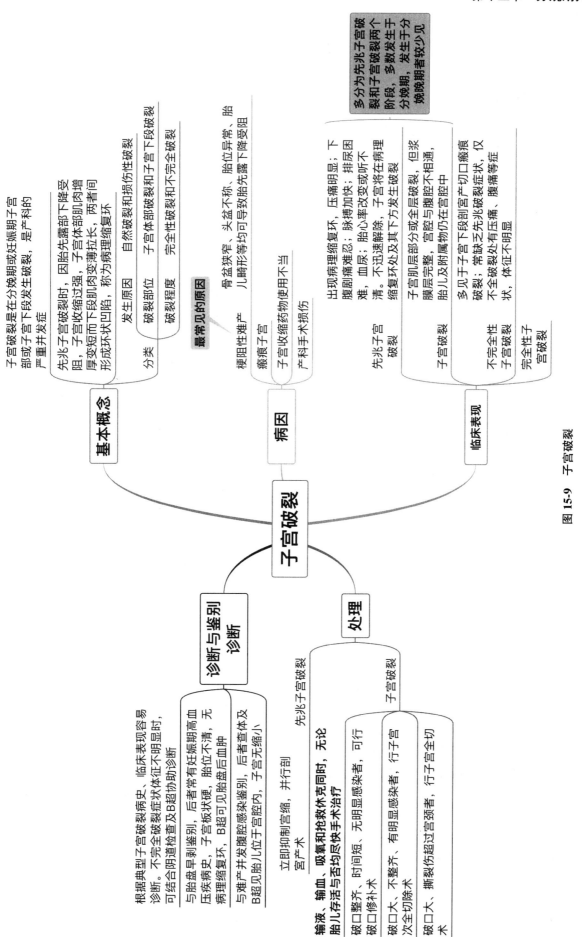

图 15-9 子宫破裂

子宫破裂是在分娩期或妊娠期子宫体部或子宫下段发生破裂，是产科的严重并发症

基本概念

根据典型子宫破裂病史、临床表现容易诊断。不完全破裂症状体征不明显时，可结合阴道检查及B超协助诊断

与胎盘早剥鉴别，后者常有妊娠期高血压疾病史、子宫板状硬、胎位不清、无病理缩复环，B超可见胎盘后血肿

与难产并发腹腔感染鉴别，后者查体及B超见胎儿位子宫腔内，子宫无缩小

诊断与鉴别诊断

先兆子宫破裂时，因胎先露部下降受阻，子宫收缩过强，子宫体部肌肉增厚变短而下段肌肉变薄拉长，两者间形成环状凹陷，称为病理缩复环

发生原因 自然破裂和损伤性破裂

破裂部位 子宫体部破裂和子宫下段破裂

破裂程度 完全性破裂和不完全破裂

分类

病因

最常见的原因

梗阻性难产

瘢痕子宫

子宫收缩药物使用不当

产科手术损伤

骨盆狭窄、头盆不称、胎位异常、胎儿畸形等均可导致胎先露下降受阻

临床表现

先兆子宫破裂 出现病理缩复环，压痛明显；下腹剧痛难忍；脉搏加快；排尿困难、血尿；胎心速变改变或听不清、不迅速解除，子宫将在病理缩复环处及其下方发生破裂

子宫破裂 子宫肌层部分或全层破裂，但浆膜层完整，宫腔与腹腔不相通，胎儿及附属物仍在宫腔中

不完全性子宫破裂 多见子宫下段剖宫产切口瘢痕破裂；常缺乏先兆破裂症状，仅不全破裂处有压痛，腹痛等症状、体征不明显

完全性子宫破裂

处理

先兆子宫破裂

立即抑制宫缩，并行剖宫产术

子宫破裂

输液、输血、吸氧和抢救休克同时，无论胎儿存活与否均尽快手术治疗

破口整齐、时间短、无明显感染者，可行破口修补术

破口大、不整齐、有明显感染者，行子宫次全切除术

破口大、撕裂伤超过宫颈者，行子宫全切术

多分为先兆子宫破裂和子宫破裂两个阶段，多数发生于分娩期，发生于妊娠晚期者较少见

子宫破裂

试　题

一、名词解释

1．postpartum hemorrhage　2．retained placenta　3．placenta accrete　4．placenta increta

5．amniotic fluid embolism　6．rupture of uterus　7．complete rupture of uterus

8．incomplete rupture of uterus　9．pathologic retraction ring　10．Sheehan syndrome

二、填空题

1．妊娠期子宫破裂与_____、_____、_____、_____和_____有关。

2．羊水栓塞的临床经过大致可分为_____、_____和_____三个时期。

3．妊娠期子宫破裂多发生在_____期，个别发生在_____期。

4．产妇发生产后出血，严重者可致席汉综合征，是_____功能减退的表现。

5．胎盘因素引起的产后出血原因包括_____、_____、_____、_____、_____、
_____。

6．产后出血常发生的 3 个时期包括_____、_____及_____，最常发生在_____期。

7．产后出血的原因有_____、_____、_____、_____ 4 类。

8．先兆子宫破裂的征兆有；出现_____和_____。

三、选择题

【A1/A2 型】

1．下列哪种情况在临床上最易出现病理缩复环?

　　A．胎儿畸形

　　B．子宫收缩乏力

　　C．头盆不称

　　D．软产道异常

　　E．臀位

2．关于产后出血的定义，下列叙述正确的是

　　A．分娩过程中，出血量达 500 ml 以上者

　　B．胎盘娩出后，阴道流血量达 500 ml 以上者

　　C．胎儿娩出后，阴道流血量达 500 ml 以上者

　　D．胎儿娩出后，24 h 内阴道流血量达 500 ml 以上者，或剖宫产术中＞ 1000 ml

　　E．产后 24 h 后到产后 10 天内阴道流血达 500 ml 以上者

3．胎盘娩出后，阴道活动出血，子宫轮廓不清，首选下列何种处置最恰当

　　A．按摩子宫并注射缩宫素

　　B．阴道检查有无软产道裂伤

　　C．配血

　　D．查凝血功能

　　E．开放静脉输液

4．当产程中产妇出现呼吸困难，考虑羊水栓塞时，下述治疗措施不恰当的是

　　A．面罩给氧，必要时给予气管插管

　　B．给予氧流量 5 ～ 10 L/min

　　C．静脉推注地塞米松 20 ～ 40 mg

　　D．静脉注射氨茶碱

　　E．静脉给予前列地尔

5．羊水栓塞出现 DIC 早期表现，下述措施较为慎重的是

　　A．给予肝素

　　B．给予止血药，如 6- 氨基己酸

　　C．输新鲜血

　　D．给予纤维蛋白原

　　E．促进宫缩

6．胎儿娩出后，阴道持续流血 10 min，量已超过 200 ml，色鲜红，子宫轮廓清楚，首选的措施是

　　A．按摩子宫

　　B．注射缩宫素

　　C．输血

　　D．娩出胎盘，检查软产道

7．正常分娩胎儿娩出后，子宫收缩乏力引起的产后出血，除给予子宫收缩药物以外，首选的措施是

　A．乙醚涂擦阴道

　B．β₂受体抑制剂

　C．迅速用手法按摩子宫刺激宫缩

　D．宫腔填塞纱布

　E．产后刮宫

8．产后出血，最常见的病因为

　A．子宫收缩乏力

　B．产妇体力衰竭

　C．急产

　D．胎盘残留

　E．副胎盘

9．在产后出血原因中，下列哪种疾病应首先考虑用切除子宫的方法止血

　A．宫缩乏力

　B．胎盘嵌顿

　C．胎盘粘连

　D．胎盘植入

　E．凝血功能障碍

10．在山区发生产后出血，病情危急，诊断为宫缩乏力，如需转院应如何进行处置

　A．乙醚刺激阴道

　B．压迫腹主动脉

　C．肌内注射前列腺素

　D．宫腔内填塞纱条或水囊

　E．子宫切除

11．胎盘嵌顿于子宫狭窄环以上，排出困难时应

　A．按摩子宫促进收缩压出胎盘

　B．徒手剥离胎盘

　C．大号钝性刮匙取胎盘

　D．麻醉后手取胎盘

　E．子宫切除术

12．胎儿娩出后，随即阴道大量出血，下列哪项处置最正确

　A．立即设法使胎盘娩出，并注射缩宫素

　B．阴道检查有无软产道裂伤

　C．抽血交叉配血

　D．查凝血功能

　E．立即开放静脉通路

13．下述叙述与子宫缩复环异常上升有密切关

系的是

　A．前置胎盘

　B．胎盘早剥

　C．先兆子宫破裂

　D．羊水过多

　E．巨大儿

14．临床上先兆子宫破裂主要依靠哪项体征进行诊断

　A．休克

　B．突然感到剧烈腹痛

　C．不能解释的胎心异常

　D．高烧，脉搏快

　E．宫口扩张无进展

15．关于子宫破裂，下列叙述正确的是

　A．子宫下段剖宫产的瘢痕较古典式剖宫产的瘢痕更易破裂

　B．病理性缩复环高达平脐应考虑先兆子宫破裂

　C．阴道分娩时易发生下段破裂

　D．子宫破裂时应迅速从阴道娩出胎儿

　E．有血尿即可诊断子宫破裂

16．出现先兆子宫破裂时应立即

　A．吸氧

　B．补液

　C．行剖宫产

　D．胎儿死亡者行穿颅术

　E．活胎行产钳术

17．当出现羊水栓塞症状时，不应采取的治疗措施是

　A．立即启动全院性抢救

　B．鼻导管给氧

　C．静脉点滴氢化可的松

　D．静脉推注氨茶碱

　E．输血补充凝血因子

18．关于羊水栓塞的处理，下列叙述正确的是

　A．解除肺动脉高压是主要措施之一

　B．肾上腺皮质激素必须慎用

　C．立即终止妊娠可提高治愈率

　D．对出血不止的患者，可在休克状态下行子宫切除术

　E．休克早期用低分子右旋糖酐将加重休克

19．关于预防羊水栓塞，下列叙述正确的是

　A．羊水栓塞多发生在宫缩过弱的产妇

　B．人工破膜时应在宫缩间歇期

E．注射抗生素

167

C. 中期引产行钳刮术时应先注射缩宫素后破水再钳刮

D. 宫缩过强时不应给予减弱子宫收缩的药物，以免影响产程进展

E. 中期妊娠羊膜腔穿刺引产术不会发生羊水栓塞

20. 在第一产程中发生羊水栓塞时的处理原则是

A. 应用缩宫素加速分娩

B. 立即行剖宫产

C. 立即切除子宫，阻断羊水内容物进入母体循环

D. 改善母体呼吸和循环功能，纠正凝血功能障碍，积极终止妊娠

E. 防止肾衰竭

21. 关于子宫破裂的诊断和处理，下列叙述正确的是

A. 先兆子宫破裂时，应抑制宫缩等待分娩

B. 子宫突然破裂，胎儿已经死亡，可等待自然分娩

C. 有血尿即可诊断子宫破裂

D. 子宫破裂后，子宫收缩停止，可继续观察

E. 一旦确诊均应手术，并视情况行裂口修补缝合或子宫全切、次全切除

22. 有关羊水栓塞的处理，下列叙述正确的是

A. 解除肺动脉高压，可用罂粟碱、阿托品及氨茶碱等药物

B. 针对休克增加补液量

C. 即使出现酸中毒，也不能使用碱性药物

D. 为防止微血栓形成，不宜使用抗凝药物

E. 应先抢救，不急于终止妊娠

23. 羊水栓塞易发生在以下哪种情况

A. 滞产

B. 初产妇

C. 子痫

D. 缩宫素点滴同时行人工破膜引产

E. 羊水过少

24. 发现羊水栓塞，产妇呼吸困难时，最恰当的处理是

A. 面罩加压给氧，静脉注射氨茶碱

B. 输新鲜血

C. 马上应用肝素

D. 给予纤溶抑制剂

E. 剖宫产

25. 羊水栓塞发生 DIC 的高凝期应用

A. 纤维蛋白原

B. 抗凝基础上输新鲜血

C. 对羧基苄胺

D. 肝素

E. 地塞米松

26. 羊水栓塞为一种严重的产科并发症，针对以下哪项诱发因素要提高警惕

A. 滞产、产妇衰竭

B. 前置胎盘

C. 重度先兆子痫并发 DIC

D. 缩宫素点滴 + 人工破膜引产

E. 羊水过少的孕妇水囊引产时

27. 子宫先兆破裂的表现是

A. 血压下降

B. 呼吸心律正常

C. 阴道流血

D. 宫缩过强

E. 缩复环上升

28. 关于羊水栓塞的病因，下列叙述错误的是

A. 羊水中的凝血活酶进入母血，导致 DIC

B. 羊水中有形成分反应

C. 胎粪的化学成分，引起母体变态反应

D. 羊水内有形成分，可致肺动脉高压

E. 羊水栓塞时肾最先出现症状

29. 关于子宫破裂，下列叙述错误的是

A. 子宫破裂多发生在分娩期

B. 经产妇比初产妇多见

C. 前次体部剖宫产瘢痕在妊娠晚期可自然破裂

D. 子宫下段剖宫产瘢痕破裂常发生于临产后，常为不完全破裂

E. 宫口未开全时经阴道助产最易发生子宫下段破裂

30. 下列叙述不符合子宫破裂体征的是

A. 产妇突然感到剧烈腹痛呈休克状态

B. 胎动频繁，胎心变快

C. 全腹压痛，肌紧张

D. 先露上升，子宫口回缩

E. 可有血尿

31. 关于病理缩复环，下列叙述错误的是

A. 为克服产道阻力，子宫收缩继续加强

B. 子宫上段逐渐变厚

C．子宫下段有压痛

D．子宫下段被扩张而变薄变长

E．此环不随子宫收缩而逐渐上升

32．关于子宫先兆破裂的临床表现，下列叙述不正确的是

A．脉搏增快

B．突然出现贫血状况

C．呼吸短促

D．宫缩过强

E．病理缩复环出现

33．下列疾病不会引发弥散性血管内凝血的是

A．羊水栓塞

B．胎盘早期剥离

C．前置胎盘

D．先兆子痫

E．死胎稽留

34．下列哪种不是羊水栓塞的诱因？

A．前置胎盘

B．急产

C．剖宫产

D．死胎

E．催产素点滴人工破膜术引产

35．羊水栓塞时，解除肺动脉高压选用的药物不包括

A．罂粟碱

B．阿托品

C．氨茶碱

D．尼可刹米

E．前列地尔

36．羊水栓塞起病急，病情凶，死亡率高，下列哪项不属于其基本病理表现

A．肺动脉高压，呼吸及循环衰竭

B．弥散性血管内凝血

C．肾衰竭

D．肝功能衰竭

E．过敏性休克

37．子宫破裂的原因不包括

A．骨盆狭窄

B．头盆不称

C．横位

D．子宫收缩不协调

E．产程较长

38．子宫破裂的主要临床表现不应有

A．突然剧烈腹痛

B．子宫出现痉挛性缩复环

C．胎心消失

D．很快进入休克

E．再无宫缩

39．引起子宫破裂的原因不包括

A．剖宫产史

B．胎盘早剥

C．多次剖宫或人工开腹取胎手术

D．曾行肌瘤剔除的手术

E．子宫发育不良

40．预防子宫破裂，行手术产时的注意事项不包括

A．禁止使用高位产钳

B．宫口未开全，一般不宜做产钳式臀牵引术

C．有子宫痉挛性缩窄环时应剖宫产

D．人工剥离胎盘时，严禁用手指抠取

E．忽略性横位，不宜做内倒转术

41．下列叙述不属于早期防治子宫破裂的注意事项的是

A．剖宫产史者严禁缩宫素点滴

B．子宫有瘢痕者，分娩过程中持续胎心监护

C．如发现病理缩复环，应行剖宫产术

D．如有子宫破裂，阴道检查可发现宫口回缩，先露上升

E．手术助产后应做阴道检查

42．下述叙述不是宫缩乏力产后出血的原因的是

A．膀胱充盈

B．巨大胎儿

C．双胎

D．脐带附着于胎膜（帆状胎盘）

E．羊水过多

43．下列叙述不是子宫-胎盘卒中的处理的是

A．按摩子宫

B．宫壁内注射宫缩剂

C．经积极处理，子宫仍不收缩，应立即切子宫

D．经积极处理出现血液不凝，立即切子宫

E．子宫动脉栓塞

44．可引起产科休克的疾病不包括

A．产后出血

B．早产

C．羊水栓塞

D．胎盘早剥

E．子宫破裂

45．对胎盘未剥离或未排出前出血的处理，以下叙述不正确的是

 A．胎盘已剥离而未排出，膀胱过胀，应先导尿并轻牵脐带协助娩出

 B．胎盘有粘连或排出胎盘有缺损，应行人工剥离胎盘术

 C．胎盘嵌顿在狭窄环上，可在宫颈封闭后，用手指扩张取出

 D．胎儿娩出如阴道出血多应立即行人工剥离胎盘术

 E．植入性胎盘，子宫切除术是最安全的治疗方法

46．以下哪项措施不是产后宫缩乏力性出血时的一般止血方法

 A．按摩子宫

 B．子宫腔内填塞纱条

 C．注射催产素

 D．行全子宫切除术

 E．子宫肌层注射麦角新碱

47．以下哪种情况不容易发生产后出血

 A．双胎

 B．羊水过多

 C．妊娠高血压疾病

 D．滞产

 E．FGR

48．下列哪项不是产后 2 h 内必须观察的项目

 A．子宫收缩、流血量

 B．乳汁分泌情况

 C．会阴阴道有无血肿

 D．膀胱充盈否

 E．子宫底高度

49．以下哪种情况不是产后出血的常见原因

 A．早产

 B．重度先兆子痫

 C．肝炎

 D．双胎妊娠

 E．继发宫缩无力，滞产

50．关于预防产后出血的措施，下列叙述错误的是

 A．防止产程延长，避免体力过度消耗

 B．单胎分娩时胎肩娩出后给予催产素

 C．持续按摩子宫

D．胎儿娩出后快速压挤宫底，促胎盘娩出

E．产后出血高危因素的早期识别

51．关于产后宫缩乏力性出血的处理，不正确的叙述是

 A．处理原则为迅速止血，防治休克及预防感染

 B．用各种方法刺激子宫收缩

 C．立即补充凝血因子

 D．积极补充血容量

 E．不能有效止血时行子宫动脉结扎或子宫次全切除

52．关于会阴阴道裂伤，下列叙述不正确的是

 A．按裂伤的程度，可分为四度

 B．会阴皮肤及阴道黏膜撕裂，未达肌层为Ⅰ度裂伤

 C．裂伤已达会阴体肌层，累及阴道后壁黏膜，但未伤及肛门外括约肌为Ⅱ度裂伤

 D．肛门外括约肌已断裂，阴道直肠间隔及直肠前壁断裂为Ⅳ度裂伤

 E．除Ⅲ度裂伤外，均不需缝合

53．关于会阴阴道裂伤，下列叙述不正确的是

 A．常见于初产妇

 B．多发生于后联合

 C．分娩结束后，应按原来解剖关系逐层修补缝合

 D．按裂伤部位，可分为两度

 E．Ⅲ度裂伤愈合不良可影响排便功能

54．关于凝血功能障碍所致产后出血的临床表现，下列叙述不正确的是

 A．出血及血不凝

 B．休克

 C．栓塞症状

 D．贫血

 E．阴道有大血块

55．下列哪项叙述不是产后宫缩乏力性出血的原因

 A．宫颈息肉

 B．子宫肌纤维过度伸展、退行性变

 C．子宫肌发育不良

 D．子宫肌水肿及渗血

 E．临产后使用镇静剂过多或麻醉过深

56．产后出血的治疗原则不包括

 A．鉴别出血原因

B．鼓励进食

C．抗休克

D．预防感染

E．制止出血

57．可引起凝血机制障碍的疾病不包括

A．死胎

B．胎盘早期剥离

C．边缘性前置胎盘

D．妊娠高血压疾病

E．羊水栓塞

58．为减少产后出血，下述叙述不正确的是

A．第二产程避免胎儿过快娩出

B．胎头娩出后，应在子宫松弛时协助前后肩及胎体娩出

C．先露已衔接，宫口已开全，为减少产后出血，可先注射宫缩剂

D．第三产程胎盘未剥离，若阴道出血不多不应按摩子宫或牵拉脐带

E．胎儿娩出后若出血多，进行手取胎盘

59．产后出血不常见于

A．前置胎盘

B．胎盘早剥

C．子宫肌瘤合并妊娠

D．子宫收缩乏力

E．胎膜早破

60．产后出血的常见原因不包括

A．球拍状胎盘

B．胎盘排出不全

C．凝血机制异常

D．宫缩乏力

E．软产道裂伤

61．双胎妊娠，足月分娩，产后1个多小时，阴道出血300 ml，挤压宫底，宫底位于脐上，子宫轮廓不清，排出血块约300 ml后，测血压110/70 mmHg。首先给予的处理是

A．输血补液

B．检查软产道

C．查血小板、凝血酶原时间、3P试验

D．阴道填塞纱布条

E．使用子宫收缩剂

62．25岁，第1胎，妊娠足月，规律宫缩1 h来诊，当时宫口开大4 cm，由于宫缩过强，在产妇用力下，胎儿顺利娩出，当即

有鲜血流出，5 min后胎盘自然娩出，检查胎盘完整，子宫收缩良好，但有持续性阴道出血（鲜红色伴有血块）达400 ml，检查会阴无裂伤。最可能的出血原因为

A．乏力性子宫出血

B．羊水栓塞

C．胎膜残留

D．宫颈裂伤

E．凝血功能障碍

63．孕足月初产妇，总产程15 h，新生儿体重4250 g，胎盘娩出后有间歇性阴道流血量多、宫底增高，应考虑

A．阴道静脉破裂

B．凝血机制障碍

C．胎盘残留

D．宫颈裂伤

E．宫缩乏力

64．初产妇，产程仅3 h，胎儿娩出2 min后胎盘娩出，检查完整，宫颈撕裂，修补后阴道出血仍不止，抽血行试管法6 min见凝血块，子宫时软时硬。此时发生产后出血原因可能是

A．宫缩乏力

B．胎盘滞留

C．产道损伤

D．凝血功能障碍

E．子宫复旧不良

65．产妇于胎儿娩出后20 min，胎盘胎膜尚未排出，阴道活动性出血量多，立即应给予以下哪种处理

A．用手剥离胎盘后取出

B．牵拉脐带使胎盘娩出

C．用胎盘钳夹取胎盘

D．以纱布条填塞子宫后行子宫切除术

E．注射宫缩剂，刺激子宫收缩并娩出胎盘

66．经产妇，孕40周，产程进展24 h，宫口开大4 cm。给予催产素加强宫缩，宫缩持续不缓解，胎心100次/分，耻上有压痛。应考虑是

A．胎盘早剥

B．先兆子宫破裂

C．高张性宫缩乏力

D．子宫收缩过强

E．痉挛性子宫收缩

67. 28 岁，现妊娠 39 周，下腹阵发性坠痛，烦躁不安。3 年前曾有剖宫产史。宫缩 40 ~ 50 s/2 min，下腹部有压痛，胎心基线变异消失，肛查先露浮，宫口开 4 cm，人工破膜见羊水淡绿色，导尿后镜检红细胞（+）。首先应考虑为
    A．前置胎盘
    B．胎盘早剥
    C．先兆子宫破裂
    D．子宫破裂
    E．妊娠合并肾盂肾炎

68. 28 岁孕妇，于分娩期突然发生原因不明的休克，随后呼吸困难，发绀，痉挛发作，数分钟后死亡，最可能的诊断是
    A．胎盘早剥
    B．急性左心衰竭
    C．子痫
    D．羊水栓塞
    E．产后血液循环衰竭

69. 妊娠 14 周，行钳刮术，破膜后，突然烦躁，寒战，咳嗽，呼吸及心率加快，血压轻度下降，应及早采取何种急救措施
    A．阿托品静脉注射
    B．输鲜血
    C．快速给予氢化可的松静点
    D．立即剖腹探查
    E．注射升压药间羟胺（阿拉明）

70. 初孕妇，妊娠 30 周，宫缩 10 s/l ~ 2 min，宫口开大 7 cm，先露 S^{-1}，于宫缩时行人工破膜，产妇烦躁不安，呼吸困难，惊叫一声，测血压为 0 kPa，脉搏不清，数分钟内即死亡。最可能的诊断是
    A．急性心力衰竭
    B．先兆子痫，脑出血
    C．重型胎盘早剥隐性出血，失血性休克
    D．羊水栓塞
    E．子宫破裂，失血性休克

71. 初产妇于胎儿娩出后短时间内，突然出现烦躁不安、寒战、呕吐、咳嗽。呼吸困难、发绀、脉搏加快。首先应考虑
    A．产后感染
    B．先兆子痫
    C．羊水栓塞
    D．脑血管意外

    E．癫痫

72. 第二胎足月分娩，宫口近开全，宫缩强，自然破水后，突有咳嗽，继之发绀、寒战、并呈休克状态。下列哪项急救措施不恰当
    A．抗凝——肝素
    B．纠正呼吸困难——正压面罩给氧
    C．解除肺动脉高压——氨茶碱
    D．抗休克——去甲肾上腺素
    E．抗过敏——地塞米松

73. 26 岁，初产妇，孕期检查：头位，胎头浮，骨盆外测量为：髂棘间径 23 cm，髂嵴间径 26 cm，骶耻外径 17.5 cm，出口横径 7.5 cm。妊 39 周临产，规律宫缩 4 h 后自然破水。宫缩频、强，产妇呻吟腹痛。破水 8 h 后检查：血压 130/80 mmHg，脉搏 120 次 / 分，宫缩频，宫缩时子宫呈葫芦状，在脐上方有上下段分界凹陷，下段长，压痛明显，胎心 132 次 / 分，胎儿头位，阴道检查宫口近开全，胎膜破，胎头 S^{-1}。应立即
    A．吸氧，给镇静剂，观察进展
    B．剖宫产
    C．试行产钳助产
    D．给予稀释缩宫素待胎头拨露
    E．胎头吸引器助产

【A3/A4 题】

28 岁经产妇，G5P1，5 年前行剖宫产，现妊 33 周。因下腹疼痛 12 h，由外院转来。在门诊产妇突然晕厥，意识尚清醒。查体见：BP 60/34 mmHg，P120 次 / 分，贫血貌，腹部膨隆，移动性浊音（+），子宫轮廓不清楚，腹部可清楚触及胎体。

1. 最可能的诊断是
    A．子宫破裂
    B．先兆早产
    C．胎盘早剥
    D．自发性脾破裂
    E．妊娠合并卵巢肿物破裂

2. 为明确诊断，最好行何种检查
    A．阴道检查
    B．B 超
    C．X 线腹部摄片
    D．纤维蛋白原
    E．CA125

3．最适合的处理是

 A．开放静脉

 B．输新鲜血

 C．开腹探查

 D．纠正休克

 E．吸氧

4．最不应行的手术为

 A．子宫修补

 B．子宫切除

 C．绝育

 D．髂内动脉结扎

 E．双侧卵巢＋子宫全切

经产妇，曾人工流产一次，中期引产一次。此次妊娠 22^{+3} 周，B 超提示"胎死宫内"，行前列腺素引产。引产过程中，产妇突然面色苍白，胸闷，查体：BP 70/40 mmHg，P 116 次 / 分，腹部膨隆，子宫形状不清，腹穿抽出新鲜血 5 ml。

5．最主要的诊断是

 A．自发性脾破裂

 B．胎盘早剥

 C．前置胎盘

 D．子宫破裂

 E．羊水栓塞

6．最适合的处理是

 A．输血

 B．阴道检查

 C．开腹探查

 D．B 超

 E．吸氧

7．产生此情况最可能的原因为

 A．产道梗阻

 B．宫缩过强

 C．宫缩不协调

 D．子宫瘢痕

 E．宫颈坚韧

8．以下检查中最晚出现异常的是

 A．纤维蛋白原

 B．肝功能

 C．凝血酶原时间

 D．出凝血时间

 E．尿常规

经产妇，5 年前曾剖宫产，现孕 37 周，产程中

产妇感腹痛剧烈。检查：宫高 34 cm，胎位 LOA，头浮，胎心 152 次 / 分，宫缩 50 s/2 min、强，子宫体部平脐部位凹陷，产妇烦躁不安，BP 120/80 mmHg，P 100 次 / 分。

9．最主要的诊断是

 A．胎盘早剥

 B．前置胎盘

 C．头盆不称

 D．先兆子宫破裂

 E．子宫破裂

观察过程中，产妇突然面色苍白，腹痛减轻，阴道少量出血，有血尿，BP 70/40 mmHg，P 124 次 / 分。

10．最可能出现的问题是

 A．子宫破裂

 B．胎盘早剥

 C．继发宫缩乏力

 D．前置胎盘

 E．胎儿宫内窘迫

11．首先进行的处理为

 A．吸氧

 B．输血

 C．阴道检查

 D．剖宫产

 E．纠正休克，开腹探查

12．手术中最应强调的是

 A．使用止血药物

 B．用普萘洛尔（心得安）降心率

 C．用肾上腺素升血压

 D．如保留子宫，应行绝育术

 E．切除双侧附件

孕足月，临产 3 h 后破水，羊水黄绿，胎心 110 ～ 120 次 / 分，宫缩 40 s/2 ～ 3 min，立即行剖宫产术。取出胎儿后，产妇突感呼吸困难，烦躁不安，呛咳，发绀，血压 80/50 mmHg，呼吸 50 次 / 分，双肺听诊有湿啰音。

13．最可能的诊断为

 A．子痫

 B．休克

 C．羊水栓塞

 D．心力衰竭

 E．急性肺炎

14．需立即进行处理，下列叙述不正确的是

A．鼻导管给氧

B．静脉推注氨茶碱，缓解肺动脉高压

C．静脉推注呋塞米（速尿），消除肺水肿

D．使用氢化可的松抗休克

E．缩宫素静脉滴注以加强宫缩

15．有关预防本病的注意事项，下列叙述错误的是

A．使用缩宫素引产要有适应证

B．宫缩过强时停用催产素

C．宫缩间歇期行人工破膜

D．剖宫产术会增加本病风险

E．钳夹术不会引起本病

16．当以呼吸循环衰竭为主要表现时，本病的死亡率为

A．> 70%

B．< 50%

C．50%

D．100%

E．50% ~ 70%

25 岁，初产妇，孕 40 周，头位，自然临产，产程顺利，宫口开全，头 S+3，自然破水，羊水黄绿。破水 10 min 后患者自觉呼吸困难，口唇青紫，烦躁，急查 BP 70/40 mmHg，心率 132 次 / 分，胎心 120 次 / 分。

17．对患者立即进行处理，以下叙述错误的是

A．加压给氧

B．头低脚高位

C．罂粟碱静脉推注

D．毛花苷 C（西地兰）静脉推注

E．输血补充血容量

18．关于终止妊娠的方法，下列叙述正确的是

A．立即剖宫产

B．等待自然分娩

C．产钳助产

D．缩宫素静脉滴注

E．穿颅术

19．该产妇可能的诊断是

A．肺心病

B．子痫

C．仰卧位综合征

D．羊水栓塞

E．子宫破裂

20．下列可出现的情况中，不包括

A．子宫破裂

B．新生儿窒息

C．阴道出血不止

D．呼吸循环衰竭

E．产妇死亡

孕 42 周，欲行引产术，阴道检查 Bishop 评分 8 分，即行人工破膜，羊水 III 度，胎心好。点滴缩宫素后患者突然觉呼吸困难，咳嗽，发绀。查体 BP 130/86 mmHg，P68 次 / 分，R28 次 / 分，神志不清，皮肤有出血点，双肺可闻湿啰音。

21．此患者最可能诊断为

A．子痫

B．重度先兆子痫并 DIC

C．急性肺炎

D．羊水栓塞

E．心力衰竭

22．需要立即进行处理，应除外

A．高压吸氧

B．静推罂粟碱以解除肺动脉高压

C．开放静脉，并静点氢化可的松

D．心率慢时可静注阿托品

E．大量输液，纠正休克

23．人工破膜引产适用于

A．先兆子痫

B．Bishop 评分 > 6 分

C．过期妊娠

D．胎盘早剥（轻、中、重）

E．前置胎盘

24．该患者的诊断中不包括的是

A．过期妊娠

B．羊水栓塞

C．急性肺炎

D．肺淤血

E．DIC

35 岁，经产妇，G3P1，6 年前足月顺产一女婴，体重 2900 g，健在。现孕 40 周，本次妊娠从未做过产前检查，临产 20 h，宫缩 40 s/1 ~ 2 min，胎儿体重估计 3500 g。检查：左枕前位，胎头高浮，膜破，宫口开大 2 cm，胎心 140 次 / 分，耻上有压痛，并伴血尿。

25．最应考虑到的问题是

A．胎儿窘迫

B．先兆子宫破裂

C．胎盘早期剥离

D．前置胎盘

E．子宫破裂

26．最适合的处理是

A．缩宫素静脉滴注引产

B．做骨盆测量

C．等待自然分娩

D．胎心监护

E．立即行剖宫产

27．下列处理措施中，不是必选项的是

A．B超

B．导尿

C．配血

D．抑制宫缩

E．手术准备

28．可能出现的情况中，不包括

A．子宫破裂

B．胎死宫内

C．膀胱炎

D．新生儿窒息

E．产妇休克

28岁，初产妇，足月临产，产程进展顺利，宫口开全1 h后，胎心100～110次/分，儿头 S^{+2}，LOT，羊水粪染，即手转儿头，低位产钳娩出女婴4000 g，新生儿出生后即哭。随之阴道有活动性鲜血流出约200 ml，胎盘自娩，检查完整，按压子宫轮廓清，宫底脐下一指，但阴道仍出血多，伴血块约300 ml。

29．最可能的诊断为

A．宫缩乏力

B．软产道损伤

C．凝血功能障碍

D．产程延长

E．胎盘残留

30．应立即做的检查是

A．导尿，排空膀胱以保证宫缩好

B．再检查胎盘有无异常

C．检查宫颈有无裂伤或侧切有无延裂

D．探查宫腔有无胎盘残留

E．测血压、脉搏及查凝血功能

31．以下何种情况不需处理

A．宫颈裂伤<1 cm，有活动性出血

B．宫颈息肉出血

C．宫颈糜烂出血压迫后无好转

D．宫颈裂伤<1 cm，无活动性出血

E．宫颈裂伤2 cm

32．下列叙述正确的是

A．黏膜和肌肉裂伤为会阴Ⅰ度裂伤

B．裂伤至肛门括约肌者为会阴Ⅱ度裂伤

C．裂伤至阴道侧穹隆者为会阴Ⅲ度裂伤

D．会阴Ⅱ度裂伤即可造成大便失禁

E．会阴侧切可损伤部分肛提肌

【B型】

A．子宫破裂

B．先兆子宫破裂

C．胎盘早剥

D．忽略性横位

E．脐带脱垂

1．经产妇，3年前剖宫产一男活婴。此次临产16 h，已破水。宫缩强，自觉下腹部压痛，左枕前位，先露高浮，胎心基线变异消失，宫口开大2 cm，排尿困难，可见肉眼血尿。最可能的诊断是

2．初产妇，临产15 h，已破水，宫缩先强后弱，检查血压80/50 mmHg，脉搏120次/分，腹部检查：全腹压痛，胎体可触及，子宫缩小位于胎儿侧边，胎心听不到，阴道少量出血。最可能的诊断是

3．初产妇，骨盆狭窄，临产20 h，已破水，腹部检查胎位时发现宫底部触不到胎先露，阴道检查宫口开大4 cm，胎儿手露出于阴道内。最可能的诊断是

A．高张性宫缩乏力

B．先兆子宫破裂

C．前置胎盘

D．子宫破裂

E．胎盘早剥

4．自觉宫缩很强，产程无进展最有可能是

5．无痛性阴道出血最有可能是

6．胎位不清，板状子宫，最有可能是

7．病理缩复环最有可能是

A．静脉注射缩宫素

B．用手剥离胎盘后取出

C．宫腔探查，取出残留胎盘、胎膜

D．行子宫切除术

E．等待胎盘自然娩出

8．胎儿娩出后 15 min，胎盘未娩出，阴道无活动出血，应立即

9．胎儿娩出后 10 min，胎盘胎膜未排出阴道，有活动出血，量多，应立即

10．胎盘剥离后排出，检查发现胎盘不完整，应立即

A．生理缩复环

B．病理缩复环

C．子宫痉挛性狭窄环

D．子宫下段

E．子宫破裂

11．初产妇分娩过程中，产程停滞，于脐上 1 cm 可见狭窄环，环随宫缩上升的是

12．分娩过程中，子宫收缩不协调，宫体可见两处狭窄环，位于胎儿颈及肢体相应部位，环不随宫缩上升的是

13．非孕期的子宫峡部，于妊娠晚期形成

A．镇静剂

B．产母衰竭

C．羊水过多

D．巨大胎儿

E．子宫肌瘤

14．足月自然分娩，男婴 4000 g，胎盘娩出后出血 400 ml。最可能的出血原因是

15．妊 38 周，因轻度先兆子痫治疗 2 周后引产，产钳助产，产后出血 350 ml，宫缩欠佳。最可能的出血原因是

16．足月临产后潜伏期 16 h，产母疲劳，在宫口开大 3 cm 后用缩宫素静脉点滴催产，4 h 后分娩，产后出血多，500 ml。最可能的出血原因是

A．胎盘粘连

B．副胎盘

C．胎盘植入

D．胎盘残留

E．胎盘息肉

17．正常分娩后检查胎盘完整，但宫缩欠佳，持续阴道出血 400 ml 以上，再细查胎盘，

发现边缘有一断裂血管，最可能为

18．足月分娩，胎儿娩出后 30 min 胎盘未娩出，无阴道出血，消毒徒手剥离胎盘，发现胎盘牢固黏于宫壁，稍用力剥则大量出血，最可能为

A．宫缩乏力性出血

B．产道损伤所致之出血

C．凝血机制障碍

D．胎盘剥离不全

E．子宫胎盘卒中

19．胎盘娩出后，大量阴道出血，子宫体松软，轮廓不清

20．胎盘娩出前，断断续续有大量暗红色血液流出，伴有血块

【X 型】

1．关于产后出血的预防，下列叙述正确的是

A．宫缩间歇期娩出肩及胎体

B．对有可能发生产后出血单胎者，常规于前肩娩出后静脉注射缩宫素

C．密切注意胎盘剥离征象，及时娩出胎盘

D．产后 2 h 内在产房观察阴道流血、宫缩及一般情况

E．胎儿娩出后阴道流血多时，立即协助娩出胎盘

2．有关产后出血，下列叙述正确的是

A．胎儿娩出后 24 h 内，阴道出血量超过 500 ml

B．一般发生于产后 2 h 内

C．休克时间长可发生垂体后叶功能减退

D．失血可使产妇抵抗力减低，成为产后感染的诱因

E．宫缩乏力是产后出血的最常见的原因

3．第二胎足月临产，宫口近开全，宫缩强，自然破水后突然有咳嗽，继之发生寒战并呈休克状态，下述急救措施恰当的是

A．纠正低氧血症——气管插管

B．改善微循环——右旋糖酐

C．解除肺动脉高压——前列地尔

D．抗过敏——氢化可的松

E．抗休克——去甲肾上腺素

4．关于子宫破裂，下列叙述正确的是

A．多发生于经产妇，特别是多产妇

B．最常见于分娩受阻时

C．有时发生在妊娠期

D．破裂时无剧烈腹痛

E．胎儿进入腹腔后才会有胎肢浅表感

5．下列情况符合先兆子宫破裂的是

A．病理缩复环的出现

B．子宫下段薄，压痛明显

C．胎儿窘迫

D．产妇烦躁不安，脉搏增快

E．血压下降，面色苍白，频繁呕吐

6．下述哪几项增加产后出血的可能

A．子宫肌瘤合并妊娠

B．滞产

C．双胎

D．多次刮宫

E．早产

7．下列疾病中，哪些疾病易发生产后出血

A．前置胎盘

B．双胎妊娠

C．先兆子痫

D．羊水过多

E．过期妊娠

四、简答题

1．产后出血的常见原因有哪些？简述诊断要点。

2．哪些产妇容易发生宫缩乏力性产后出血？

3．简述产后宫缩乏力性出血的诊断及处理要点。

4．胎盘剥离后滞留的原因是什么？如何处理？

5．简述预防产后出血的主要措施。

6．简述胎盘因素出血如何处理。

五、病例分析题

1．26 岁，孕 41 周，妊 3 产 1，人流 2 次，因第二产程延长行产钳助产术，胎儿 4000 g，15 min 后胎盘自然娩出。此后阴道出血量多，有血块，鲜红，5 min 内出血约 500 ml。

简述诊断与处理。

2．经产妇，34 岁。因停经 37^{+4} 周，阴道流液 3 h 入院。该患者孕期无异常。3 h 前无诱因突然阴道流液，色清，如小便样，无阵发性腹痛，尿便正常。4 年前足月妊娠顺产一男婴，健在。查体：生命体征处于正常范围，心肺无异常。腹膨隆近足月妊娠大小，子宫无收缩，胎位枕左前（LOA），胎头高浮。辅助检查：血 Hb 112 g/L，WBC 10.4×10^9/L，N：0.70，Plt 154×10^9/L，凝血指标正常。入院诊断为：① 37^{+4} 周妊娠，孕 2 产 1（G2P1）；②胎膜早破。入院次日，10 时 30 分给予引产。阴道内放置米索 30 μg，于 13 时出现不规律宫缩，20～30 s/10～15 min。于 16 时宫口通过一指，S^{-4}，宫缩仍不规律，遂给予缩宫素 2.5 U 加入乳酸林格 500 ml 中静脉滴注。开始 8 滴/分，逐渐调至出现规律宫缩。于 17 时宫口开大 8 cm，胎头下降顺利，S^{+2}，17 时 5 分宫口开全，17 时 15 分顺利经阴道分娩一女婴，体重 3000 g，生后 Apgar 评分 1 min 3 分，5 min 8 分。胎儿娩出后 10 min，胎盘胎膜娩出，17 时 35 分阴道开始多量流血，数分钟内出血约 500 ml，血不凝。检查子宫收缩欠佳，宫颈、阴道及会阴无裂伤，窥器检查见自宫口流出血液。给予输液及肌内注射麦角新碱 0.2 mg 及缩宫素 20 U 静滴。18 时 15 分血压降至 40/20 mmHg，脉搏细速，心率 128 次/分，律齐，无杂音，双肺呼吸音清。此时面色苍白，表情淡漠，急查凝血酶原时间＞60 s（正常值 11～15 s），纤维蛋白原 1.4 g/L（正常值 2～4 g/L），血小板计数 50×10^9/L，血浆 3P 试验阳性。血 K$^+$ 1.9 mmol/L，Na$^+$ 136 mmol/L，血尿素氮 4.1 mmol/L。复查血 Hb 92 g/L，WBC 13.8×10^9/L，N 0.90。于 18 时 50 分插入导尿管，排出尿液约 200 ml，色清。

简述诊断与处理。

3．患者女，26 岁，第二胎孕 41^{+6} 周阵发性腹痛 3 天加重 1 天，阴道流水 8 h 急诊入院。

现病史：平素月经规律，停经 40 余天出现早孕反应，孕 4+ 个月感到胎动，孕期无特殊。4 天前始有不规律腹痛，1 天前有规律性腹痛且疼痛渐重，于家中分娩持续近 30 h 产程无进展，未做处理。8 h 前阴道流水，开始为黄色，后为血性，急诊入院。既往体健，否认慢性病史。2年前足月分娩一女婴，健在，出生体重3200 g，产程顺利。查体：血压110/70 mmHg，心率130次/分，体温37.4℃，呼吸28次/分。全身皮肤巩膜无黄染，浅表淋巴结未扪及肿大，心律齐，无杂音。下腹膨隆，子宫轮廓不清楚，整个子宫下段有压痛，反跳痛不明显。下腹偏左方可清楚触及胎体，胎儿头在耻骨上方。胎心未闻及。

妇科检查：子宫颈口似曾开全后缩回呈荷叶边状，无裂伤，胎头高浮，骨盆正常，有陈旧血流出。导尿为深褐色血尿。

辅助检查：血常规Hb 115 g/L，WBC 21.9×10^9/L.N 90%。尿常规尿蛋白（+++），比重1.022，白细胞及红细胞多量。

简述诊断、鉴别诊断与处理。

参考答案

一、名词解释

1．postpartum hemorrhage：产后出血，指胎儿娩出后24 h内失血量超过500 ml，剖宫产时超过1000 ml，是分娩期的严重并发症，居我国产妇死亡原因首位。

2．retained placenta：胎盘滞留，胎儿娩出后30 min，胎盘尚未娩出者，称为胎盘滞留，是产后出血的一个重要原因。

3．placenta accrete：胎盘粘连，胎盘完全或部分粘连于子宫壁上绒毛穿入浅肌层，不能自行剥离，称为胎盘粘连。部分粘连易引起产后出血。多种原因引起的子宫内膜炎，可导致胎盘粘连。

4．placenta increta：胎盘植入，胎盘绒毛因子宫蜕膜发育不良等原因可植入子宫深肌层，前置胎盘偶见并发植入性胎盘，因胎盘植入子宫下段肌层，使胎盘剥离不全而发生大出血。

5．amniotic fluid embolism：羊水栓塞，在分娩过程中羊水进入母体血循环引起肺栓塞、休克和发生DIC等一系列严重症状的综合征。

6．rupture of uterus：子宫破裂，子宫破裂常发生在分娩期，个别发生在妊娠晚期，是严重的产科并发症，常引起母儿死亡。

7．complete rupture of uterus：完全性子宫破裂，妊娠子宫在分娩期或在妊娠晚期宫壁全层破裂，使宫腔与腹腔相通，胎儿及羊水进入腹腔，是一种严重的产科并发症，常引起母儿死亡。

8．incomplete rupture of uterus：不完全性子宫破裂，子宫肌层全部或部分破裂，浆膜层尚未穿破，宫腔与腹腔未相通，胎儿及其附属物仍在宫腔内，此为不完全性子宫破裂。

9．pathologic retraction ring：病理性缩复环，在临产过程中，当胎先露下降受阻时，强有力的阵缩使子宫下段逐渐变薄而宫体更加增厚变短，两者之间形成明显的环状凹陷，称为病理缩复环，此环会逐渐上升达脐平或脐以上，是子宫破裂的征兆。

10．Sheehan syndrome：席汉综合征，由于产后出血过多，休克较重，持续时间较长，可能发生的继发性垂体前叶功能减退后遗症，表现为产后闭经、性功能减退、性腺及生殖器官萎缩等。

二、填空题

1．阻塞性分娩　不适当助产手术　滥用宫缩剂　妊娠子宫外伤　子宫手术后瘢痕愈合不良

2．休克期　出血期　肾衰竭期

3．分娩　妊娠晚

4．垂体前叶

5．剥离不全　剥离后滞留　胎盘嵌顿　胎盘粘连　胎盘植入　胎盘残留

6．胎儿娩出后到胎盘娩出前　胎儿娩出至产后2 h　产后24 h　前两个

7．宫缩乏力　软产道裂伤　胎盘因素　凝血功能障碍

8．病理缩复环　血尿

三、选择题

[A1/ A2 型]

1．C　2．D　3．A　4．C　5．A　6．D　7．C　8．A　9．D　10．D　11．D　12．A
13．C　14．C　15．B　16．C　17．B　18．A　19．B　20．D　21．E　22．A　23．D　24．A
25．D　26．D　27．E　28．E　29．E　30．B　31．E　32．B　33．C　34．D　35．B　36．D
37．D　38．B　39．B　40．C　41．A　42．D　43．E　44．B　45．C　46．D　47．E　48．B
49．A　50．D　51．C　52．E　53．D　54．E　55．A　56．B　57．E　58．C　59．E　60．A
61．E　62．D　63．E　64．A　65．A　66．B　67．C　68．D　69．C　70．D　71．C　72．E
73．B

[A3/A4 型]

1．A　2．B　3．C　4．E　5．D　6．C　7．B　8．B　9．D　10．A　11．E　12．D
13．C　14．A　15．E　16．A　17．B　18．C　19．D　20．A　21．D　22．E　23．B　24．C
25．B　26．E　27．A　28．C　29．D　30．C　31．D　32．E

[B 型]

1．B　2．A　3．D　4．A　5．C　6．E　7．B　8．E　9．B　10．C　11．B　12．C　13．D
14．D　15．A　16．B　17．B　18．C　19．A　20．D

[X 型题]

1．BCDE　2．ABDE　3．ABCDE　4．ABCE　5．ABCD　6．ABCD　7．ABCD

四、简答题

1．产后出血的常见原因：

（1）宫缩乏力：胎盘剥离延缓，在未剥离前阴道不流血或仅有少许流血，胎盘剥离后因宫缩乏力而出血不止。流出的血液能凝固。

（2）软产道裂伤：出血发生在胎儿娩出后，若裂伤损及小动脉，血色较鲜红。流出的血能自凝。

（3）胎盘因素：因胎盘剥离不全及剥离后胎盘滞留宫腔，造成出血量多。

（4）凝血功能障碍：在孕前或妊娠期已有出血倾向，在胎盘剥离或产道有损伤时，出血凝血功能障碍。流出的血不凝，不易止血。

2．宫缩乏力产后出血的原因：

（1）子宫过度膨胀：双胎、羊水过多、巨大胎儿。

（2）产程过长：头盆不称、胎位异常。

（3）产前用药：硫酸镁、平滑肌松弛剂等。

（4）手术产：产钳、剖宫产。

（5）多胎、经产。

（6）妊娠并发症：妊娠高血压疾病、贫血、子宫肌瘤。

（7）感染：胎膜早破、宫内感染。

3．宫缩乏力性出血的诊断及处理要点：

（1）患者往往有羊水过多、双胎、胎儿过大、产程长、妊娠高血压疾病等病史。

（2）胎盘娩出后阴道大量出血，阵发性，血暗红色。

（3）检查子宫软，轮廓不清，压宫底有血块被压出。

处理要点：按摩子宫，刺激双乳头可反射引起子宫收缩；通过静脉或肌肉给予宫缩素；补充血容量；双合诊按压子宫；严重者可结扎髂内动脉甚至切除子宫。

4．胎盘剥离后滞留的原因和处理要点：

（1）子宫收缩乏力。

（2）产妇体弱，腹肌收缩不良。

（3）膀胱充盈，应排空膀胱刺激宫缩，轻压宫底，协助胎盘娩出。

（4）必要时手取胎盘。

5．预防产后出血的措施：

（1）预防产程过长，特别是第二产程。必要时静脉滴注稀释缩宫素；胎儿娩出后立即给予缩宫素。

（2）及时娩出胎盘，胎盘娩出后检查是否完整，如不完整应及时手取或钳夹。

（3）胎盘娩出后按摩子宫，给予宫缩剂等。

（4）产前做好保健，对高危学妇及早处理，调整孕妇情况。产前治疗妊娠并发症，如妊娠贫血、妊娠高血压疾病、血小板减少等。

6．胎盘因素引起产后出血的处理：

（1）胎盘已剥离未排出：导尿排空膀胱，按摩子宫，牵拉脐带，协助娩出。

（2）胎盘剥离不全或粘连伴阴道流血：人工徒手剥离胎盘。

（3）胎盘植入：徒手剥离发现与子宫壁关系密切，界限不清，剥离困难，应立即停止剥离，考虑行子宫切除。

（4）胎盘胎膜组织残留：徒手取出困难时，可用大号刮匙清除。

（5）胎盘嵌顿在狭窄环以上者，可在静脉麻醉下，行子宫狭窄环松解后，徒手将胎盘取出。

五、病历分析题

1．诊断：宫内孕 41 周，妊 3 产 1，头位，已产。巨大胎儿。产后出血。

首先明确出血原因，根据不同原因进行相应处理：

（1）如触诊提示子宫软，压宫底有血块排出，结合以上因素，应考虑宫缩乏力引起产后出血。应按摩子宫，给予宫缩剂。

（2）如宫缩好而持续出血，应仔细检查是否有胎盘胎膜残留在宫腔内。如有残留，则手取或钳夹取出。

（3）如以上两者均被除外，应仔细检查侧切伤口，如宫颈有裂伤或侧切伤口有延裂而出血，应立即缝合止血。

（4）凝血功能障碍少见，血不凝，应查凝血因子，并及时补充新鲜血。

（5）找原因，对症处理，注意补充血容量。

2．诊断及诊断依据：

（1）宫内妊娠 37^{+5} 周，急产，孕 2 产 1：停经 37^{+5} 周，从规律宫缩至胎儿娩出仅 1 h 15 min，系因无宫缩应用米索和缩宫素引产导致急产。

（2）羊水栓塞：经产妇、入院时停经 37^{+4} 周，入院时胎膜早破（诱因），无宫缩，应用米索和缩宫素引产，规律宫缩至胎儿娩出仅 1 h 15 min，新生儿重度窒息（Apgar 评分 1 min 3 分），说明应用米索后随即使用缩宫素导致宫缩过强，急产，是发生羊水栓塞的重要病因。其次，短时间内出现休克，产后无原因持续阴道大量流血，血不凝。

（3）DIC：羊水栓塞和产后大出血是其诱因。表现为阴道大量流血，血不凝；血压下降速度快；凝血功能出现障碍，凝血酶原时间显著延长，血小板急剧减少。

（4）产后出血，失血性休克：胎盘娩出后，数分钟内出血约 500 ml，血不凝，持续出血，血压进行性迅速下降至 40/20 mmHg，心率 128 次 / 分，脉搏细速，尿量少。

（5）胎膜早破：临产前胎膜破裂。

（6）新生儿重度窒息：新生儿出生 Apgar 评分 1 min 3 分，经复苏后 5 min 评 8 分。

处理：

（1）立即面罩给氧，以改善缺氧状态，减轻肺水肿，减轻心脏负担。

（2）立即氢化可的松 200 mg 加入 5% 葡萄糖液 100 ml 快速静脉滴注后，再持续静脉滴注 300 mg；或静脉推注地塞米松 20 mg，再持续静脉滴注 20 mg。

（3）定时监测凝血功能，以估计血浆纤维蛋白原含量。

（4）尽早应用盐酸罂粟碱、氨茶碱、阿托品等药物，以预防右心衰竭及呼吸衰竭。

（5）积极抗休克，补充血容量，应用强心药如去乙酰毛花苷纠正心力衰竭，纠正酸碱及电解质代谢紊乱。应用血管活性药物如去甲肾上腺素米力农、多巴胺等。

（6）若阴道仍多量流不凝血，补充凝血因子及纤维蛋白原。纤溶亢进时，给予抗纤溶药物。

（7）发病后即应留置导尿管，监测尿量，补足血容量后可静脉推注呋塞米 20 ～ 40 mg 以保护肾。

（8）产科处理方面，若子宫出血不能控制，应及时行子宫次全切除术挽救生命。

（9）应用肾毒性小的广谱抗生素防治感染。

3．初步诊断：①妊娠 41^{+6} 周头位，G2P1 ②子宫破裂，③死胎。

诊断依据：①病史：经产妇、近过期妊娠、头盆不称、梗阻性难产。②临床表现：产程停滞、腹痛、腹部压痛、子宫轮廓不清、腹部明显触及胎体、胎头回缩至耻骨以上、血尿、阴道流血等。

鉴别诊断：依据病史和检查，子宫破裂可能性极大，需与胎盘早剥鉴别，后者常有妊娠期高血压疾病史，或外伤等诱因，子宫板状硬，胎位不清，无病理缩复环，B超可见胎盘后血肿。

治疗：一经确诊，积极输液输血补充血容量，并立即手术，手术方法根据病情选择，对破裂已久，明显感染或复杂破裂者，宜行子宫切除术；若破裂不久，伤口整齐无感染征象，可行子宫修补术；术前术后均应给予广谱抗生素控制感染。

第十六章　正常产褥

思维导图

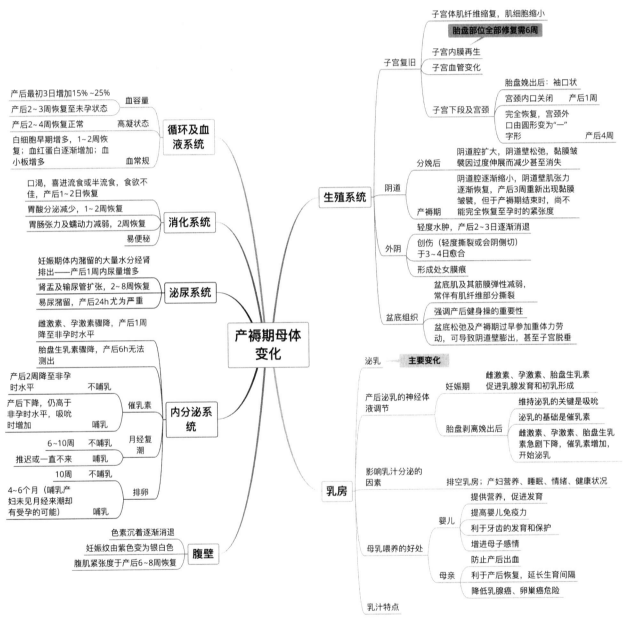

图 16-1　产褥期母体变化

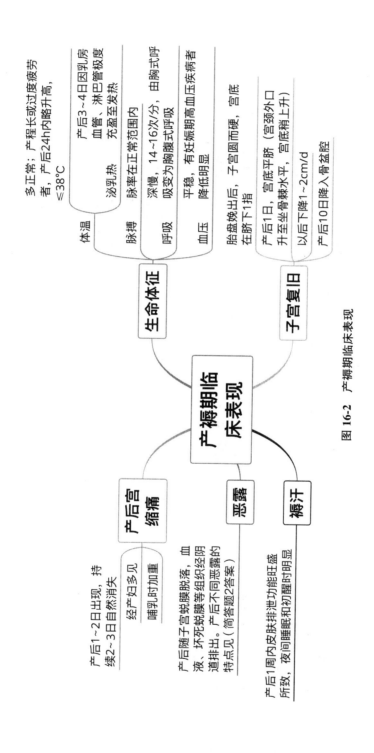

图 16-2 产褥期临床表现

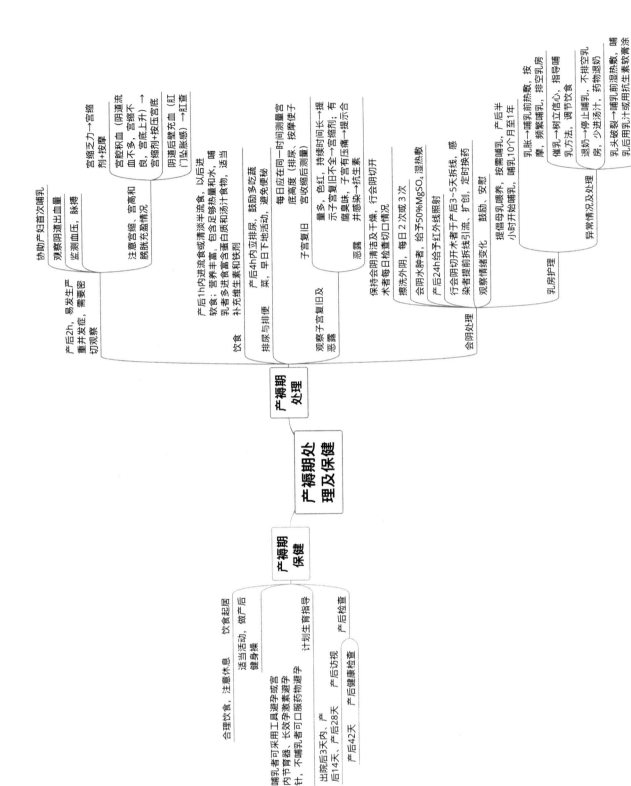

图 16-3　产褥期处理及保健

试　题

一、名词解释

1．puerperium　2．involution of uterus

二、填空题

1．产后子宫复旧，宫底每日下降____cm，产后____日子宫降入骨盆腔。

2．产后____周，除_____部位外，子宫腔表面均由增生的内膜修复。

三、选择题

【A1/A2 型】

1．关于正常产褥，下列叙述正确的是

A．子宫复旧主要是子宫肌细胞数减少和体积缩小

B．产后 10 天腹部检查时易摸到子宫底

C．出汗量多，睡眠和初醒时更为明显

D．浆液性恶露含细菌

E．一般在产后 24 h 内体温轻度升高，不超过 38℃

2．下列哪项不属于产后 2 h 产妇观察内容的是

A．血压

B．脉搏

C．阴道流血

D．子宫收缩情况

E．进食情况

3．下列哪项叙述为异常恶露

A．产后第 3 天，恶露有血腥味，不臭

B．产后第 4 天，血性恶露中有坏死蜕膜

C．产后第 9 天，血性恶露

D．产后第 9 天，浆液性恶露

E．产后 2 周，白色恶露

4．正常产褥期，下列叙述符合子宫复旧规律的是

A．产后子宫底每天下降 2 横指

B．子宫体于产后 1 周降至骨盆腔

C．胎盘附着处的子宫内膜修复需要 5 周

D．子宫颈内口于产后 2 周左右关闭

E．子宫颈复旧比子宫体快

5．关于恶露，下列叙述不正确的是

A．恶露包含血液、坏死蜕膜组织

B．正常恶露有臭味，持续 4 ~ 6 周，总量约 500 ml

C．浆液性恶露中有细菌

D．白色恶露中含大量白细胞、坏死蜕膜组织、表皮细胞和细菌等

E．血性恶露含大量血液，少量胎膜及坏死蜕膜组织

6．关于正常产褥期子宫复旧，下列叙述正确的是

A．正常子宫复旧宫底每天应下降 2 ~ 3 横指

B．子宫颈管在产后 5 天能复原内口形成

C．子宫体在产后 10 天左右降入骨盆腔

D．子宫内膜变化在产后 10 天已经复旧

E．所谓产褥期为产后 3 个月内

7．正常产褥期为胎儿分娩到产后

A．2 周

B．4 周

C．6 周

D．8 周

E．12 周

8．关于正常产褥期母体生殖器官逐渐复旧，下列叙述正确的是

A．子宫体恢复至非孕期大小需 4 周

B．子宫颈外形于产后 3 日恢复至未孕状态

C．产后 2 周子宫颈完全恢复至正常状态

D．产后 10 日，腹部检查扪不到宫底

E．产后 4 周，宫腔表面除胎盘附着处均由新生内膜修复

9．正常哺乳情况下，产褥期产妇血中激素水平高于非孕期的是

A．胎盘生乳素

B．催乳素

C．雌激素

D．孕激素

E．绒毛膜促性腺激素

10．正常产褥期母体逐渐恢复，下列叙述正确的是

    A．产后30天，宫体恢复至非孕大小

    B．产后4周宫颈完全恢复至正常状态

    C．产后4天时宫颈内口关闭

    D．产后1周，腹部检查扪不到宫底

    E．产后3周，宫腔表面均由新生内膜修复

11．关于产后会阴水肿的处理，下列叙述正确的是

    A．75% 乙醇湿敷

    B．碘酒湿敷

    C．聚维酮碘湿敷

    D．苯扎溴铵湿敷

    E．50% 硫酸镁液湿敷

12．符合产褥期产妇身体变化特点的是

    A．产后1周，阴道黏膜上皮恢复至孕前状态

    B．产后2周内尿量增加

    C．产褥期肠胃肌张力及蠕动力减弱约需4周恢复

    D．哺乳产妇未见月经来潮仍有受孕可能

    E．产褥期不容易便秘

13．母乳喂养时，防止乳头皲裂的最重要的措施是

    A．保持新生儿正确吸吮母乳的姿势

    B．哺乳前清洗乳头

    C．哺乳后清洗乳头

    D．哺乳后涂鱼肝油防止皲裂

    E．让新生儿多吸吮

14．产妇体操锻炼开始的时间是

    A．产后1周

    B．产后12周

    C．产后24 h

    D．产后24周

    E．产后1个月

15．有促进乳汁分泌作用的是

    A．大剂量雌激素制剂

    B．前列腺素

    C．吸吮动作

    D．口服溴隐亭

    E．孕激素制剂

16．关于产褥期的临床表现，下列叙述正确的是

A．产后第1日，宫底稍下降

B．产后初期产妇脉搏增加

C．产后宫缩痛多见于初产妇

D．子宫复旧因哺乳而加速

E．恶露通常持续1～2周

17．产后血液系统的变化正确的是

A．产褥期处于低凝状态有利于恶露排出

B．纤维蛋白原、凝血酶于产后1～2周恢复正常

C．红细胞沉降率于产后3～4周降至正常

D．血容量于产后24 h内增加至最大

E．产褥期早期中性粒细胞及淋巴细胞均增加

18．除胎盘附着部位外，子宫内膜基底层再生新的功能层，正常所需的时间约为

A．2周

B．3周

C．4周

D．5周

E．6周

19．影响子宫复旧不良的因素是

A．初产妇

B．授乳

C．胎盘功能不良

D．宫腔感染

E．妊娠期糖尿病

20．初乳的特点是

A．因含脂肪多呈淡黄色

B．初乳含蛋白质、矿物质、脂肪比成熟乳少

C．初乳含分泌型 IgA 较成熟乳多

D．初乳是指产后1日内分泌的乳汁

E．初乳乳糖含量比成熟乳多

21．正常产褥期的表现为

A．脉搏一般偏快

B．产后第1天子宫底平脐

C．产后24 h T＞38℃

D．血性恶露持续约1周

E．呼吸浅快

22．下述几种方式中副作用相对较小的退奶措施是

A．溴隐亭口服

B．大剂量雌激素口服

C．雌激素肌内注射

D．大剂量孕激素口服

E．停止哺乳，生麦芽水煎当茶饮

23．关于泌乳过程，下列叙述正确的是

A．雌激素虽促进乳腺发育，但对泌乳无影响

B．产后是低雌激素、高孕激素水平

C．下丘脑分泌的催乳激素是乳汁分泌的基础

D．吸吮是乳腺持续不断泌乳的关键

E．吸吮使乳腺腺泡周围上皮细胞收缩

24．产褥期内母体变化最显著的是

A．体形

B．生殖器官

C．循环系统

D．泌尿系统

E．内分泌系统

25．关于产褥期子宫内膜的修复，下列叙述错误的是

A．胎盘剥离后，其附着面积缩小为原来的一半

B．产后 3 周，子宫内膜完全修复

C．产后 6 周，子宫内膜完全修复

D．产后 3 周，胎盘剥离以外的子宫腔由新生内膜修复

E．产后 3 周，胎盘附着部位内膜尚未完全修复

26．关于产后哺乳，下列叙述正确的是

A．哺乳期间月经未复潮者，可以不避孕

B．哺乳期间越长，对母婴越有利

C．从产后第 1 天开始哺乳

D．哺乳时新生儿吸吮乳头可促进宫缩

E．产后应定时哺乳

27．泌乳热的特点是

A．多见于产后 7～8 日

B．系乳房血管、淋巴管极度充盈、乳房胀大所致

C．可能是感染引起

D．属病态

E．可持续 4～5 日

28．能促进子宫复旧的因素是

A．授乳

B．初产妇

C．子宫炎症

D．进食高蛋白饮食

E．长时间卧床

29．产后血容量恢复至未孕状态的时间是

A．1～2 周

B．2 周

C．3～4 周

D．2～3 周

E．4 周

30．产后 72 h 内血容量的变化是

A．增加 15%～25%

B．减少 15%～20%

C．增加 25%～35%

D．减少 25%～35%

E．增加 20%～30%

31．产后 2 h 的重点观察内容最为全面的是

A．血压、脉搏、呼吸、子宫收缩况、阴道流血量

B．体温、血压、脉搏、呼吸、子宫收缩情况

C．有无泌乳、呼吸、子宫收缩情况、脉搏、血压

D．阴道壁血肿、阴道流血量、血压、脉搏、呼吸

E．膀胱是否充盈、呼吸、子宫收缩情况、血压、脉搏、阴道流血量

32．产后 2 周产褥子宫应

A．大小相当于妊娠 12 周

B．大小相当于妊娠 14 周

C．完全复旧

D．位于真骨盆内

E．位于假骨盆内

33．初产妇，产后第 2 日开始发热，体温 38℃ 左右，已持续 10 h。子宫收缩好，无压痛，会阴切口无红肿疼痛，恶露正常无异味，乳房肿胀有硬结，发热原因可能是

A．乳腺管不通

B．泌乳热

C．上呼吸道感染

D．产褥感染

E．乳腺炎

34．恶露的特点正确的是

A．血性恶露含有坏死蜕膜及少量胎膜

B．血性恶露持续 4～5 日

C．浆液性恶露不含细菌

D．浆液性恶露持续 3 日左右

E．白色恶露含少量胎膜

【A3/A4 型】

初产妇，经阴道分娩，会阴侧切。

1．产后 6 h，排尿困难应采取

　　A．温水坐浴

　　B．留置导尿管

　　C．肌内注射利尿剂

　　D．肌内注射新斯的明，必要时留置导尿管

　　E．静脉滴注抗生素

2．该产妇分娩后 3 个月，哺乳，应采用的避孕措施是

　　A．放置 T 形宫内节育器

　　B．服用紧急避孕药

　　C．服用短效避孕药

　　D．服用长效避孕药

　　E．输卵管结扎

【B 型】

　　A．多吸吮

　　B．催乳素

　　C．含接方法不当

　　D．让新生儿早吸吮

　　E．哺乳前消毒乳头

1．泌乳的基础是

2．维持泌乳的关键是

3．发生乳头皲裂的常见原因是

　　A．胎盘娩出至产妇全身各器官除乳腺外恢复至正常未孕状态

　　B．产褥期子宫收缩引起的疼痛

　　C．产后经阴道排出的血性分泌物

　　D．产后子宫恢复正常大小的过程

　　E．产妇经皮肤排出的大量汗液

4．子宫复旧是

5．产后痛是

6．褥汗是

四、简答题

1．简述初乳与成熟乳的特点。

2．简述产后恶露的特点。

7．产褥期是

　　A．持续 3 ~ 4 日

　　B．持续 10 日左右

　　C．持续 3 周

　　D．持续 4 ~ 6 周

　　E．持续 2 周左右

8．正常恶露

9．血性恶露

10．浆液恶露

11．白色恶露

　　A．1 周

　　B．2 周

　　C．3 周

　　D．4 周

　　E．6 周

12．产后子宫恢复到正常非孕期大小的时间是

13．产后除胎盘附着部位外宫腔表面均由新生内膜修复的时间是

14．不哺乳产妇产后垂体催乳激素降至非孕水平的时间是

【X 型】

1．产褥期内分泌的变化正确的是

　　A．雌激素水平于产后 1 周降至未孕状态

　　B．HPL 于产后 3 ~ 6 h 不能被测出

　　C．恢复排卵与月经复潮是一致的

　　D．哺乳妇女月经未来潮，于产后 4 ~ 6 个月排卵

　　E．不哺乳产妇恢复排卵时间约在产后 10 周

2．产后 3 天，下述叙述属于正常产褥现象的是

　　A．褥汗多

　　B．低热

　　C．乳房胀痛，双腋窝硬结

　　D．腹部阵发性绞痛，伴呕吐

　　E．少量阴道流血

参考答案

一、名词解释

1. puerperium：产褥期，指从胎盘娩出至产妇全身各器官（除乳腺外）恢复或接近正常未孕状态的一段时期，一般为6周。

2. involution of uterus：子宫复旧，指产后子宫逐渐恢复至未孕状态的过程。

二、填空题

1. 1～2 10
2. 3 胎盘附着

三、选择题

[A1/A2 型]

1. A 2. E 3. C 4. E 5. B 6. C 7. C 8. D 9. B 10. B 11. E 12. D 13. A 14. C 15. C 16. D 17. C 18. B 19. D 20. C 21. B 22. E 23. D 24. B 25. B 26. D 27. B 28. A 29. D 30. A 31. E 32. D 33. B 34. A

[A3/A4 型]

1. D 2. A

[B 型]

1. B 2. A 3. C 4. D 5. B 6. E 7. A 8. D 9. A 10. B 11. C 12. E 13. C 14. B

[X 型]

1. ABDE 2. ABCE

四、简答题

1.

初乳和成熟乳汁的特点					
	时间	颜色质地	蛋白质	脂肪	乳糖	其他
初乳	产后7日内	淡黄色、质稠	多，尤其是SIgA	少	少	极易消化，含β胡萝卜素
成熟乳	产后5周以后	白色	逐渐减少	逐渐增多	逐渐增多	免疫抗体、维生素、矿物质、酶

2.

产后不同恶露的特点				
恶露	内容物	色泽	镜下	持续时间
血性恶露	含大量血液	色鲜红	多量红细胞、坏死脱膜组织、少量胎膜	3～4天
浆液性恶露	少量血液，似浆液	色淡红	较多的坏死脱膜组织、宫颈黏液、宫腔渗出液，有细菌	10天
白色恶露	含大量白细胞，黏稠	色泽较白	大量白细胞、坏死脱膜组织、表皮细胞及细菌	3周
	正常恶露有血腥味，无臭味，持续4～6周，总量250～500 ml			

第十七章 产褥期并发症

思维导图

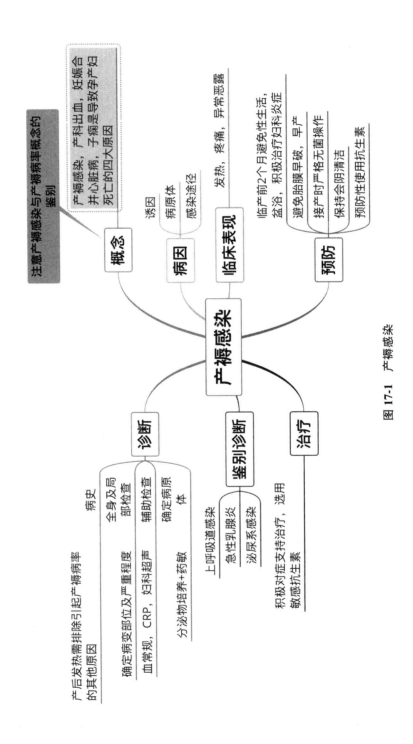

图 17-1 产褥感染

产褥感染

概念 — 注意产褥感染与产褥病率概念的鉴别
- 产褥感染，产科出血，妊娠合并心脏病，子痫是导致孕产妇死亡的四大原因

病因
- 诱因
- 病原体
- 感染途径

临床表现
- 发热，疼痛，异常恶露

预防
- 临产前2个月避免性生活，积极治疗妇科炎症
- 避免胎膜早破，早产
- 接产时严格无菌操作
- 保持会阴清洁
- 预防性使用抗生素

诊断
- 病史 — 产后发热需排除引起产褥病率的其他原因
- 全身及局部检查 — 确定病变部位及严重程度
- 辅助检查 — 血常规，CRP，妇科超声
- 确定病原体 — 分泌物培养+药敏

鉴别诊断
- 上呼吸道感染
- 急性乳腺炎
- 泌尿系感染

治疗
- 积极对症支持治疗，选用敏感抗生素

190

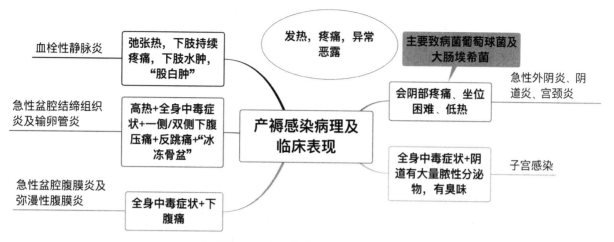

图 17-2　产褥感染病理及临床表现

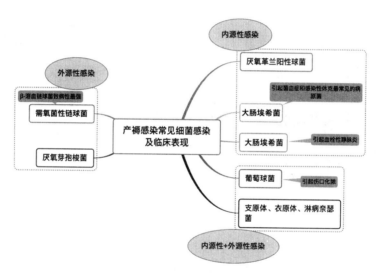

图 17-3　产褥感染常见细菌感染及临床表现

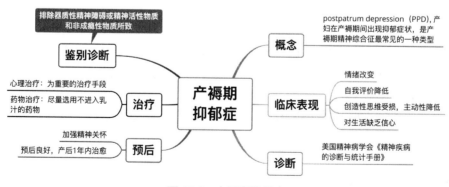

图 17-4　产褥期抑郁症

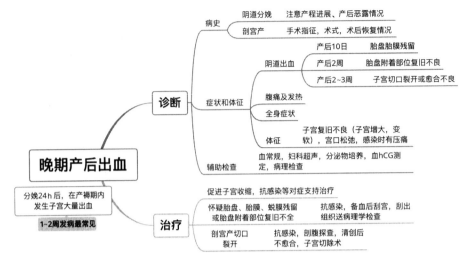

图 17-5　晚期产后出血

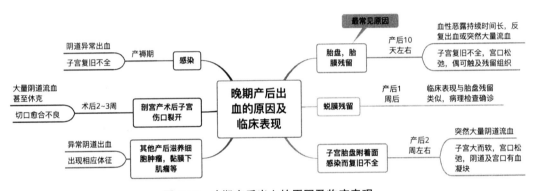

图 17-6　晚期产后出血的原因及临床表现

试　题

一、名词解释

1．puerperal infection　2．puerperal morbidity　3．late postpartum hemorrhage　4．postpartum depression

二、填空题

1．产褥病率中以_____为主，也包括其他感染，如_____、_____、_____、_____等。

2．导致孕产妇死亡的四大原因是_____、_____、_____、_____。

3．产褥感染三大主要症状为_____、_____、_____。

4．阴道分娩晚期产后出血最常见的原因是_____。

三、选择题

【A1/A2 型】

1．下列叙述是产后异常表现的是

A．产后 12 h 体温 37.8℃

B．产后 3 天下腹阵缩，需服用止痛药

C．产后 4 天，双腋下出现肿、胀、痛

D．产后 7 天为浆液恶露

E．产后 10 天，宫底在耻骨上一指

2. 需氧菌引起的产褥感染中致病性最强的为
 A. 大肠埃希菌
 B. 产气荚膜梭菌
 C. β- 溶血性链球菌
 D. 葡萄球菌
 E. 厌氧链球菌

3. 关于产褥感染的病因，下列叙述不正确的是
 A. 妊娠末期性生活
 B. 孕期贫血及营养不良
 C. 产前存在妇科炎症未治愈
 D. 产程中频繁对胎膜早破的产妇进行阴道检查
 E. 产程中静脉滴注缩宫素

4. 下列哪种产褥感染严重时可形成"冰冻骨盆"
 A. 急性子宫内膜炎
 B. 急性子宫肌炎
 C. 急性输卵管炎
 D. 急性盆腔结缔组织炎
 E. 急性盆腔腹膜炎

5. 导致产褥病率最主要的原因是
 A. 手术切口感染
 B. 产褥感染
 C. 上呼吸道感染
 D. 泌尿系统感染
 E. 急性乳腺炎

6. 产褥病率的发生时间范围是在
 A. 产后 24 h 以后的 1 周内
 B. 产后 24 h 以后的 10 日内
 C. 产褥期内
 E. 产后 24 h 以后的半个月内

7. 产褥感染中最常见者为
 A. 急性输卵管炎
 B. 急性盆腔结缔组织炎
 C. 急性子宫内膜炎
 D. 血栓性静脉炎
 E. 急性盆腔腹膜炎

8. 产褥期急性输卵管炎是
 A. 主要是细菌经子宫黏膜面上升至输卵管
 B. 子宫感染病灶沿血管及淋巴管扩散者较少见
 C. 产褥期感染急性输卵管炎不会引起以后的不孕
 D. 病原体经血管或淋巴管扩散，侵及输卵管系膜、管壁

 E. 无须积极抗感染治疗，可自愈

9. 引起产褥感染的细菌，致病力最强的是
 A. 厌氧性链球菌
 B. 产气荚膜杆菌
 C. 白色葡萄球菌
 D. 金黄色葡萄球菌
 E. 大肠埃希菌

10. 产褥感染
 A. 厌氧链球菌感染最常见
 B. 大肠杆菌最常见
 C. 葡萄球菌最常见
 D. 溶血性链球菌感染最常见
 E. 临床上多见为几种细菌引起的混合感染

11. 关于产褥感染的致病原，以下叙述错误的是
 A. 最常见的致病菌为厌氧性链球菌
 B. 溶血性链球菌产生多种外毒素及溶组织酶
 C. 葡萄球菌常造成会阴伤口感染
 D. 大肠埃希菌常和厌氧菌一起引起混合感染
 E. 衣原体也可与细菌合并感染等

12. 晚期产后出血最常见的时间是
 A. 24 h 至 1 周
 B. 1～2 周
 C. 3～4 周
 D. 4～5 周
 E. 6 周

13. 在产褥感染处理中错误的是
 A. 选用有效的抗生素
 B. 纠正全身一般情况
 C. 半卧位有利于引流
 D. 禁用肾上腺皮质激素，避免感染扩散
 E. 胎盘残留者，应控制感染后清宫

14. 有关晚期产后出血的时间规定，下列叙述正确的是
 A. 胎儿娩出后至产褥期内
 B. 分娩后 24 h 内
 C. 分娩 24 h 后
 D. 分娩 24 h 后至产褥 10 日内
 E. 分娩 24 h 后至产褥期内

15. 一般不会导致晚期产后出血的因素是
 A. 胎盘残留
 B. 蜕膜残留
 C. 胎膜早破

D．子宫黏膜下肌瘤

E．子宫胎盘附着面感染

16．会阴侧切患者，术后 5 天拆线，伤口感染裂开，用消毒液坐浴应从何日开始最适宜

A．拆线后即日开始

B．产后 10 天

C．产后 2 周

D．拆线后 1 周

E．拆线后 2 周

17．女，25 岁。产后 10 天，下腹痛伴发热 3 天。查体：T 39℃，P 98 次 / 分，R 26 次 / 分。脓血性恶露，有恶臭。血常规：WBC 13×10⁹/L，N 0.88。最可能的判断结果是

A．晚期产后出血

B．产褥中暑

C．急性膀胱炎

D．正常产褥

E．产褥感染

18．足月产后 3 天，出现下腹痛，体温不高，恶露多，有臭味，子宫底在脐上 1 横指，子宫体软，本例的诊断可能为

A．腹膜炎

B．子宫肌炎

C．盆腔结缔组织炎

D．急性输卵管炎

E．子宫内膜炎

19．剖宫产后 12 天后出现寒战高热，恶露增多，有臭味，右下肢持续疼痛 2 天。查体：体温 39.2℃，脉搏 108 次 / 分，血压 77/56 mmHg，此患者最可能的诊断是

A．急性宫颈炎

B．急性子宫内膜炎

C．血栓性静脉炎

D．急性盆腔结缔组织炎

E．急性输卵管炎

20．28 岁，产妇。产后 8 天，发热、腹痛 5 日入院。体温 39℃，血压 96/60 mmHg，急性痛苦病容，下腹压痛。妇科检查：子宫如妊娠 4 个月大，触痛明显。子宫右侧触及压痛性、实性肿块。本例应诊断为

A．急性子宫内膜炎

B．急性子宫肌炎

C．急性盆腔结缔组织炎

D．急性盆腔腹膜炎

E．弥漫性腹膜炎

21．25 岁孕妇，剖宫产后两周，突然大量阴道出血。检查子宫大而软，有压痛，宫口松弛，有血块堵塞，引起阴道出血的最可能原因是

A．胎盘残留

B．胎膜残留

C．蜕膜残留

D．子宫黏膜下肌瘤

E．剖宫产术后子宫切口愈合不良

【A3/A4 型】

女性，27 岁，产后第 4 天，发热 38℃，出现尿频、尿痛，尿白细胞 30 个 /HP，尿蛋白（+），血象 WBC 18×10⁹/L。

1．首先应考虑产后并发哪种疾病

A．产褥病率

B．败血症

C．上呼吸道感染

D．急性肾盂肾炎

E．急性膀胱炎

2．应该如何选择用药

A．应先观察体温热型，查出病因后再做处理

B．暂不用抗生素，待细菌培养结果，药敏结果出来后再用抗生毒

C．治疗应在取尿标本送检后立即进行

D．首先运用广谱抗生素

E．抗生素治疗时少饮水

3．治疗症状不缓解多长时间考虑更换抗生素

A．72 h 内无效可换药

B．48 h 内无效可换药

C．36 h 内无效可换药

D．24 h 内无效可换药

E．8h 内无效可换药

26 岁患者，剖宫产术后 16 天，突然阴道大量流血 3 h 来院。入院时 BP 84/60 mmHg，心率 122 次 / 分，Hb 84 g/L。

4．该患者应立即采取的处理措施不包括

A．静脉滴注缩宫素

B．建立静脉通道，补液、输血

C．行清宫术止血

D．行 B 超检查

E．静脉滴注广谱抗生素预防感染

5．该患者最可能的出血原因是

A．继发性子宫收缩乏力

B．胎盘胎膜残留

C．胎盘附着面血栓脱落

D．胎盘附着面复旧不全

E．子宫切口裂开出血

6．该患者最有效的措施是

A．积极输血并紧急子宫动脉栓塞介入治疗

B．宫腔镜检查并止血

C．剖腹探查，行子宫全切除术

D．剖腹探查，行子宫次全切除术

E．清宫术

【B型】

A．产后1个月内每4 h测体温，体温＞38℃、WBC 10×10⁹/L以上

B．产后24 h到10天内，每4 h测体温、两次超过38℃

C．分娩后至子宫内膜完全修复时发生的感染

D．分娩后由生殖道感染所引起的疾病

E．分娩24 h时后至30天内，体温＞30℃

1．产褥感染是

2．产褥病率是

A．厌氧性链球菌

B．溶血性链球菌

C．葡萄球菌

D．大肠埃希菌

E．产气荚膜杆菌

3．很少引起产褥感染，一旦造成感染则非常严重的是

4．常和厌氧性链球菌一起，引起严重混合感染，并易致感染性休克的是

5．能产生外毒素及溶组织酶，溶解组织内多种蛋白质，引起严重产褥感染的是

A．产褥病率．

B．盆腔内血栓性静脉炎

C．产后下肢血栓性静脉炎

D．子宫内膜炎，子宫肌炎

E．急性盆腔结缔组织炎

6．胎盘滞留患者，行人工剥离胎盘术，产后4天，体温38℃，子宫轻压痛，恶露量多、

臭。最可能的诊断为

7．产后2～3周，寒战，发热，下肢出现肿胀，疼痛，皮肤紧张，发白。最可能的诊断为

8．产后寒战，高热，39℃以上，下腹压痛，子宫稍大，压痛，一侧子宫旁组织增厚，压痛明显。最可能的诊断为

A．血行传播

B．淋巴传播

C．直接蔓延扩散

D．外来接触感染

E．产后大出血及休克

9．席汉综合征发生于

10．产褥感染的主要感染来源是

A．会阴伤口感染

B．乳腺炎

C．产后宫缩痛

D．阴道壁血肿

E．乳汁淤积

11．产后第2天，下腹阵痛，出汗较多，无恶心呕吐，T37.6℃，脐下3横指触及硬块，白细胞12×10⁹/L，中性粒细胞百分比78%。最可能的诊断为

12．初产妇，分娩第2天起，持续3天体温在37.5℃左右，子宫收缩好，无压痛，会阴伤口无红肿及压痛，恶露淡红色，无味，双乳房肿胀，有硬结。最可能的诊断为

13．初产妇，4 h前产钳助产一活婴，现觉会阴部疼痛，诉有大便感，解大便一次，黄色稀便，阴道出血不多，最可能的诊断为

A．积极处理乳头皲裂，鼓励哺乳，预防乳腺炎

B．吮吸不畅使乳汁淤积

C．产后尿潴留

D．产后子宫内膜炎

E．子宫复旧不良

14．初产妇，产后1周，母乳喂养，近2天来觉右乳头疼痛，新生儿吮吸时更明显，产妇害怕哺乳，最佳的处理为

15．产后3天，体温37.5℃，恶露淡红色，无臭味，双乳肿胀有硬结，新生儿每日哺乳

2～3次，最可能的诊断为

16．产后6 h，因会阴伤口疼痛，不敢排尿，阴道出血多，宫底在脐上2横指，按压下腹部，有排尿感，最可能的诊断为

    A．金黄色葡萄球菌

    B．肺炎球菌

    C．厌氧性球菌

    D．大肠埃希菌

    E．β-溶血链球菌

17．在产褥感染中，最易发生感染性休克的细菌是

18．在产褥感染中，最易发生青霉素耐药的细菌是

19．产褥感染中，最易引起菌血症的细菌是

20．产褥感染中，最易引起败血症的细菌是

    A．1周左右

    B．10天左右

    C．2周左右

    D．2～3周

    E．4～6周

21．胎盘、胎膜残留所致晚期产后出血多发生于

22．胎盘附着面感染所致晚期产后出血多发生于

23．子宫胎盘附着面复旧不全所致晚期产后出血多发生于

24．蜕膜残留引起的晚期产后出血多发生于

【X型】

1．产褥病率可包括哪些感染

    A．乳腺炎

    B．尿路感染

    C．子宫肌炎和子宫内膜炎

    D．血栓性静脉炎

    E．急性盆腔结缔组织炎

2．有关产褥感染的预防及处理，下列叙述正确的是

    A．胎盘残留者应控制感染后清宫

    B．孕晚期避免盆浴及性交

    C．减少不必要的肛查与阴道检查

    D．禁用肾上腺皮质激素，以免感染扩散

    E．破膜24 h仍不分娩，应预防性用药

3．产褥感染包括

    A．脓毒血症

    B．急性外阴炎

    C．急性乳腺炎

    D．急性盆腔腹膜炎及弥漫性腹膜炎

    E．盆腔血栓性静脉炎

4．产褥感染处理中正确的是

    A．根据药敏试验选用有效的抗生素

    B．禁用肾上腺皮质激素，避免感染扩散

    C．半卧位以利于引流

    D．纠正全身一般情况

    E．胎盘残留者，应控制感染后清宫

四、问答题

1．产褥感染的诱因有哪些？

2．剖宫产术后子宫切口愈合不良造成出血的原因主要有哪些？

五、病例题

主诉：产后10天，畏寒、高热、腹痛伴阴道脓性分泌物7天。

现病史：患者，女，21岁，已婚。患者于入院前10天因妊娠34^{+2}周双胎早产，在家自行接生。产后第3天起发热（最高40.2℃）、畏寒、腹痛，阴道有大量脓性分泌物，有恶臭。自行服用青霉素等抗生素无明显效果，于今日入院。

查体：T 38.5℃，P 120次/分，R22次/分，BP 118/94 mmHg。神志清楚，双肺呼吸音清，无干湿性啰音。腹软，宫底脐下一指，脐周及下腹部有压痛，无反跳痛。移动性浊音阴性。妇科检查：阴道见暗红色血液，有大量脓性分泌物，伴有臭味。宫颈口未闭，宫体软，压痛明显，双侧附件未扪及明显异常。

辅助检查：WBC 18.6×10^9/L，中性粒细胞90%，Hb 90 g/L，PLT 292×10^9/L。尿、便常规及肝肾功能检查无异常。盆腔B超显示子宫增大，宫腔内回声不均匀，有可疑积血团块。

（1）分析此病例的可能诊断。

（2）鉴别诊断有哪些？

（3）简述下一步处理和治疗。

参考答案

一、名词解释

1．puerperal infection：产褥感染，分娩及产褥期生殖道遭受病原体侵袭，引起局部或全身的感染。

2．puerperal morbidity：产褥病率，分娩24 h以后的10日内，用口表每日测体温4次，有2次≥38℃。

3．late postpartum hemorrhage：晚期产后出血，分娩24 h后，在产褥期内发生的子宫大量出血。

4．postpartum depression：产褥期抑郁症，指产妇在产褥期间出现抑郁症状，是产褥期精神综合征最常见的一种类型。

二、填空题

1．产褥感染 急性乳腺炎 上呼吸道感染 泌尿系统感染 血栓性静脉炎

2．产后出血 妊娠合并心脏病 妊娠期高血压疾病 产褥感染

3．发热 疼痛 异常恶露

4．胎盘、胎膜残留

三、选择题

[A1/A2型]

1．C 2．C 3．E 4．D 5．B 6．C 7．C 8．D 9．B 10．E 11．A 12．B 13．D 14．E 15．C 16．A 17．E 18．E 19．C 20．C 21．E

[A3/A4型]

1．A 2．D 3．B 4．C 5．E 6．A

[B型]

1．D 2．B 3．E 4．D 5．B 6．D 7．C 8．E 9．E 10．C 11．C 12．E 13．D 14．A 15．B 16．C 17．C 18．A 19．D 20．E 21．B 22．C 23．C 24．A

[X型]

1．ABCDE 2．ABC 3．ABDE 4．ACDE

四、问答题

1．只有在机体免疫力、细菌毒力、细菌数量三者之间的平衡失调时，才会增加感染的机会，导致感染发生。如产妇体质虚弱、营养不良、孕期贫血、孕期卫生不良、胎膜早破、羊膜腔感染、慢性疾病、产科手术、产程延长、产前产后出血过多、多次宫颈检查等，均可成为产褥感染的诱因。

2．（1）子宫下段横切口两端切断子宫动脉向下斜行分支，造成局部供血不足。术中止血不良，形成局部血肿或局部感染组织坏死，致使切口不愈合。多次剖宫产切口处菲薄，瘢痕组织多造成局部血液供应不好，影响切口愈合。因胎头位置过低，取胎头时造成切口向下延伸撕裂，出现伤口对合不好而影响愈合。

（2）横切口选择过低或过高：①横切口过低，宫颈侧以结缔组织为主，血液供应较差，组织愈合能力差，且靠近阴道，增加感染机会；②横切口过高，切口上缘宫体肌组织与切口下缘子宫下段肌组织厚薄相差大，缝合时不易对齐，愈合不良。

（3）缝合技术不当，组织对位不加；手术操作粗暴，出血血管缝扎不紧；切口两侧角部未将回缩血管缝扎形成血肿；缝扎组织过多过密，切口循环供应不良等，切口均可愈合不良。

（4）切口感染：因子宫下段横切口与阴道靠近，术前有胎膜早破，产程延长，多次阴道检查，前置胎盘，术中出血或贫血，易发生切口感染。

五、病例分析题

（1）诊断：①产褥感染，②子宫肌炎，③轻度贫血。

（2）鉴别诊断：需与上呼吸道感染、急性盆腔结缔组织炎、急性输卵管炎、盆腔腹膜炎等相鉴别。

（3）治疗：完善相关检查，先采用广谱抗生素，行阴道分泌物培养、药敏试验后调整抗生素，纠正贫血，静脉滴注缩宫素，支持疗法。

第十八章 妇科病史及检查

思维导图

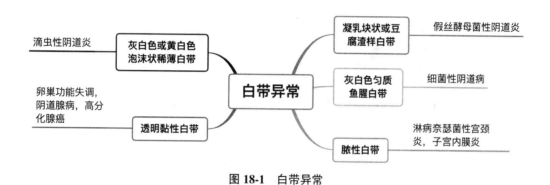

图 18-1 白带异常

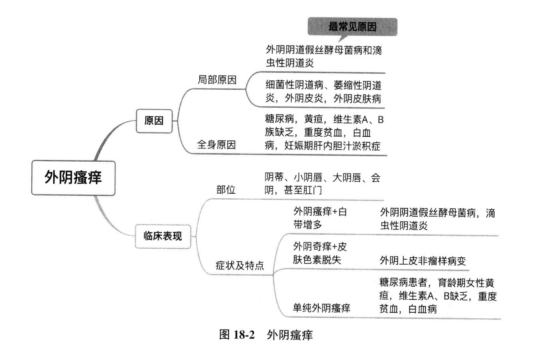

图 18-2 外阴瘙痒

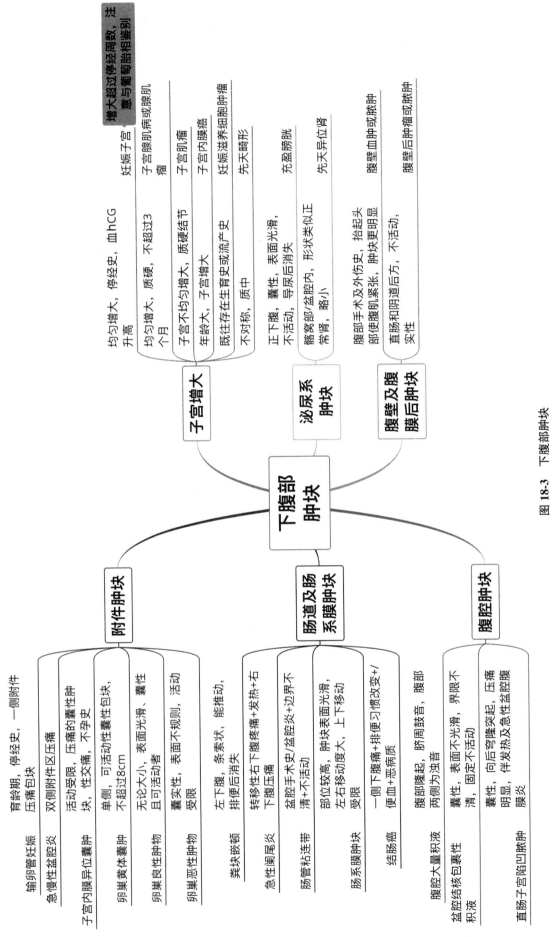

图 18-3 下腹部肿块

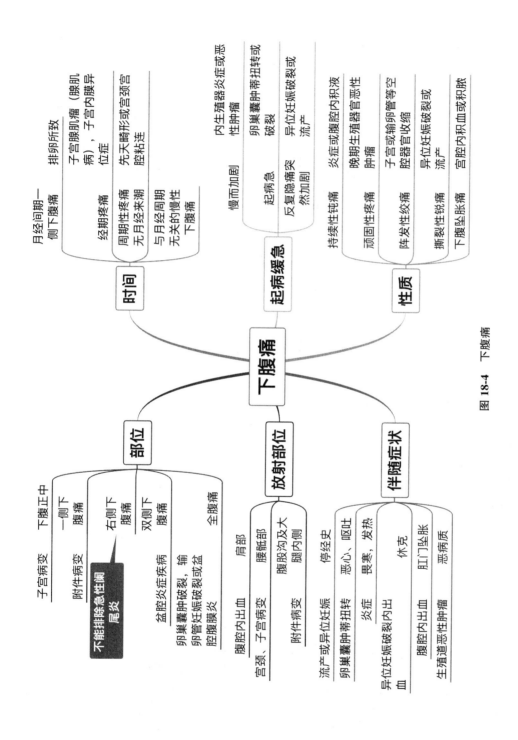

图 18-4 下腹痛

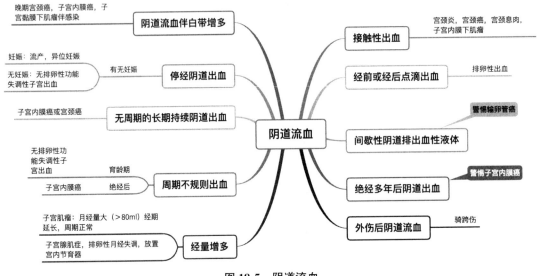

图 18-5　阴道流血

试　题

一、名词解释

1．bimanual examination　2．rectovaginal examination

二、填空题

1．妇科疾病的常见症状有_____、_____、_____、_____、_____。

2．妇科检查范围包括_____、_____、_____、_____、_____及_____。

3．妇科检查内容包括_____、_____、_____、_____和_____。

三、选择题

【A1/A2 型】

1．妇科盆腔检查中最重要的项目是

　　A．外阴部检查

　　B．阴道窥器检查

　　C．直肠 - 腹部诊

　　D．双合诊

　　E．三合诊

2．有关妇科检查前应注意的事项，下列叙述错误的是

　　A．取膀胱截石位，先排空膀胱，必要时可导尿

　　B．正常月经期及异常阴道流血必须检查者，应在消毒下，用无菌手套及器械

　　C．未婚者，应行直肠 - 腹部诊，男医师进行检查时，有其他医务人员在场

　　D．检查器械必须消毒，臀下垫清洁单，每人一块及时更换

　　E．检查时在手套及窥器上应蘸少许润滑剂或清水。做阴道分泌物或细胞学检查，应先检查，后取材

3．接触性出血应考虑

　　A．细菌性阴道病

　　B．排卵期出血

　　C．宫外孕

　　D．子宫内膜癌

　　E．宫颈癌

4．哪种阴道炎表现为豆渣样白带

　　A．滴虫性阴道炎

　　B．外阴阴道假丝酵母菌病

　　C．细菌性阴道病

　　D．宫颈癌

　　E．输卵管癌

5．哪种阴道炎可有鱼腥味白带

A．滴虫性阴道炎

B．外阴阴道假丝酵母菌病

C．细菌性阴道病

D．宫颈癌

E．输卵管癌

6．临床最常见的外阴瘙痒的原因是

A．外阴湿疹

B．外阴阴道假丝酵母菌病

C．阴虱感染

D．外阴皮肤营养不良

E．糖尿病

7．下腹痛放射至肩部应考虑

A．肿物蒂扭转

B．急性盆腔炎

C．腹腔内出血

D．急性阑尾炎

E．晚期肿瘤

8．什么情况下考虑卵巢恶性肿瘤

A．盆腔包块伴痛经

B．盆腔囊性可活动包块

C．盆腔包块伴阴道出血

D．盆腔包块伴下腹痛

E．盆腔包块伴腹水

【B型】

A．白色透明白带

B．豆渣样白带

C．稀薄泡沫样白带

D．脓性白带

E．水样白带

1．滴虫性阴道炎白带表现为

2．外阴阴道假丝酵母菌病白带表现为

3．输卵管癌白带表现为

【X型】

1．什么情况下应行三合诊

A．后倾后屈位子宫

B．可疑盆腔内异症

C．可疑宫颈癌

D．可疑卵巢肿物

E．未婚无性生活患者

四、问答题

1．引起外阴瘙痒的全身原因有哪些？

2．引起下腹部包块的常见妇科疾病有哪些？

3．妇科病史中月经史该如何询问并记录？

参考答案

一、名词解释

1．bimanual examination：双合诊，是盆腔检查中最重要的项目，检查者一手的两指或一指放入阴道，另一手在腹部配合检查。目的在于检查阴道、子宫颈、子宫体、输卵管、卵巢、宫旁结缔组织，以及盆腔内壁有无异常。

2．rectovaginal examination：三合诊，指经直肠、阴道、腹部的联合检查。方法是双合诊结束后，一手示指放入阴道，中指插入直肠以替代双合诊的两指，其余检查步骤与双合诊时相同，是对双合诊检查不足的重要补充。

二、填空题

1．阴道流血　白带异常　外阴瘙痒　下腹疼痛　下腹部包块

2．外阴　阴道　宫颈　宫体　双侧附件区　其他宫旁组织

3．外阴部检查　阴道窥器检查　双合诊　三合诊　直肠 - 腹部诊

三、选择题

[A1/A2 型]

1．D　2．E　3．E　4．B　5．C　6．B　7．C　8．E

[B 型]

1．C 2．B 3．E

[X 型]

ABCD

四、问答题

1．引起外阴瘙痒的全身原因有糖尿病，黄疸，维生素 A、B 族缺乏，重度贫血，白血病，妊娠期肝内胆汁淤积症。

2．妊娠子宫，子宫肌瘤，子宫腺肌瘤，子宫腺肌病，子宫肉瘤；单侧附件区：输卵管妊娠，附件炎性包块，卵巢子宫内膜异位囊肿，卵巢黄体囊肿，卵巢良性肿瘤，卵巢恶性肿瘤。

3．月经史该询问的内容包括初潮年龄、月经周期及经期持续时间、经量、经期伴随症状。如 11 岁初潮，4～5/30～31 天，月经量中等，痛经（−）。

第十九章　外阴及阴道炎症

思维导图

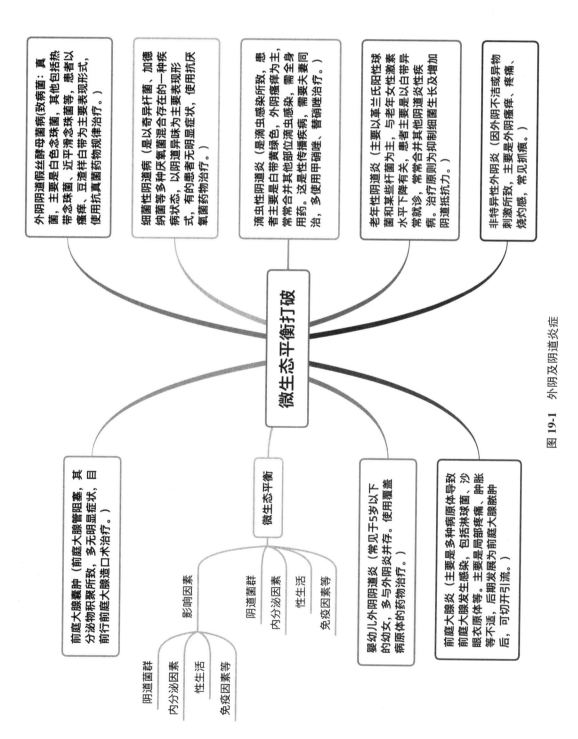

图 19-1　外阴及阴道炎症

外阴阴道假丝酵母菌病(致病菌:真菌,主要是白色念珠菌,其他包括热带念珠菌、近平滑念珠菌等,患者以瘙痒、豆渣样白带为主要表现形式,使用抗真菌药物规律治疗。)

细菌性阴道病(是以奇异杆菌、加德纳菌等多种厌氧菌混合存在的一种疾病状态,以阴道异味为主要明显症状,有的患者无明显症状,使用抗厌氧菌药物治疗。)

滴虫性阴道炎(是滴虫感染所致,患者主要是白带黄绿色,常常合并滴虫感染,需要夫妻同用药。这是性传播疾病,多使用甲硝唑、替硝唑治疗。)

老年性阴道炎(主要以革兰氏阴性球菌和某些阴性菌为主,与老年女性激素水平下降有关,患者主要是以白带异常就诊,常常合并其他阴道炎性疾病。治疗原则为抑制细菌生长及增加阴道抵抗力。)

非特异性外阴炎(因外阴不洁或异物刺激所致,主要是外阴瘙痒、疼痛、烧灼感,常见抓痕。)

前庭大腺囊肿(前庭大腺管阻塞,分泌物积聚所致,多无明显症状,目前行前庭大腺造口术治疗。)

微生态平衡打破

微生态平衡

影响因素

阴道菌群
内分泌因素
性生活
免疫因素等

阴道菌群
内分泌因素
性生活
免疫因素等

婴幼儿外阴阴道炎(常见于5岁以下的幼女,多与外阴炎并存。使用覆盖病原体的药物治疗。)

前庭大腺炎(主要是多种病原体导致前庭大腺发生感染,包括淋球菌、沙眼衣原体等等,主要是局部疼痛、肿胀等不适,后期发展为前庭大腺脓肿后,可切开引流。)

试 题

一、名词解释

1．bartholinitis 2．trichomonal vaginitis 3．vulvovaginal candidiasis 4．bacterial vaginosis

5．clue cell

二、填空题

1．前庭大腺炎主要的病原体为＿＿＿＿＿、＿＿＿＿＿、＿＿＿＿＿、＿＿＿＿＿。

2．滴虫的传播途径包括＿＿＿＿＿、＿＿＿＿＿。

3．根据外阴阴道假丝酵母菌病（VVC）的流行情况、临床表现、微生物学和宿主情况，VVC可分为＿＿＿＿＿和＿＿＿＿＿。

4．RVVC的随访时间是＿＿＿＿＿、＿＿＿＿＿、＿＿＿＿＿、＿＿＿＿＿。3个月和6个月时建议同时进行真菌培养。

三、选择题

【A1/A2型】

1．正常阴道分泌物中最常见的细菌是
  A．乳酸杆菌
  B．棒状杆菌
  C．大肠埃希菌
  D．类杆菌
  E．梭状杆菌

2．外阴阴道假丝酵母菌病最常见的病原体是
  A 热带假丝酵母菌
  B 光滑假丝酵母菌
  C 白假丝酵母菌
  D 近平滑假丝酵母菌
  E 克柔假丝酵母菌

3．维持阴道正常酸性环境的主要菌群是
  A．葡萄球菌
  B．肠球菌
  C．脆弱拟杆菌
  D．乳酸杆菌
  E．棒状杆菌

4．复发性VVC的诊断是一年内有症状并经真菌学证实的发作有＿＿＿次或以上。
  A．2
  B．3
  C．4
  D．5
  E．6

5．细菌性阴道病主要的致病菌是

  A．需氧菌
  B．厌氧菌
  C．乳杆菌
  D．酵母菌
  E．大肠埃希菌

6．细菌性阴道病最常见的病原体是
  A．金黄色葡萄球菌
  B．溶血性链球菌
  C．大肠埃希菌
  D．加德纳菌
  E．沙眼衣原体

7．26岁女性，白带增多，均匀稀薄，有臭味，阴道黏膜无明显充血，阴道pH5。最可能的诊断是
  A．急性淋病
  B．细菌性阴道病
  C．滴虫性阴道炎
  D．念珠菌性阴道炎
  E．老年性阴道炎

8．绝经10年，近3年反复发生白带增多，色黄，偶尔伴有瘙痒不适，其最适合的方式是
  A．口服己烯雌酚
  B．酸性溶液冲洗阴道后置入己烯雌酚
  C．碱性溶液冲洗阴道后置入己烯雌酚
  D．碱性溶液冲洗阴道后置入甲硝唑
  E．酸性溶液冲洗阴道后置入甲硝唑

9. 38 岁，妊娠 7 个月，反复外阴痒两个月余，白带无异味。妇检：阴道黏膜充血，白带多，呈凝乳块状。本例最可能的诊断是
   A．细菌性阴道病
   B．老年性阴道炎
   C．外阴硬化性苔藓
   D．非特异性外阴炎
   E．念珠菌性阴道炎

10. 女，35 岁。白带增多伴有腥臭味 2 个月，妇科检查见阴道分泌物呈稀薄灰白色。镜检发现线索细胞，考虑诊断为
    A．滴虫阴道炎
    B．念珠菌阴道炎
    C．细菌性阴道病
    D．支原体性阴道炎
    E．衣原体性阴道炎

11. 患者 32 岁，白带增多，脓性黄绿色泡沫状，阴道黏膜明显充血，阴道 pH6，该疾病最可能的传播途径是
    A．衣物传播
    B．性交
    C．公共浴池传播
    D．母婴垂直传播
    E．不洁器械、敷料传播

12. 女性，68 岁，绝经 12 年。感觉外阴瘙痒、灼热感，反复白带增多 6 年，色黄，无明显异味。阴道黏膜菲薄，见阴道壁有小出血点。该疾病最不可能的原因是
    A．雌激素水平下降
    B．阴道黏膜变薄
    C．上皮细胞内糖原含量上升
    D．阴道内 pH 增高
    E．局部抵抗力降低

13. 妇女，35 岁。自觉白带增多 3 月，月经前明显有异味，月经结束后好转，查体见白带均匀稀薄，有臭味，阴道黏膜无明显充血，阴道 pH5.4。该疾病下列叙述错误的是
    A．线索细胞阳性
    B．首选甲硝唑、克林霉素等治疗
    C．均质、淡薄、白色阴道分泌物
    D．碱性冲洗液阴道冲洗
    E．阴道分泌物呈鱼腥味改变，性交后加重

14. 女性，63 岁，绝经 6 年。偶尔自觉外阴瘙痒伴有灼热感，白带增多 1 年，色黄，妇

科检查见阴道黏膜菲薄，见阴道上皮萎缩，阴道壁有小出血点。该疾病最常见的治疗药物是
   A．孕激素
   B．雌激素
   C．雄激素
   D．糖皮质激素
   E．促性腺激素

15. 28 岁，产妇，孕 4 月，自觉外阴瘙痒 5 日就诊。体温 37 ℃，血压 96/60 mmHg。妇科检查：子宫如妊娠 4 个月大，外阴红肿，见白带呈现豆渣样，阴道壁有明显的出血点。本例应诊断为
    A．滴虫阴道炎
    B．念珠菌阴道炎
    C．细菌性阴道病
    D．支原体性阴道炎
    E．衣原体性阴道炎

【A3/A4 型】

妇女，33 岁。近 1 个月白带增多，均匀稀薄，有鱼腥味，阴道黏膜无明显充血，阴道 pH5.1。

1. 下列最可能的诊断是
   A．急性淋病
   B．细菌性阴道病
   C．滴虫性阴道炎
   D．念珠菌性阴道炎
   E．老年性阴道炎

2. 下列不是该疾病特点的是
   A．线索细胞阳性
   B．首选甲硝唑、克林霉素等治疗
   C．均质、淡薄、白色阴道分泌物
   D．辅助给予碱性冲洗液阴道冲洗
   E．阴道分泌物呈鱼腥味改变，性交后加重

3. 该患者治疗 1 月后阴道分泌物再次增多，呈现豆渣样白带，下列叙述正确的是
   A．可加用孕激素治疗
   B．可加用雌激素治疗
   C．应该复查阴道分泌物
   D．常用头孢类药物治疗
   E．该疾病是性传播疾病

【B 型】

   A．滴虫阴道炎

B．念珠菌阴道炎

C．细菌性阴道病

D．老年性阴道炎

E．衣原体性阴道炎

B．白色念珠菌

C．大肠埃希菌和金黄色葡萄球菌

D．加德纳菌

E．沙眼衣原体和淋球菌

1．妇女，30岁。白带增多1月，有异味，月经结束后好转，查体见白带均匀稀薄，有臭味，阴道黏膜无明显充血，阴道 pH5.4，该疾病可能是

2．女性，58岁，绝经4年。外阴瘙痒、灼热感，反复白带增多1年，色黄，无明显异味。阴道黏膜菲薄，见阴道壁有小出血点，该疾病可能是

3．女性，38岁，反复外阴痒3月，白带多伴有外阴瘙痒，白带无异味。妇检：阴道黏膜充血，白带多，呈凝乳块状，该疾病最可能是

A．脆弱拟杆菌

4．细菌性阴道病最常见的致病菌是

5．宫颈炎最常见的致病菌是

6．外阴阴道假丝酵母菌病最常见的致病菌是

7．老年性阴道炎最常见的致病菌是

A．雌激素

B．孕激素

C．雄激素

D．甲硝唑

E．克霉唑

8．治疗外阴阴道念珠菌病宜选用

9．治疗滴虫性阴道炎宜选用

10．治疗老年性阴道炎宜选用

11．治疗细菌性阴道病宜选用

四、简答题

1．简述细菌性阴道病的临床诊断评价标准和 Nurgent 评分。

2．简述婴幼儿外阴阴道炎常见的病原体和传播途径。

3．简述阴道微生态的概念。

五、病例解析题

1．女性，32岁，平素月经规律，间断外阴瘙痒3月，月经后减轻。查体见外阴抓痕，阴道分泌物增多，红肿，呈豆渣样白带。

（1）该患者最可能患有的阴道炎是什么？

（2）简述该阴道炎治疗方法

（3）该患者需要随访吗，需要追问什么病史，请简述理由。

2．女性，61岁，绝经5年，因阴道分泌物增多伴外阴瘙痒1月就诊。近2月性交疼痛。查体：外阴抓痕，上皮萎缩，菲薄，阴道黏膜充血，有小出血点。阴道分泌物稀薄，呈淡黄色。

（1）该患者最可能是什么疾病？

（2）简述该疾病的治疗原则。

参考答案

一、名词解释

1．bartholinitis：前庭大腺炎，病原体侵入前庭大腺引起炎症，称为前庭大腺炎。

2．trichomonal vaginitis：滴虫性阴道炎，由阴道毛滴虫引起，是常见的阴道炎。

3．vulvovaginal candidiasis：外阴阴道假丝酵母菌病，是一种由假丝酵母菌病引起的机会性真菌感染。

4．bacterial vaginosis：细菌性阴道病，是一种以乳杆菌减少或消失，相关微生物增多为特征的临床症候群。与盆腔炎、不孕不育、术后感染、胎膜早破等多种疾病相关。

5．clue cell：线索细胞，阴道脱落的表层细胞，于细胞边缘贴附颗粒状物，即各种厌氧菌，细胞边缘

不清楚。

二、填空题

1. 葡萄球菌 大肠埃希菌 链球菌 肠球菌
2. 性传播 间接传播
3. 单纯性 VVC 复杂性 VVC
4. 治疗结束后 7～14 天 1 个月 3 个月 6 个月

三、选择题

[A1/A2 型]

1. A 2. C 3. D 4. C 5. B 6. D 7. B 8. B 9. E 10. C 11. B 12. C
13. D 14. B 15. B

[A3/4 型]

1. B 2. D 3. C

[B 型]

1. C 2. D 3. B 4. D 5. E 6. B 7. C 8. E 9. D 10. A 11. D

四、问答题

1. 下列 4 项中 3 项阳性，其中线索细胞阳性为必备：①均质、稀薄、白色的阴道分泌物；② pH 值 >
4.5；③胺臭味实验阳性；④线索细胞阳性。

Nugent 评分标准标准，积分 ≥ 7 分诊断为 BV。

评分	乳杆菌样菌	加德纳菌即类杆菌样菌	革兰染色不定弯曲小杆菌
0	4+	0	0
1	3+	1+	1+ 或 2+
2	2+	2+	3+ 或 4+
3	1+	3+	
4	0	4+	

2. 常见的病原体有大肠埃希菌、葡萄球菌、链球菌，淋球菌和滴虫也相对常见。病原体常常通过患者母亲或者保育员的手、衣物、毛巾等间接传播。

3. 正常阴道微生态由正常的局部解剖结构、周期性的内分泌变化、阴道菌群和阴道局部免疫系统 4 大部分组成，反映了阴道内各种微生物与人体阴道内细胞的相互关系。这些微生物主要寄居于阴道黏膜中，相互作用，相互制约，处于一个动态平衡的状态。

五、病例分析题

1. ①外阴阴道假丝酵母菌病。②抗真菌治疗，包括阴道用药和口服用药两种，复发性 VVC 必要时需要性伴侣同治。③追问该患者病史，是否合并糖尿病，有无长时间使用广谱抗生素病史，或使用糖皮质激素、免疫抑制剂。是否存在 RVVC 的情况（在 1 年内有症状性 VVC 发作 4 次或 4 次以上），如果诊断 RVVC，需要规律随访，随访时间为治疗结束后 7～4 天、1 个月、3 个月、6 个月，3 个月和 6 个月时建议同时进行真菌培养。

2. ①老年性阴道炎。②治疗原则为增加阴道局部抵抗力，抑制病原微生物生长。

第二十章　急性子宫颈炎

思维导图

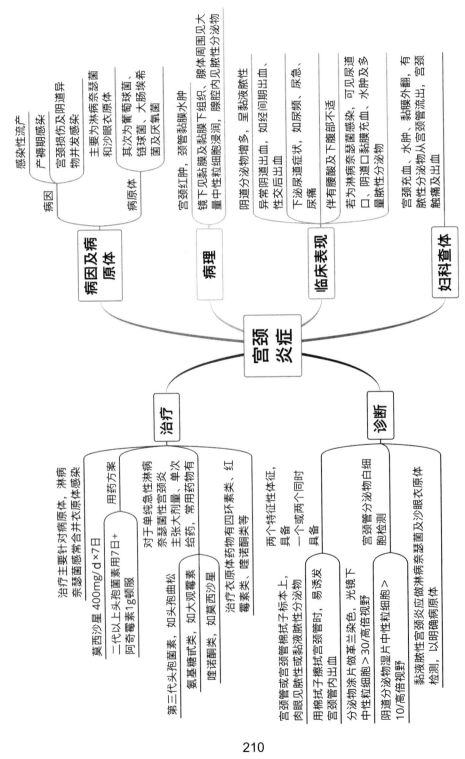

图 20-1　宫颈炎症

宫颈炎症

病因及病原体

病因
- 感染性流产
- 产褥期感染
- 宫颈损伤及阴道异物并发感染

病原体
- 主要为淋病奈瑟菌和沙眼衣原体
- 其次为葡萄球菌、链球菌、大肠埃希菌及厌氧菌

病理
- 宫颈红肿，颈管黏膜水肿
- 镜下见黏膜及黏膜下组织、腺体周围见大量中性粒细胞浸润，腺腔内见脓性分泌物

临床表现
- 阴道分泌物增多，呈黏液脓性
- 异常阴道出血，如经间期出血、性交后出血
- 下泌尿道症状，如尿频、尿急、尿痛
- 伴有腰酸及下腹部不适
- 若为淋病奈瑟菌感染，可见尿道口、阴道口黏膜充血、水肿及多量脓性分泌物

妇科查体
- 宫颈充血、水肿、黏膜外翻，有脓性分泌物从宫颈管流出，宫颈触痛及出血

治疗

用药方案
- 治疗主要针对病原体，淋病奈瑟菌感染常合并衣原体感染
  - 莫西沙星 400mg/d×7日
  - 二代以上头孢菌素用7日+阿奇霉素1g顿服
- 对于单纯性淋病奈瑟菌性急性宫颈炎主张大剂量、单次给药，常用药物有
  - 第三代头孢菌素，如头孢曲松
  - 氨基糖苷类，如大观霉素
  - 喹诺酮类，如莫西沙星
- 治疗衣原体原体药物有四环素类、红霉素类、喹诺酮类等

诊断

- 两个特征性体征，具备一个或两个同时具备
  - 宫颈管或宫颈管棉拭子标本上，肉眼见脓性或黏液脓性宫颈管分泌物
  - 用棉拭子擦拭宫颈管时，易诱发宫颈管内出血
- 分泌物涂片做革兰染色，光镜下中性粒细胞>30/高倍视野
- 阴道分泌物湿片中性粒细胞>10/高倍视野
- 宫颈管分泌物白细胞检测
- 黏液脓性宫颈炎应做淋病奈瑟菌及沙眼衣原体检测，以明确病原体

试　题

一、名词解释

Acute cervicitis

二、选择题

【A1/A2 型】

1. 关于急性宫颈炎的临床特点，下列叙述错误的是
   A．患者高热
   B．阴道分泌物增多，呈黏液脓性
   C．经间期出血、性交后出血
   D．宫颈充血、水肿、黏膜外翻，可有黏液脓性分泌物附着
   E．常伴有腰酸及下腹部不适

2. 急性宫颈炎症最常见的病原体是
   A．金黄色葡萄球菌
   B．假丝酵母菌
   C．淋病奈瑟菌
   D．甲型链球菌
   E．粪肠球菌

【X 型】

哪些是导致急性宫颈管黏膜炎症的病原体
   A．淋病奈瑟菌
   B．沙眼衣原体和生殖支原体
   C．单纯疱疹病毒和巨细胞病毒
   D．阴道厌氧菌
   E．假丝酵母菌

三、问答题

1. 如何做出急性宫颈炎症的初步诊断？

参考答案

一、名词解释

Acute cervicitis：急性宫颈炎，由生殖道病原体感染引起的宫颈局部充血、水肿、黏膜外翻，上皮变性、坏死，或有黏液脓性分泌物附着，临床主要表现为阴道分泌物增多，呈黏液脓性，或伴有阴道异常出血。

二、选择题

[A1/A2 型]
1．A　2．C
[X 型]
ABCD

三、问答题

以下两个特征性体征，具备一个或两个同时具备：①宫颈管或宫颈管棉拭子标本上，肉眼见脓性或黏液脓性分泌物；②用棉拭子擦拭宫颈管时，易诱发宫颈管内出血。宫颈管分泌物白细胞检测，①分泌物涂片做革兰染色，光镜下中性粒细胞＞30/ 高倍视野；②阴道分泌物湿片中性粒细胞＞10/ 高倍视野。

思维导图

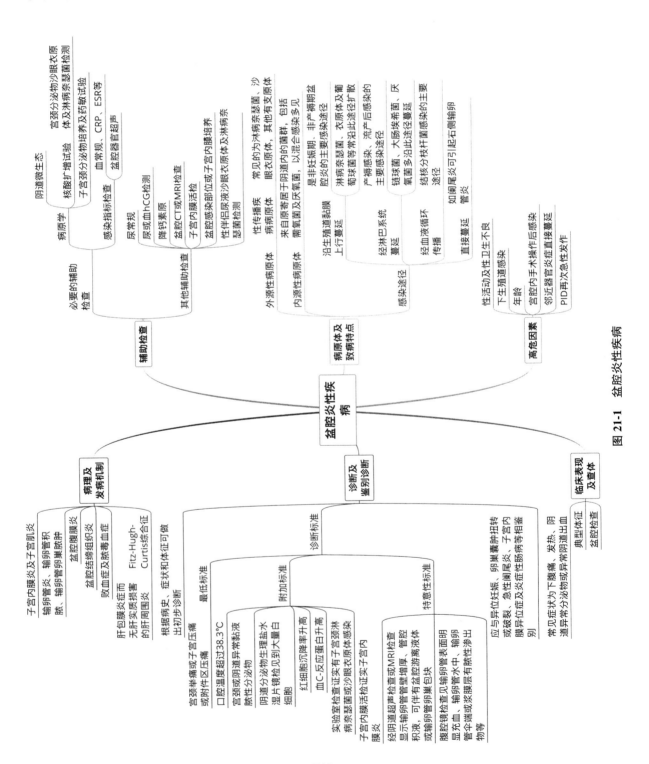

图 21-1　盆腔炎性疾病

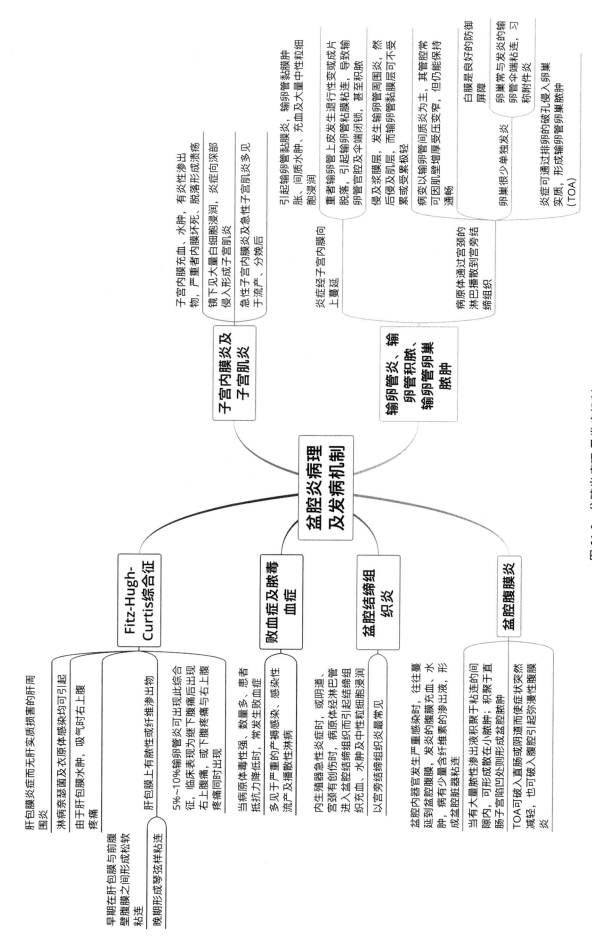

图 21-2 盆腔炎病理及发病机制

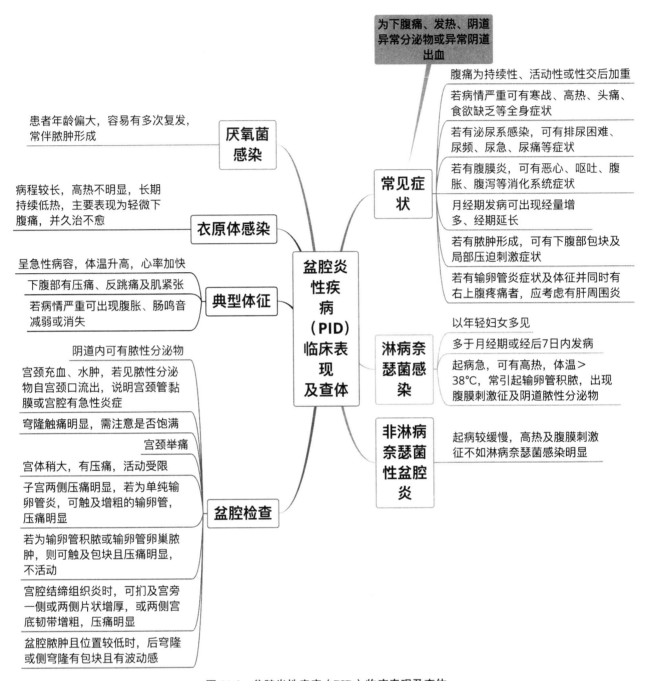

图 21-3　盆腔炎性疾病（PID）临床表现及查体

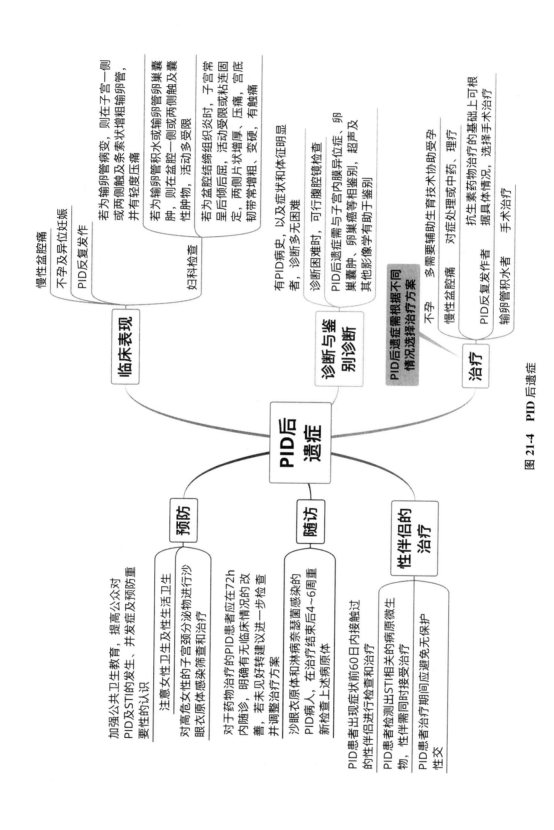

图 21-4　PID 后遗症

PID后遗症

临床表现

- 慢性盆腔痛
- 不孕及异位妊娠
- PID反复发作
- 妇科检查
  - 若为输卵管病变，则在子宫一侧或两侧触及条索状增粗输卵管，并有轻度压痛
  - 若为输卵管积水或输卵管卵巢囊肿，则在盆腔一侧或两侧触及囊性肿物，活动多受限
  - 若为盆腔结缔组织炎时，子宫常呈后倾后屈，活动受限或粘连固定，两侧片状增厚、压痛，宫底变硬，韧带常增粗、变硬，有触痛

诊断与鉴别诊断

- 有PID病史，以及症状和体征明显者，诊断多无困难
- 诊断困难时，可行腹腔镜检查
- PID后遗症需与子宫内膜异位症、卵巢囊肿、卵巢癌等相鉴别，超声及其他影像学有助于鉴别

治疗

PID后后遗症需根据不同情况选择治疗方案

- 不孕
  - 多需要辅助生育技术协助受孕
- 慢性盆腔痛
  - 对症处理或中药、理疗
- PID反复发作者
  - 抗生素药物治疗的基础上可根据具体情况，选择手术治疗
- 输卵管积水者
  - 手术治疗

预防

- 加强公共卫生教育，提高公众对PID及STI的发生、并发症及预防重要性的认识
- 注意女性卫生及性生活卫生
- 对高危女性的子宫颈分泌物进行沙眼衣原体感染筛查和治疗
- 对于药物治疗的PID患者应在72h内随诊，明确有无临床情况的改善，若未见好转建议进一步检查并调整治疗方案

随访

- 沙眼衣原体和淋菌荟菌感染的PID病人，在治疗结束后4~6周重新检查上述病原体

性伴侣的治疗

- PID患者出现症状前60日内接触过的性伴侣进行检查和治疗
- PID患者检测出STI相关的病原微生物，性伴侣需同时接受治疗
- PID患者治疗期间应避免无保护性交

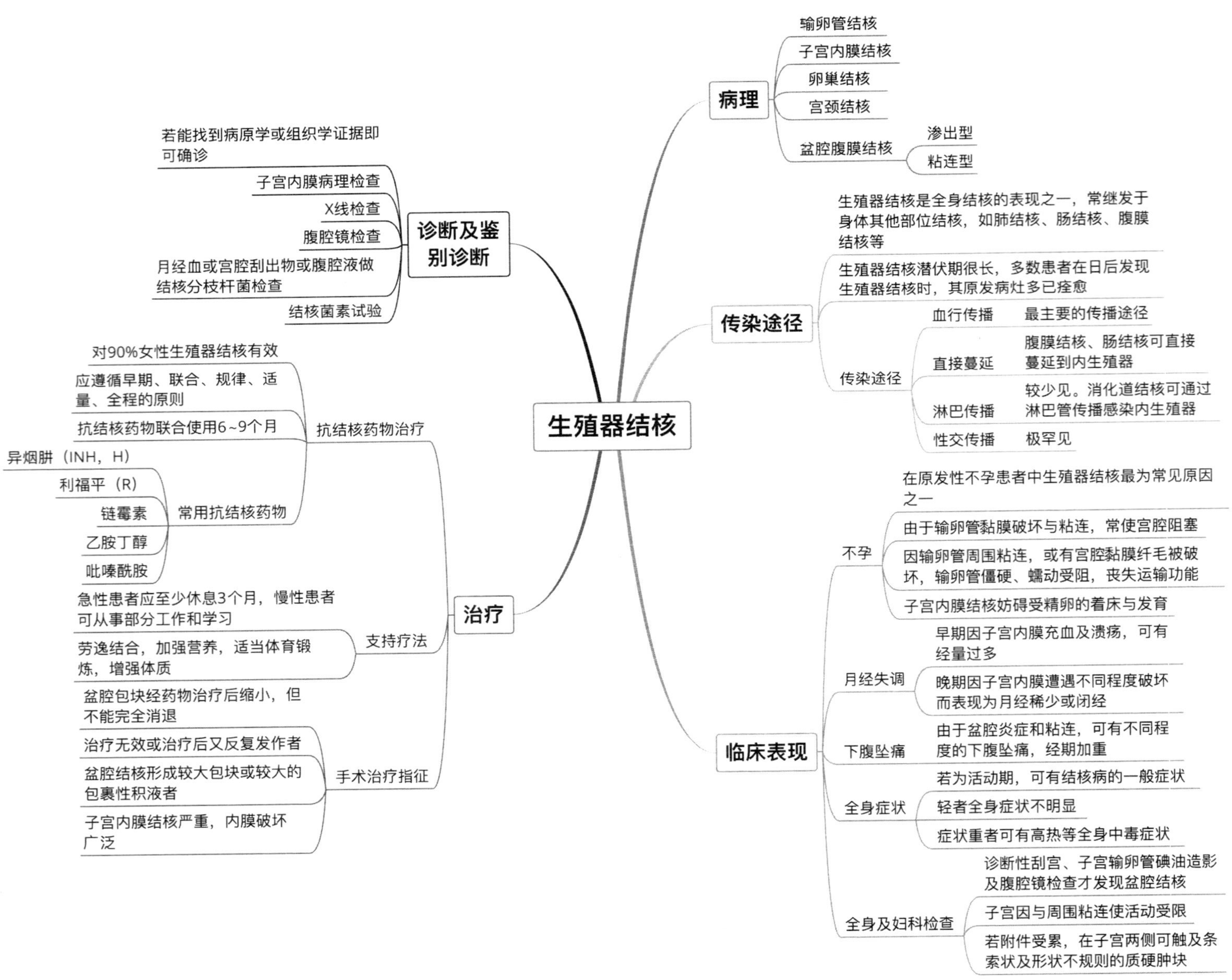

生殖器结核

病理

- 输卵管结核
- 子宫内膜结核
- 卵巢结核
- 宫颈结核
- 盆腔腹膜结核
  - 渗出型
  - 粘连型

生殖器结核是全身结核的表现之一，常继发于身体其他部位结核，如肺结核、肠结核、腹膜结核等

生殖器结核潜伏期很长，多数患者在日后发现生殖器结核时，其原发病灶多已痊愈

传染途径

传染途径
- 血行传播——最主要的传播途径
- 直接传播——腹膜结核、肠结核可直接蔓延到内生殖器
- 淋巴传播——较少见。消化道结核可通过淋巴管传播感染内生殖器
- 性交传播——极罕见

临床表现

- 不孕——在原发性不孕患者中生殖器结核最为常见原因之一
  - 由于输卵管黏膜破坏与粘连，常使宫腔黏膜纤毛被破坏，或有宫腔黏膜黏连、蠕动受阻、输卵管僵硬，丧失运输功能
  - 子宫内膜结核妨碍受精卵的着床与发育
- 月经失调
  - 早期因子宫内膜充血及溃疡，可有经量过多
  - 晚期因子宫内膜遭遇不同程度破坏而表现为月经稀少或闭经
- 下腹坠痛——由于盆腔炎症和粘连，可有不同程度的下腹坠痛，经期加重
- 全身症状——若为活动期，可有结核病的一般症状
  - 轻者全身症状不明显
  - 症状重者可有高热等全身中毒状
- 全身及妇科检查
  - 诊断性刮宫、子宫输卵管碘油造影及腹腔镜检查才发现盆腔结核
  - 子宫因与周围粘连使活动受限
  - 若附件受累，在子宫两侧可触及条索状及形状不规则的质硬肿块

诊断及鉴别诊断

- 若能找到病原学或组织学证据即可确诊
  - 子宫内膜病理检查
  - X线检查
  - 腹腔镜检查
  - 月经血或宫腔刮出物或腹腔液做结核分枝杆菌检查
  - 结核菌素试验

治疗

- 抗结核药物治疗——对90%女性生殖器结核有效
  - 应遵循早期、联合、规律、适量、全程的原则
  - 抗结核药物联合使用6~9个月
    - 异烟肼（INH，H）
    - 利福平（R）
    - 常用抗结核药物
      - 链霉素
      - 乙胺丁醇
      - 吡嗪酰胺
- 支持法
  - 急性患者应至少休息3个月，慢性患者可从事部分工作和学习
  - 劳逸结合，加强营养，适当体育锻炼，增强体质
- 手术治疗指征
  - 盆腔包块经药物治疗后缩小，但不能完全消退
  - 治疗无效或治疗后又反复发作者
  - 盆腔结核形成较大包块或较大的包裹性积液者
  - 子宫内膜结核严重、内膜破坏广泛

图 21-5　生殖器结核

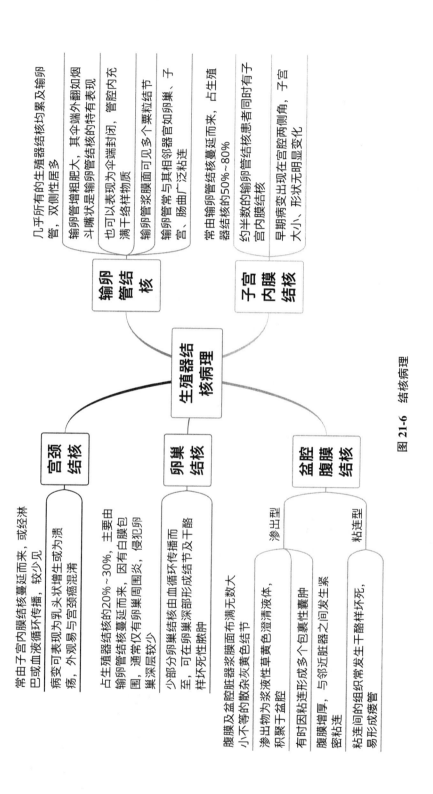

图 21-6　结核病理

生殖器结核病理

输卵管结核
- 几乎所有的生殖器结核均累及输卵管，双侧性居多
- 输卵管增粗增大，其伞端外翻如烟斗嘴状是输卵管结核的特有表现
- 也可以表现为伞端封闭，管腔内充满干酪样物质
- 输卵管浆膜面可见多个粟粒结节
- 输卵管常与其相邻器官如卵巢、子宫、肠曲广泛粘连

子宫内膜结核
- 常由输卵管结核蔓延而来，占生殖器结核的50%~80%
- 约半数的输卵管结核患者同时有子宫内膜结核
- 早期病变出现在宫腔两侧角，子宫大小、形状无明显变化

宫颈结核
- 常由子宫内膜结核蔓延而来，或经淋巴或血液循环传播，较少见
- 病变可表现为乳头状增生或溃疡，外观易与宫颈癌混淆

卵巢结核
- 占生殖器结核的20%~30%，主要由输卵管结核蔓延而来，因有卵巢包围，通常仅有卵巢周围炎，侵犯卵巢深层较少
- 少部分卵巢结核由血循环传播而至，可在卵巢深部形成结节及干酪样坏死性脓肿

盆腔腹膜结核

渗出型
- 腹膜及盆腔脏器浆膜面布满无数大小不等的散杂灰黄色结节
- 渗出物为浆液性草黄色澄清液体，积聚于盆腔
- 有时因粘连形成多个包裹性囊肿

粘连型
- 腹膜增厚，与邻近脏器之间发生紧密粘连
- 粘连间的组织经常发生干酪样坏死，易形成瘘管

217

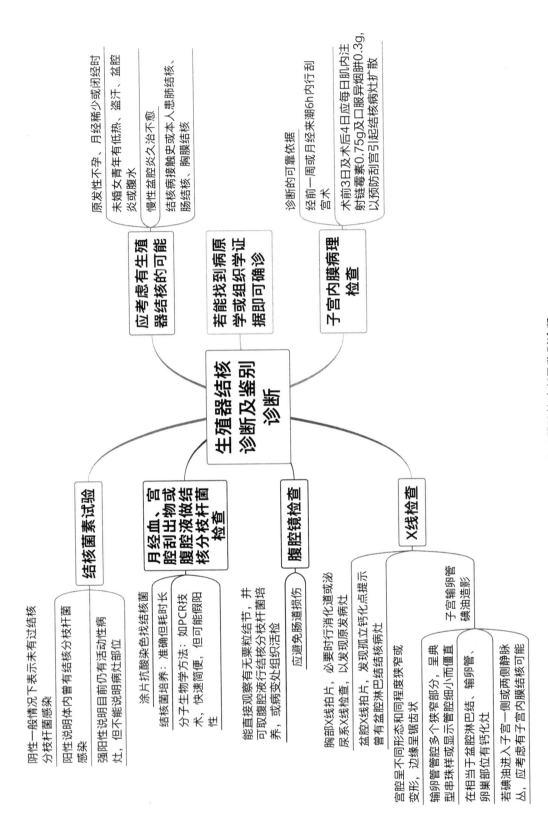

图 21-7　生殖器结核诊断及鉴别诊断

生殖器结核诊断及鉴别诊断

应考虑有生殖器结核的可能
- 原发性不孕，月经稀少或闭经时
- 未婚女青年有低热、盗汗、盆腔炎或腹痛
- 慢性盆腔炎久治不愈
- 结核病接触史或本人患肺结核、肠结核、胸膜结核

若能找到病原学或组织学证据即可确诊

子宫内膜病理检查
- 诊断的可靠依据
- 经前一周或月经来潮6h内行刮宫术
- 术前3日及术后4日应每日肌内注射链霉素0.75g及口服异烟肼0.3g，以预防刮宫引起结核病灶扩散

结核菌素试验
- 阴性一般情况下表示未有过结核分枝杆菌感染
- 阳性说明体内曾有结核分枝杆菌感染
- 强阳性说明目前仍有活动性病灶，但不能说明病灶部位

月经血、宫腔刮出物或腹腔液做结核分枝杆菌检查
- 涂片抗酸染色找结核菌
- 结核菌培养：准确但耗时长
- 分子生物学方法：如PCR技术，快速简便，但可能假阳性

腹腔镜检查
- 能直接观察有无粟粒结节，并可取腹腔液行结核分枝杆菌培养，或病变处取组织活检
- 应避免肠道损伤

X线检查
- 胸部X线拍片，必要时行消化道或泌尿系X线检查，以发现原发病灶
- 盆腔X线拍片，发现孤立钙化点提示曾有盆腔淋巴结核病灶
- 子宫输卵管碘油造影
  - 宫腔不同形态和同程度狭窄或变形，边缘呈锯齿状
  - 输卵管管腔多个狭窄部分，呈典型串珠样或显示管腔细小而僵直
  - 在相当于盆腔淋巴结、输卵管、卵巢部位有钙化灶
  - 若碘油进入子宫一侧或两侧静脉丛，应考虑有子宫内膜结核可能

试　题

一、名词解释

1．Pelvic inflammatory disease　　2．Fitz-Hugh-Curtis syndrome

二、选择题

【A1/A2 型】

1．关于输卵管炎症，下述叙述正确的是
   A．结节性输卵管炎是输卵管峡部肌层增生所致
   B．输卵管积脓可演变为输卵管积水
   C．输卵管积水均与周围组织有粘连
   D．输卵管积水的液体来自管壁上皮分泌
   E．慢性输卵管炎均为急性输卵管炎迁延所致

2．一般急性输卵管炎时，哪个部位受累最轻
   A．肌层
   B．浆膜层
   C．间质层
   D．内膜
   E．输卵管周围

3．急性宫颈炎症最常见的病原体是
   A．金黄色葡萄球菌
   B．假丝酵母菌
   C．淋病奈瑟菌
   D．甲型链球菌
   E．粪肠球菌

4．生殖器结核最先侵犯的部位是
   A．卵巢，其次是输卵管
   B．子宫内膜，其次是输卵管
   C．阴道，其次是子宫颈
   D．输卵管，其次是子宫内膜
   E．外阴，其次是阴道

5．下述哪种情况不是盆腔生殖器炎症性的病变
   A．输卵管积水
   B．输卵管卵巢囊肿
   C．卵巢巧克力囊
   D．慢性盆腔结缔组织炎
   E．慢性输卵管、卵巢炎

6．关于宫颈息肉的治疗，下列叙述最合适的是
   A．电熨
   B．电挖
   C．息肉摘除术

D．息肉摘除并送病理检查
   E．宫颈锥切

7．给予患者子宫输卵管碘油造影，哪些发现不符合结核
   A．输卵管腔呈典型的串珠状
   B．输卵管腔细小而僵直
   C．子宫腔狭窄，边缘呈锯齿状
   D．子宫腔有肿物突起
   E．盆腔有孤立的钙化点

8．诊断子宫内膜结核，最可靠的依据是
   A．全身无力低烧
   B．红细胞沉降率快
   C．不育
   D．月经稀少
   E．子宫内膜病理证实

9．盆腔炎性疾病后遗症主要存在于
   A．子宫肌层及输卵管
   B．子宫内膜及输卵管
   C．子宫旁结缔组织及输卵管
   D．子宫旁结缔组织、卵巢及输卵管
   E．盆腔腹膜、卵巢和输卵管

10．下述哪种情况不是急性生殖器炎的后遗病变
   A．输卵管积水
   B．输卵管卵巢囊肿
   C．卵巢巧克力囊肿
   D．慢性盆腔结缔组织炎
   E．慢性输卵管、卵巢炎

11．取子宫内膜做病理检查以诊断生殖器结核，关于注意事项，下列叙述错误的是
   A．应于经前 1 周或月经来潮 12 h 内做诊刮
   B．术前 3 天，术后 4 天，每天肌内注射链霉素一次
   C．应注意刮取子宫角部内膜
   D．病理切片找到典型结核结节，诊断即可成立

E. 子宫小而坚硬，无组织刮出，可以排除内膜结核

12. 对于急性盆腔炎性疾病，下列叙述不正确的是
    A. 常有分娩、流产、盆腔手术等原因
    B. 伴有高烧、寒战
    C. 下腹剧痛
    D. 治疗要彻底以免形成慢性感染
    E. 急性期定期做盆腔检查，以了解病情变化

13. 女性30岁，继发不孕5年，月经后4天突发高热，寒战，下腹痛，右侧甚，血压110/80 mmHg，脉搏120次/分，体温39℃，白细胞18×10⁹/L，中性粒细胞80%，下腹轻压痛。妇科检查：宫颈有脓性分泌物，子宫后倾，稍大稍软，有压痛，双侧附件增厚，压痛，根据上述症状，应考虑为
    A. 急性阑尾炎
    B. 急性盆腔结缔组织炎
    C. 急性盆腔腹膜炎
    D. 重型急性子宫内膜及肌层炎伴附件炎
    E. 以上均不是

14. 产后3个月，月经未复潮，发热伴下腹痛及血性白带两天，查：腹软，下腹有轻压痛，无反跳痛，子宫稍大，压痛，双侧附件增厚，明显压痛，阴道分泌物为脓血性，体温38.5℃。血红蛋白110 g/L，白细胞15×10⁹/L，中性粒细胞84%，最可能的诊断为
    A. 输卵管妊娠
    B. 卵巢瘤蒂扭转
    C. 急性附件炎，双侧
    D. 输卵管积水
    E. 急性盆腔腹膜炎

15. 女，30岁，人工流产后发热伴下腹疼痛20天。查体：宫颈举痛，子宫后位，正常大小，触痛明显。右侧宫旁明显增厚，压痛。盆腔超声检查：子宫大小正常，右旁可探及不均质混合回声包块，大小约5.0 cm×2.5 cm，边界欠清。最可能的诊断是
    A. 盆腔炎性疾病
    B. 盆腔结核
    C. 卵巢肿瘤蒂扭转
    D. 急性阑尾炎

E. 黄体破裂

16. 女性，32岁，药物流产后5天，高热伴右下腹痛2天。妇检：白带脓性，宫颈举痛，宫体如妊娠6周，右附件区有明显压痛，本例最可能的诊断是
    A. 急性阑尾炎
    B. 宫外孕
    C. 盆腔炎性疾病
    D. 卵巢巧克力囊肿破裂
    E. 以上都不是

17. 女，35岁，因下腹痛伴发热2天来急诊。查体：急性病容，体温38.9℃，下腹部有压痛、反跳痛及肌紧张。妇科检查可见脓性阴道分泌物，宫颈有举痛，双侧附件区增厚，有压痛。最可能的诊断是
    A. 急性宫颈炎
    B. 盆腔炎性疾病
    C. 卵巢囊肿继发感染
    D. 卵巢囊肿破裂
    E. 卵巢囊肿蒂扭转

【A3/A4型】

女，28岁，放置宫内节育器后3天，下腹痛、发热、阴道分泌物增多2天。查体：T 39.6℃，P 110次/分，心肺（-）。妇科检查宫颈充血，举痛（+），子宫及双附件区压痛（+），右侧为重。

1. 首先考虑的诊断是
   A. 卵巢黄体破裂
   B. 卵巢囊肿蒂扭转
   C. 盆腔炎性疾病
   D. 急性阑尾炎
   E. 急性胃肠炎

2. 诊断本病无价值的辅助检查是
   A. B型超声检查
   B. 尿hCG检测
   C. 血常规
   D. 宫颈分泌物培养+药敏
   E. C反应蛋白

3. 正确的处理是
   A. 平卧位
   B. 取出节育器后抗菌药物治疗
   C. 等待宫颈分泌物细菌培养结果后处理
   D. 广谱抗菌药物治疗
   E. 剖腹探查

【B 型】

  A．经淋巴系统蔓延

  B．经血行传播

  C．沿生殖器黏膜蔓延

  D．原发感染

  E．直接蔓延

1．产褥感染、流产后感染性急性盆腔炎的主要
  扩散途径是

2．生殖器结核最主要的传染途径是

  A．腹腔镜探查术

  B．静脉滴注抗生素

  C．理疗

  D．阴道冲洗

  E．口服止痛药

3．患者下腹痛伴发热，妇科检查可见宫颈内有
  大量脓性分泌物流出，后穹隆明显触痛；宫

颈充血，举痛明显；宫体有压痛，活动受限；
子宫两侧压痛明显，应考虑

4．患者全身症状不明显，下腹坠胀、腰骶部
  酸痛，劳累后加重；妇科检查子宫后位，
  活动受限，子宫一侧或两侧片状增厚，无
  压痛；宫底韧带有增粗、变硬，有压痛，应
  考虑给予

5．急性盆腔炎经药物治疗 72 h，突然出现剧烈
  腹痛，临床体征加重，应考虑给予

【X 型】

有关输卵管积水，下列哪项叙述正确

A．输卵管粘连、闭锁，渗出物积聚形成

B．输卵管积脓，脓液逐渐被吸收形成

C．肿物囊性，常与周围粘连

D．常为腊肠型壁较薄而光滑，双侧性

E．由盆腔结缔组织增生、子宫固定而形成

三、问答题

1．输卵管积水是如何形成的，其外形有何特征？

2．宫颈息肉的病理特征是什么？

参考答案

一、名词解释

1．pelvic inflammatory disease：盆腔炎性疾病，是指由内源性或外源性病原体感染，引起女性上生殖道炎症的一组疾病，主要包括子宫内膜炎、输卵管炎、输卵管卵巢脓肿，以及扩散后产生的盆腔腹膜炎和肝周围炎，以急性输卵管炎最常见。

2．Fitz-Hugh-Curtis syndrome：科菲综合征，是指肝包膜炎症而无肝实质损害的肝周围炎。淋病奈瑟菌及衣原体感染均可引起。由于肝包膜水肿，吸气时有上腹疼痛。肝包膜上有脓性或纤维渗出物，早期在肝包膜与前腹壁腹膜之间形成松软粘连，晚期形成琴弦样粘连。部分盆腔炎性疾病可出现此综合征，临床表现为继下腹痛后出现右上腹痛，或下腹疼痛与右上腹疼痛同时出现。

二、选择题

[A1/A2 型]

1．B　2．A　3．C　4．D　5．C　6．D　7．D　8．E　9．D　10．C　11．E　12．E　13．D
14．E　15．A　16．C　17．B

[A3/A4 型]

1．C　2．A　3．D

[B 型]

1．A　2．B　3．B　4．C　5．A

[X 型]

ABCD

三、问答题

1．输卵管炎症较轻时，伞部及峡部粘连闭锁，浆液渗出物积聚形成输卵管积水，有时输卵管积脓变为慢性，脓液被吸收，浆液性物继续自血管壁渗出形成。积水的输卵管表面光滑，壁甚薄形成腊肠或呈曲颈的蒸馏瓶状，卷曲向后，可游离或与周围组织有膜状粘连。

2．宫颈息肉是因慢性炎症长期刺激使宫颈管局部黏膜增生，增生的黏膜逐渐从基底部向宫颈管外口突出而形成息肉。肉眼可见，宫颈外口可见一至数个舌形或泪滴状息肉，红色，质软，易出血，有蒂，附于子宫颈。光镜下见息肉中心为结缔组织，伴有充血、水肿及炎症细胞浸润，息肉表面覆盖有一层高柱状上皮，大部息肉为良性增生，极少数亦有恶变。

思维导图

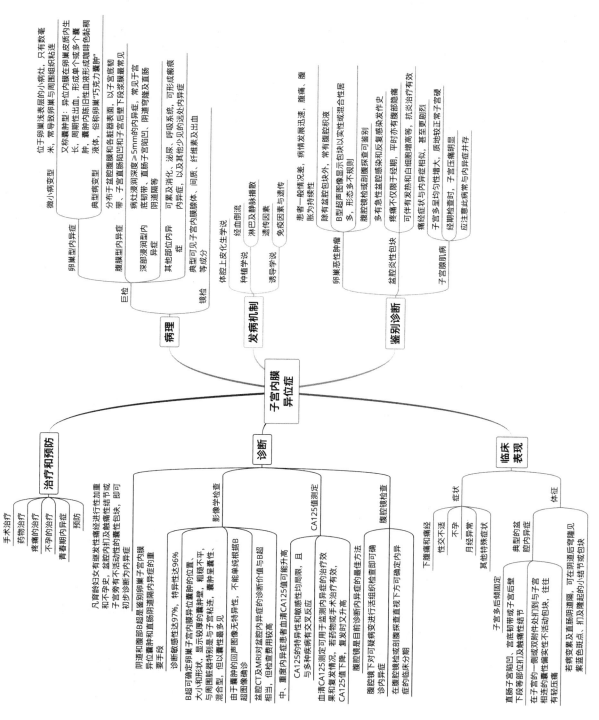

图 22-1 子宫内膜异位症

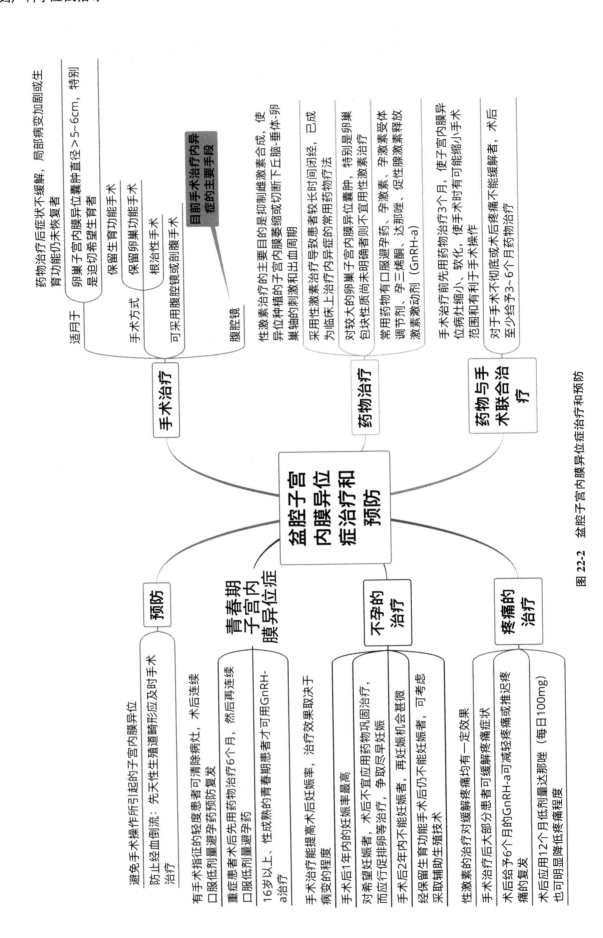

图 22-2 盆腔子宫内膜异位症治疗和预防

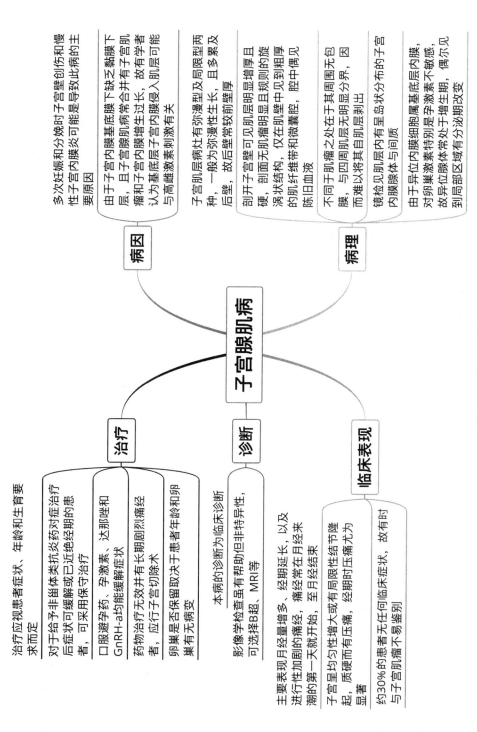

病因

子宫腺肌病

治疗

诊断

临床表现

病理

病因

多次妊娠和分娩时子宫壁创伤和慢性子宫内膜炎可能是导致此病的主要原因

由于子宫内膜基底膜下缺乏黏膜下层，且子宫腺肌病常合并有子宫肌瘤和子宫内膜增生过长，故有学者认为基底层子宫内膜侵入肌层可能与高雌激素刺激有关

病理

子宫肌层病灶有弥漫型及局限型两种，一般为弥漫性生长，且多累及后壁，故后壁常较前壁厚

剖开子宫壁可见肌层明显增厚且规则的旋硬，剖面无肌瘤明显且见到粗糙的肌纤维带和微小囊腔，腔中偶见陈旧性血液

不同于肌瘤之处在于其周围无包膜，与四周肌层无明显分界，因而难以将其自肌层剥出

镜检见肌层内有呈岛状分布的子宫内膜腺体与间质

由于异位内膜细胞对卵巢激素特别是孕激素不敏感，故异位腺体常处于增生期，偶尔见到局部区域有分泌期改变

治疗

治疗应视患者症状、年龄和生育要求而定

对于给予非甾体类抗炎药对症治疗后症状可缓解或已近绝经期的患者，可采用保守治疗

口服避孕药、孕激素、达那唑和GnRH-a均能缓解症状

药物治疗无效并有长期剧烈痛经者，应行子宫切除术

卵巢是否保留取决于患者年龄和卵巢有无病变

诊断

本病的诊断为临床诊断

影像学检查虽有帮助但非特异性，可选择B超、MRI等

临床表现

主要表现月经量增多，经期延长，以及进行性加剧的痛经，痛经常在月经来潮的第一天就开始，至月经结束

子宫呈均匀性增大或有局限性结节隆起，质硬而有压痛，经期时压痛尤为显著

约30%的患者无任何临床症状，故有时与子宫肌瘤不易鉴别

图 22-3　子宫腺肌病

试 题

一、名词解释

1．adenomyosis 2．Endometriosis 3．luteinized unruptured follicle syndrome

4．medical oophorectomy 5．add-back therapy

二、选择题

【A1/A2 型】

1．应用孕激素治疗有效的是
   A．Ⅱ度闭经
   B．功血子宫内膜萎缩症
   C．子宫内膜结核
   D．子宫内膜异位症
   E．过期流产

2．子宫内膜异位症的临床特点是
   A．痛经程度与病变范围成正比
   B．均存在卵巢囊肿内陈旧性出血
   C．雌激素治疗有利于改善症状
   D．15%～30%的患者月经正常
   E．继发性痛经，进行性加重

3．不孕症伴有痛经患者常发生
   A．多囊卵巢综合征
   B．子宫内膜异位症
   C．子宫内膜增殖症
   D．卵巢囊肿
   E．输卵管积水

4．卵巢子宫内膜异位囊肿首选的治疗方法是
   A．假孕疗法
   B．假绝经疗法
   C．穿刺
   D．腹腔镜手术
   E．开腹手术

5．下列哪种组织不是病理诊断子宫内膜异位囊肿的依据
   A．子宫内膜
   B．腺体
   C．间质
   D．纤维组织
   E．含铁血黄素

6．CA125 水平测定应用于子宫内膜异位症，下述不正确的是
   A．中重度患者 CA125 常升高
   B．血清 CA125 水平一般＜200 IU/ml
   C．CA125 水平升高表明异位内膜恶变
   D．CA125 可监测异位病变活动情况
   E．怀疑内膜异位时应常规做 CA125 测定

7．子宫内膜异位症的痛经主要表现为
   A．原发性痛经
   B．继发性痛经，进行性加重
   C．运动性痛经
   D．偶发痛经
   E．以上都不是

8．子宫内膜异位症的典型体征为
   A．子宫增大
   B．附件区压痛
   C．宫颈举痛
   D．直肠子宫陷凹触痛结节
   E．子宫压痛

9．子宫内膜异位症最常见的发病部位是
   A．直肠
   B．膀胱
   C．卵巢
   D．输卵管
   E．阴道

10．GnRH-a 治疗中反向添加治疗的目的是
   A．抑制异位子宫内膜
   B．减轻副作用
   C．提高受孕率
   D．抑制卵巢
   E．抑制垂体

11．子宫内膜异位症的正确定义是
   A．子宫内膜超过子宫腔范围生长
   B．子宫内膜位于子宫腔被覆黏膜以外，并具有生长功能
   C．子宫内膜种植于卵巢
   D．子宫内膜长入肌层

E. 异位内膜形成的肿物

12. 关于子宫内膜异位症与子宫腺肌病，下列叙述错误的是
   A. 子宫内膜异位症是子宫内膜生长在宫腔被覆黏膜以外的部分，引起病变及症状
   B. 子宫腺肌病是正常位置的子宫内膜向肌层内良性侵入，伴子宫肌层弥漫性增生
   C. 子宫内膜异位症异位的子宫内膜受卵巢激素影响有相应变化
   D. 子宫腺肌病侵入肌壁的子宫内膜不受性激素影响
   E. 子宫腺肌病在一定意义上也是一种子宫内膜异位症

13. 关于子宫内膜异位症的治疗，下列叙述错误的是
   A. 孕激素治疗
   B. 假孕治疗
   C. 放射治疗
   D. 半根治性手术
   E. 根治性手术

14. 关于子宫内膜异位症，下述叙述错误的是
   A. 子宫内膜异位症病灶均表现为紫蓝色结节
   B. 常发生在生育年龄
   C. 绝大多数子宫内膜异位症发生于盆腔
   D. 也可累及消化、泌尿、呼吸系统
   E. 很少发生恶变

15. 子宫内膜异位症根治手术适用于
   A. 45 岁以上重度患者
   B. 45 岁以下轻度患者
   C. 45 岁以上轻度患者
   D. 45 岁以下重度患者
   E. 45 岁以下中度患者

16. 28 岁，不孕，进行性痛经 5 年，经前 1～2 天开始下腹、腰痛，经后渐消失，查：子宫大小正常，后倾，粘连，双侧卵巢均有约直径 6cm 的囊肿，欠活动，阴道后穹隆处有紫蓝色结节，双骶韧带串珠状痛性结节，根据上述症状、体征应考虑下述何种诊断
   A. 慢性盆腔炎
   B. 结核性盆腔炎

   C. 子宫内膜异位症
   D. 双侧输卵管卵巢囊肿
   E. 卵巢癌

17. 45 岁女性，G4P1，月经量多 2 年，伴痛经，需服止痛药物，查：子宫前位，均匀增大如孕 8 周，硬，活动，左附件还可及直径 6 cm 囊肿，活动差，后陷凹有大小不等硬结，下列叙述不正确的是
   A. 子宫腺肌病合并内膜异位症多见
   B. 子宫腺肌病合并子宫肌瘤多见
   C. 多次刮宫可引起子宫腺肌病
   D. 本例应手术治疗
   E. 人工流产有增加内膜异位症发病机会的可能

18. 29 岁女性，结婚不孕伴痛经 2 年，月经不规则，每次服止痛药。检查：子宫后位，稍活动，双侧卵巢增大，约 6 cm×4 cm×4 cm，右侧骶韧带处有触痛硬结。病史最重要的应详细询问
   A. 患者既往检查结果及丈夫精液检查情况
   B. 月经初潮
   C. 服用何种止痛药
   D. 避孕方法
   E. 痛经情况

19. 44 岁女性，G4P3，人流刮宫一次。月经量多 2 年，有大血块，伴贫血。查体：子宫中位，如孕 9 周大小，硬，呈球形，活动，B 超提示：子宫大小约为 10 cm×8 cm×6 cm，后壁明显增厚。下列叙述错误的是
   A. 子宫腺肌病可能性大
   B. 子宫肌瘤不能除外
   C. 应做腹腔镜检查明确诊断
   D. 可开腹行子宫切除术
   E. 应做宫腔镜检查除外黏膜下肌瘤

20. 34 岁妇女，已生育，痛经 3 年加重半年，月经量偏多，月经周期正常，查体：子宫中位，经产大小，质中，活动稍差，右附件增厚，伴压痛，左附件未及异常，后陷凹可及黄豆大小硬结，有触痛，以下处理不正确的是
   A. 行 B 超检查
   B. 行腹腔镜检查
   C. 试行假孕疗法
   D. 试用炔诺酮治疗

E．行宫腔镜检查

21．32 岁女性,G2P1,5 年来痛经,近 2 年加重,需服止痛药物,查体:子宫经产大小,后位,质中,活动差,右旁可触及直径 5 cm 囊肿,活动差,后陷凹 (-)。有关该病发病原因,下列叙述不正确的是

A．由月经血播种引起

B．月经期做盆腔检查可引起

C．机体免疫功能紊乱可引起

D．卵巢表面上皮和腹膜化生可引起

E．子宫肌瘤和子宫肥大症可引起

22．经产妇 40 岁,继发性痛经 1 年余逐渐加重,查子宫后倾,球形,弹性硬,附件未见异常,可能是

A．妊娠子宫

B．子宫肌炎

C．子宫腺肌病

D．畸形子宫

E．子宫肌瘤

23．女性,38 岁,已婚未孕,经期腹痛 4 个月余,呈进行性加重。妇科检查:宫颈轻度糜烂状改变,子宫正常大小,后倾,活动欠佳,附件增厚压痛,子宫骶骨韧带处可扪及触痛性结节,最可能的诊断是

A．盆腔结核

B．宫颈癌

C．慢性盆腔炎

D．子宫内膜异位症

E．子宫肌瘤

24．女,38 岁。人工流产术后 2 年出现痛经,进行性加重,需服用止痛药物。妇科检查:子宫后倾曲,如妊娠 50 天大小,呈球状,质硬,活动受限。B 超检查示子宫肌层回声不均匀,局部有短线状增强。最可能的诊断是

A．慢性盆腔炎

B．子宫肌瘤

C．子宫腺肌病

D．子宫内膜炎

E．盆腔结核

【A3/A4 型】

38 岁女性,月经规律,但继发性进行性痛经多年,结婚 2 年未孕,多次测 BBT 呈双相型,盆检:

阴道后穹隆有一个 0.5 cm 触痛结节,子宫后位,不活动,正常大小,压痛 (-),右卵巢可及一个大小为 3 cm×4 cm×3.5 cm、囊性、固定、触痛 (+) 的包块。

1．此患者不育的原因可能为

A．无卵泡发育

B．输卵管不畅

C．黄素化未破裂卵泡综合征

D．黄体功能不足

E．子宫内膜发育不良

2．子宫内膜异位症中不孕症的发生率高达

A．15%

B．20%

C．30%

D．40%

E．50%

3．此患者采用何种治疗较适宜

A．大剂量黄体酮（孕酮）

B．妇康片

C．雄激素

D．雌激素

E．尽快到生殖门诊咨询

32 岁女性,G1P1,末产 5 年前,安全期避孕,近 4 年来月经规律,经期腹痛,逐渐加重伴性交痛,查体:子宫后位,经产略大,不活动,质中,压痛 (-),但其后壁有不平触痛的结节。子宫左侧可扪及一个大小为 3 cm×4 cm×3 cm、囊性、固定触痛包块,右附件未发现肿块。

4．之后采用以下何种方法协助诊断最为便捷

A．B 超

B．血清雌、孕激素

C．分段诊刮

D．腹腔镜检查

E．血 hCG

5．最可能的诊断是

A．卵巢新生物

B．宫外孕

C．子宫内膜异位症

D．盆腔炎

E．盆腔结核

42 岁女性,G3P1,近 1 年痛经,进行性加重,月经量增多,上环 5 年。

6. 本例诊断最大可能为

A. 子宫内膜异位症

B. 子宫肌瘤

C. 子宫腺肌病

D. 盆腔炎

E. 宫内节育器并发症

7. 应做的辅助检查首先为

A. 腹腔镜检查

B. CT 检查

C. B 超

D. 盆腔 X 线检查

E. 宫腔镜检查

8. 本例治疗首选

A. 达那唑治疗

B. 应用曼月乐治疗

C. 子宫切除术

D. 子宫 + 双附件切除术

E. 暂不治疗

42 岁女性，G3P1，进行性痛经 10 年，近 2 年发现右下腹有一个逐渐增长的包块，平时经期有发热及性交痛，查体：阴道后穹隆有 2 个分别为 1.0 cm 及 1.5 cm 的触痛结节，子宫后位，固定，经产大小，双骶韧带增粗，触痛（+），子宫右侧后方为 12 cm×10 cm×12 cm 触痛（+）的包块。

9. 可能的诊断是

A. 炎性包块

B. 卵巢新生物

C. 子宫内膜异位症

D. 子宫浆膜下肌瘤

E. 陈旧性宫外孕

10. 此患者适于何种治疗方式

A. 药物保守治疗

B. 全子宫 + 右附件切除术

C. 全子宫 + 双附加切除术

D. 单纯右附件切除术

11. 若术后预防复发，加用药物治疗，一般应用多长时间

A. 1 个月

B. 2 个月

C. 3 ~ 6 个月

D. 10 个月

E. 1 年

43 岁女性，G3P0，20 年前带环避孕 10 年。近 5 年来经量渐增多，痛经逐渐加重，并经期发低热。查体：子宫均匀增大，孕 8 周大小，质硬，活动尚好，压痛（+），双侧附件未及具体包块。

12. 应做以下哪种检查助诊

A. 分段诊刮送病理

B. 血清雌激素

C. B 超

D. 血清孕激素

E. 宫颈活检

13 最可能的诊断是

A. 子宫肌瘤

B. 子宫内膜异位症

C. 子宫腺肌病

D. 妊娠子宫

E. 子宫肉瘤

14. 最好的处理方式为

A. 期待疗法

B. 口服达那唑、内美通等药物治疗

C. 手术切除子宫

D. 手术切除子宫 + 双附件

E. 手术切除双附件

女性 31 岁，痛经，近 1 年加重，结婚 3 年，未避孕，未孕。月经规则，量中。子宫正常大小，左附件处及 5 cm 囊肿。

15. 该患者诊断为以下哪一种疾病的可能性大

A. 盆腔炎

B. 盆腔结核

C. 子宫内膜异位症

D. 子宫腺肌

E. 继发不孕

16. 本例不孕的原因可能为

A. 输卵管不通

B. 男方异常

C. 盆腔广泛粘连

D. 盆腔有子宫内膜异位病灶

E. 宫颈因素

17. 本例患者采取的措施最合适的是

A. 腹腔镜检查 + 囊肿切除术

B. B 超检查

C. CT 检查

D. 放射治疗

E. 按子宫内膜异位症用药

28 岁不孕妇女，痛经 3 年且逐渐加重。查体发现子宫后壁有 2 个触痛性硬韧结节，右侧附件区扪及 5 cm×5 cm×4 cm、活动不良的囊性肿物，压痛不明显。

18. 本例右侧附件区囊性肿物最可能是

    A．卵巢滤泡囊肿

    B．卵巢黄体囊肿

    C．卵巢内膜异位囊肿

    D．输卵管卵巢囊肿

    E．多囊卵巢综合征

19. 为进一步确诊，最有价值的确诊方法是

    A．腹部 X 线片

    B．盆腔 B 型超声检查

    C．诊断性刮宫活组织检查

    D．子宫输卵管碘油造影

    E．腹腔镜检查

20. 确诊后的合理治疗方法应是

    A．囊肿剥除及病灶切除

    B．左侧附件切除

    C．双侧附件切除

    D．子宫次全切除及双附件切除

    E．子宫全切除及双附件切除

【B 型】

    A．保守性手术

    B．服用达那唑治疗

    C．期待疗法

    D．假孕治疗

    E．抗感染治疗

1. 女性，32 岁，G1P0，痛经 1 年，腹腔镜检查发现右侧卵巢有直径 8 cm 囊肿，盆腔有多处紫蓝色结节，最好的治疗方案为

2. 女性，25 岁，婚后 3 个月，G1P0，轻度痛经，经腹腔镜检查，发现盆腔有 3 个紫蓝色结节，双输卵管通畅，最好的治疗方案为

【X 型】

1. 关于子宫内膜异位症，下述叙述正确的是

    A．常发生在生育年龄

    B．妊娠后症状可以缓解，甚至消失

    C．子宫腺肌病可无痛经表现

    D．最常发生的部位是卵巢

    E．异位内膜很少发生恶变

2. 关于子宫内膜异位症的临床表现，下列叙述正确的是

    A．子宫内膜异位的部位不同症状差别大

    B．异位的子宫内膜面积大，则症状明显

    C．痛经的特点为继发性和进行性加重

    D．不孕因盆腔粘连、子宫后倾、卵巢功能失调及性交疼痛

    E．体征随病变部位不同而改变

三、问答题

1. 哪些部位易发生子宫内膜异位症?

2. 子宫内膜异位症的主要病理变化有哪些?

3. 子宫内膜异位症患者不孕的原因?

4. 如何预防子宫内膜异位症?

参考答案

一、名词解释

1. adenomyosis：子宫腺肌病，是指子宫内膜腺体和间质向肌层良性浸润并在其中弥漫性生长，其特征是在子宫肌层中出现了异位的内膜和腺体，伴有其周围的肌层细胞肥大和增生。

2. endometriosis：子宫内膜异位症，有生长功能的子宫内膜组织（腺体和间质）出现在子宫腔被覆内膜及宫体肌层以外的其他部位，受卵巢分泌激素周期性变化影响并引起一系列症状者。

3. luteinized unruptured follicle syndrome：未破裂卵泡黄素化综合征，卵泡发育成熟且卵泡细胞出现黄素化，患者基础体温双相，子宫内膜呈分泌期改变，但成熟卵子不能排出，无受孕可能。

4. medical oophorectomy：药物性卵巢切除，促性腺激素释放激素激动剂（GnRH-a）用于治疗子宫内膜异位症，主要是通过抑制垂体促性腺激素分泌，若长期连续使用，垂体 GnRH 受体被全部占满和耗尽后，

垂体分泌促性腺激素减少，导致卵巢分泌的性激素下降，造成体内低雌激素状态，出现暂时性闭经，此疗法称为假绝经疗法或药物性卵巢切除。

5. add-back therapy：反向添加疗法，GnRH-a 治疗子宫内膜异位症时，由于药物性卵巢切除术导致血雌激素水平过低，患者除出现类似更年期的症状，如潮热、出汗、性情急躁、头痛、失眠、阴道干涩等外，还有明显骨质丢失。因此，从用药第 2～3 个月开始补充小剂量雌激素和孕激素，即所谓的"反向添加疗法"（add-back therapy），如每天服倍美力（premarin）0.3～0.625 mg 和甲羟孕酮（安宫黄体酮）2～5 mg，或每天服利维爱 2.5 mg，既可防止骨质丢失，又减少了低雌激素的不良反应，同时并不降低对子宫内膜异位症的治疗效果。

二、选择题

[A1/A2 型]

1. D　2. E　3. B　4. D　5. D　6. C　7. B　8. D　9. C　10. B　11. B　12. D　13. C　14. A　15. A　16. C　17. B　18. E　19. C　20. E　21. E　22. C　23. D　24. C

[A3/A4 型]

1. B　2. E　3. E　4. A　5. C　6. C　7. C　8. B　9. C　10. D　11. C　12. C　13. C　14. B　15. C　16. A　17. A　18. C　19. E　20. A

[B 型]

1. A　2. C

[X 型]

1. ACDE　2. ACDE

三、问答题

1. 异位的内膜可出现在身体很多部位，但绝大多数位于盆腔内的卵巢、子宫骶骨韧带、子宫下段后壁浆膜层、子宫直肠陷凹、乙状结肠、直肠、腹膜和阴道直肠隔盆腹膜的各个部位和盆腔脏器表面等。

2. 主要病理变化为异位内膜周期性出血和其周围组织纤维化，在病变区形成紫褐色斑点或小泡，可发展成为不等的紫蓝色实质结节或包块。

3. （1）大多数子宫内膜症患者输卵管无阻塞，但因输卵管与周围组织有粘连，蠕动受限，子宫位置后倾固定，以及性交疼痛和卵巢功能失调等所致。

（2）黄体功能不足，卵泡与黄体细胞的 LH 受体减少。

（3）未破裂卵泡黄素化综合征。

4. （1）减少医疗性子宫内膜种植。

（2）积极治疗高危因素，经期不做剧烈运动，避免高度情绪紧张，治疗月经过多、月经不调。

（3）坚持规律体育运动，长期服避孕药。

第二十三章 女性生殖器官发育异常

思维导图

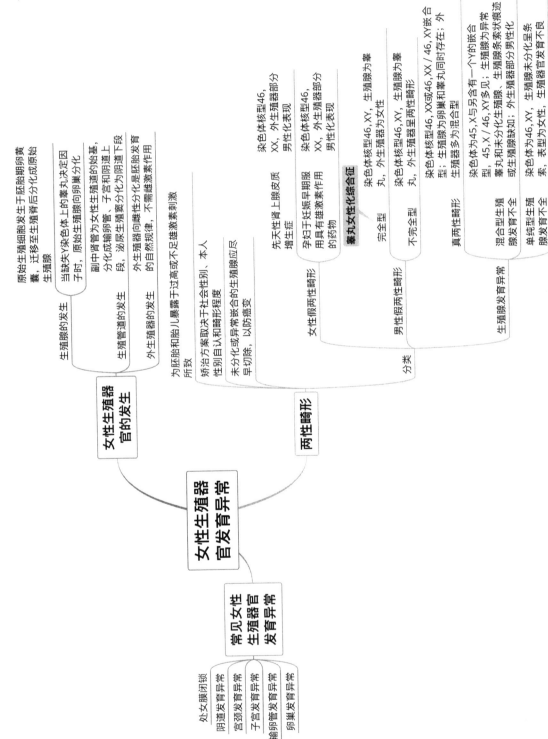

图 23-1 女性生殖器官发育异常

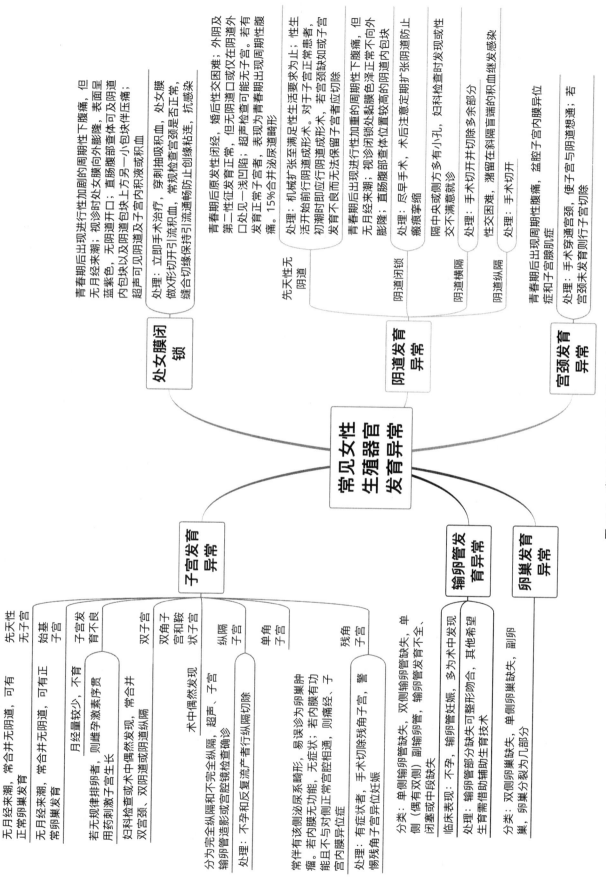

图 23-2　常见女性生殖器官发育异常

试 题

一、名词解释

1．imperforate hymen 2．true hermaphroditism 3．Mayer-Rokitansky-Kuster-Hauser syndrome（MRKH）
4．septate uterus 5．disorders of sex development（DSD）

二、填空题

1．配子在受精时_____决定性别，胚胎期____周左右女性生殖系统开始分化。女性生殖系统发生过程，包括_____、_____和_____。

2．胚胎第 3～4 周时，在_____内，出现多个大于体细胞的生殖细胞，称为原始生殖细胞。

3．外生殖器向____性分化是胚胎发育的自然规律，不需要_____激素作用，而向_____性分化则必须有_____激素的作用。

4．原始生殖腺向睾丸或向____分化，取决于____染色体短臂性别决定区_____。

5．_____为女性生殖道的始基，分化为输卵管、_____和_____，泌尿生殖窦分化为_____。

6．两性畸形为胚胎和胎儿暴露于过高或不足的____激素刺激所致，矫治方案应取决于_____、_____和_____，未分化或异常嵌合的_____应尽早切除，以防_____。

三、选择题

【A1/A2 型】

1．原始生殖细胞最初起源于
  A．生殖脊
  B．中肾管
  C．副中肾管
  D．卵黄囊
  E．原始生殖腺

2．关于睾丸决定因子，下列叙述错误的是
  A．决定原始生殖腺向睾丸或是卵巢分化
  B．位于 Y 染色体短臂性决定区
  C．若无其存在，原始生殖腺即分化为睾丸
  D．若无其存在，原始生殖腺即分化为卵巢
  E．原是决定性腺发育的调节基因之一

3．以下哪个结构与女性生殖管道形成最相关
  A．生殖脊
  B．中肾管
  C．副中肾管
  D．卵黄囊
  E．原始生殖细胞

4．在女性外生殖器形成中，下列叙述中错误的一项是
  A．生殖结节衍化为阴蒂
  B．向雌性分化过程需要雌激素作用

  C．泌尿生殖褶形成小阴唇
  D．左右阴唇阴囊隆起发育为大阴唇
  E．泌尿生殖窦两侧隆起为泌尿生殖褶

5．处女膜闭锁不会出现以下哪种表现
  A．进行性加剧的周期性下腹痛
  B．子宫内膜异位症
  C．腹痛时闭锁处黏膜表面色泽正常，不膨隆
  D．直肠腹部查体时可扪及位于阴道包块上方的另一个小包块，伴压痛
  E．经闭锁处粗针穿刺抽出褐色积血

6．对于处女膜闭锁的处理不正确的是
  A．重新缝合被切开的处女膜
  B．先使用粗针穿刺处女膜正中部，抽出褐色积血证实诊断
  C．处女膜做"X"形切开
  D．充分引流积血
  E．常规检查宫颈是否正常

7．先天性无阴道不会出现以下哪种临床表现
  A．进行性加剧的周期性下腹痛
  B．原发性闭经
  C．性交困难

D．阴道外口处见一浅凹陷

E．阴道外口处紫色膨隆

8．关于先天性无阴道的治疗，下列叙述中错误的是

　　A．对于准备有性生活的患者，有短浅阴道者可先用机械扩张法

　　B．对于有发育正常子宫的患者，手术也应在性生活开始前进行

　　C．不适宜机械扩张或机械扩张无效者，行阴道成形术

　　D．对于有发育正常子宫及宫颈的患者，手术治疗引流宫腔积血并将人工阴道与子宫相接，以保留生育功能

　　E．阴道成形术，手术方式多种，各有利弊

9．以下说法错误的是

　　A．阴道横膈是因两侧副中肾管汇合后的尾端与泌尿生殖窦相接处未贯通或部分贯通

　　B．阴道纵隔分为两类，完全阴道纵隔和阴道斜隔

　　C．阴道闭锁腹痛时处黏膜表面色泽正常，不膨隆

　　D．阴道纵隔及阴道横膈在平日均可毫无症状

　　E．若分娩过程中发现阴道横膈或纵隔，均必须立即剖宫产终止妊娠

10．下列哪种子宫畸形可以正常月经来潮

　　A．完全纵隔子宫

　　B．先天性无子宫

　　C．内膜无功能的残角子宫

　　D．内膜有功能与对侧宫腔不相通的残角子宫

　　E．始基子宫

11．以下哪种情况的子宫畸形需要手术治疗

　　A．先天性无子宫

　　B．内膜无功能的残角子宫

　　C．足月顺产活婴，再次妊娠前发现不全纵隔子宫

　　D．青春期进行性加重的痛经，超声提示残角子宫伴宫腔积血

　　E．子宫发育不良伴无规律排卵

12．子宫畸形对于妊娠的影响，以下说法错误的是

　　A．对于不孕和反复流产的纵隔子宫患者，可行纵隔切除，术后注意防止创面粘连

　　B．双子宫可以增加患者分娩过程中及产后的宫缩乏力的发生

　　C．经过雌孕激素药物序灌治疗后，始基子宫的患者可具有自行孕育胎儿的能力

　　D．残角子宫妊娠，会在妊娠16～20周破裂，进而导致腹腔大出血甚至死亡

　　E．先天性无子宫但卵巢发育正常者，可通过辅助生育及代孕的方式获得自己的后代

13．有关两性畸形，下列叙述错误的是

　　A．均是由于胚胎或胎儿在宫腔内接受过高或不足量雄激素刺激所致

　　B．根据发病原因，分为女性假两性畸形、男性假两性畸形和生殖腺发育异常

　　C．未分化或异常嵌合的生殖腺应尽早切除，以防癌变

　　D．生殖腺发育异常包括真两性畸形、混合型生殖腺发育不全和单纯型生殖腺发育不全

　　E．矫治方案主要依据畸形程度和染色体结果，无须考虑个人意愿

14．以下哪种两性畸形的染色体核型通常为46，XY

　　A．男性假两性畸形

　　B．真两性畸形

　　C．先天性肾上腺皮质增生症

　　D．混合型生殖腺发育不全

　　E．女性假两性畸形

15．以下哪种两性畸形通过积极的药物治疗可以恢复受孕和分娩的可能

　　A．单纯型生殖腺发育不全

　　B．先天性肾上腺皮质增生

　　C．雄激素不敏感综合征

　　D．混合型生殖腺发育不全

　　E．男性假两性畸形

16．患者16岁，从小以女婴抚养，因无月经来潮就诊，外观身材高大，外阴表型为女性，乳房及毛发均呈现幼女型，染色体核型检查结果为46，XY，超声检查发现始基子宫。腹腔镜探查可见左侧输卵管缺如，双侧可见条索状生殖腺。考虑患者诊断单纯型生殖腺发育不全。术中应当同时进行

　　A．始基子宫切除

　　B．双侧条索状生殖腺切除

C．右侧输卵管切除

D．阴道成形术

E．处女膜切开术

17．患者女，10 岁，周期性下腹痛 3 月，近 2 天腹痛加重。检查：外阴大小阴唇发育正常，直肠腹部触诊可触及直肠前包块。经直肠超声可见宫腔积血回声，阴道内积液，以下哪种表现提示患者为处女膜闭锁

A．闭锁处黏膜表面色泽正常，无膨隆

B．无阴道口

C．闭锁处黏膜表面呈紫蓝色，向外膨隆

D．阴道外口处见一浅凹陷

E．用手往下按压腹部包块时，闭锁处不向外进一步膨隆

【A3/A4 型】

患者女，12 岁，周期性下腹痛半年，近 3 天腹痛加重，伴尿频。检查：外阴大小阴唇发育正常，处女膜向外膨出，呈紫蓝色，直肠腹部触诊可触及直肠前包块。

1．该患者最可能的诊断为

A．处女膜闭锁

B．阴道横膈

C．阴道纵隔

D．痛经

E．先天性无阴道

2．下一步如何处置

A．局部穿刺

B．处女膜切开术

C．抗炎镇痛治疗

D．剖腹探查术

E．观察

患者女，26 岁，平素月经规律，现停经 15 周，有自觉胎动。近 2 周开始腹部胀痛，由轻到重，呈持续性，突然腹部剧痛 1 h 入院。检查：神志清，

贫血外观，腹部略膨隆，有压痛、反跳痛，未闻及胎心。

3．为明确诊断，下列哪项检查最为重要

A．腹部平片

B．胎心监测

C．胎盘功能测定

D．内诊检查

E．B 超检查

4．最可能的诊断是

A．难免流产

B．胎盘早剥

C．残角子宫妊娠破裂

D．子宫扭转

E．妊娠合并阑尾炎

5．首选的处置方法是

A．引产

B．剖腹探查术

C．保胎治疗

D．吸氧

E．观察

【B 型】

A．染色体核型为 46, XX，生殖腺为卵巢，外生殖器部分男性化

B．染色体核型 46, XX；46, XX/46, XY 嵌合型；46, XY。生殖腺为卵巢、睾丸、卵睾

C．染色体核型为 45, X0/46, XY，生殖腺一侧为睾丸，另一侧未分化呈索状痕迹

D．染色体核型为 46, XY，生殖腺睾丸呈索状，不分泌雄激素

E．染色体核型为 46, XY，生殖腺为睾丸，外生殖器部分女性化

1．真两性畸形是

2．女性假两性畸形是

3．男性假两性畸形是

参考答案

一、名词解释

1．imperforate hymen：处女膜闭锁，又称无孔处女膜，是发育过程中，阴道末端的泌尿生殖窦组织未腔化所致。

2．true hermaphroditism：真两性畸形，患者体内睾丸和卵巢两种性腺组织同时存在。

3．Mayer-Rokitansky-Kuster-Hauser syndrome（MRKH）：MRKH 综合征，表现为先天性无阴道，系因

双侧副中肾管发育不全或双侧副中肾管尾端发育不良所致，症状为原发性闭经及性生活困难，检查外阴和第二性征发育正常，但无阴道口或仅在前庭后部见一浅凹，偶见短浅阴道盲端。

4．septate uterus：纵隔子宫，系因两侧副中肾管融合后，纵隔吸收受阻，在宫腔内形成纵隔，是最常见的子宫畸形，分完全纵隔子宫和不全纵隔子宫。

5．disorders of sex development（DSD）：女性性发育异常，为一组患者在性染色体、性腺、外生殖器或性征方面存在一种或多种先天性异常或不一致。

二、填空题

1．性染色体 X 与 Y　8　生殖腺发生　生殖管道发生　外生殖器发生

2．卵黄囊

3．雌　雌　雄　雄

4．卵巢　Y　睾丸决定因子

5．副中肾管　子宫　阴道上段　阴道下段

6．雄　社会性别　本人性别自认　畸形程度　生殖腺　癌变

三、选择题

[A1/A2 型]

1．D　2．C　3．C　4．B　5．C　6．A　7．E　8．B　9．E　10．A　11．D　12．C　13．E　14．A　15．B　16．B　17．C

[A3/A4 型]

1．A　2．B　3．E　4．C　5．B

[B 型]

1．B　2．A　3．E

思维导图

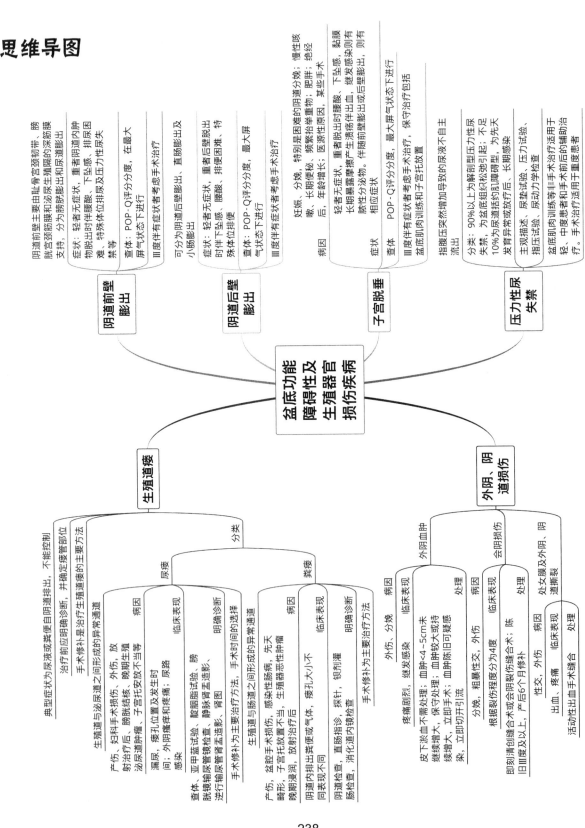

图 24-1　盆底功能障碍性及生殖器官损伤疾病

试 题

一、名词解释

1. pelvic floor defects　2. prolapse of uterus　3. urinary fistula　4. stress urinary incontinence

二、填空题

1. 子宫脱垂是指子宫从_____位置沿阴道下降，子宫颈外口达_____以下，甚至_____脱出阴道口外。

2. 尿瘘常见的原因有_____和_____。

3. 妇科检查即能明确盆底功能障碍性疾病诊断和分度，分度检查应在_____状态下进行，_____法是目前主要采用的方法。

4. 压力性尿失禁分为两型，90% 以上为_____，为盆底组织松弛引起。不足 10% 的患者为_____，为先天发育异常所致。

5. 尿瘘或粪瘘的典型症状是尿液或粪便自_____排出，_____控制。

6. 指压试验是检查者把中食指放入阴道前壁的_____两侧，指尖位于_____与_____交接处，向上抬高_____，再行诱发压力试验，如压力性尿失禁现象_____，则为阳性。

三、选择题

【A1/A2 型】

1. 分度检查应在哪种状态下进行
   - A. 站立
   - B. 下蹲
   - C. 最大屏气
   - D. 平卧
   - E. 吸气

2. 以下不属于预防盆底功能障碍性疾病的措施是
   - A. 治疗便秘
   - B. 治疗慢性咳嗽
   - C. 避免搬运重物
   - D. 规律进行有氧运动
   - E. 避免困难阴道助产

3. 以下哪种情况不属于盆底功能障碍性疾病
   - A. 阴道前壁膨出
   - B. 急迫性尿失禁
   - C. 子宫脱垂
   - D. 阴道后壁膨出
   - E. 肠膨出

4. 关于 POP-Q 分度中 Aa 指示点，下列描述正确的是
   - A. 阴道前壁中线距处女膜 3 cm 处
   - B. 阴道后壁中线距处女膜 3 cm 处
   - C. 阴道后穹隆位置
   - D. 宫颈外口或子宫切除后阴道顶端处
   - E. 子宫骶韧带附着宫颈后壁水平

5. 关于 POP-Q 分度中 D 指示点，下列描述正确的是
   - A. 阴道前壁中线距处女膜 3 cm 处
   - B. 阴道后壁中线距处女膜 3 cm 处
   - C. 阴道前穹隆位置
   - D. 宫颈外口或子宫切除后阴道顶端处
   - E. 子宫骶韧带附着近端宫颈后壁水平

6. 关于 POP-Q 分度中 C 指示点，下列描述正确的是
   - A. 阴道前壁中线距处女膜 3 cm 处
   - B. 阴道后壁中线距处女膜 3 cm 处
   - C. 阴道后穹隆位置
   - D. 宫颈或子宫切除后阴道顶端所处的最远端处
   - E. 子宫骶韧带附着宫颈后壁水平

7. 关于 POP-Q 分度中 Aa 指示点，下列描述正确的是
   - A. 尿道膀胱沟处
   - B. 阴道后壁中线距处女膜 3 cm 处
   - C. 阴道后穹隆位置

D．宫颈外口或子宫切除后阴道顶端处

E．子宫骶韧带附着宫颈后壁水平

8．以下说法不正确的是

A．Aa点测量数值范围是 −3 ～ +3 cm

B．POP-Q分度中测量各指示点距离处女膜平面的垂直距离

C．与处女膜平行为0，在处女膜以上为正数，在处女膜以下为负数

D．Ba点为阴道顶端或前穹隆到Aa点之间阴道前壁上段中的最远点

E．C点范围是 - 阴道总长度～ + 阴道总长度

9．以下哪种测量结果可以诊断阴道前壁膨出Ⅲ度

A．Aa +1 cm，Ba +4 cm，TVL 8 cm

B．Aa −2 cm，Ba 0，TVL 8 cm

C．Aa −3 cm，Ba −2 cm，TVL 8 cm

D．Aa +3 cm，Ba +7 cm，TVL 8 cm

E．Ap +1 cm，Bp +4 cm，TVL 8 cm

10．下列哪项与盆腔脏器脱垂的发生无关

A．多产

B．产伤

C．产后过早参加体力劳动

D．习惯性便秘

E．手取胎盘

11．下列哪项与盆腔脏器脱垂发生无关

A．肛提肌

B．卵巢固有韧带

C．子宫主韧带

D．子宫骶韧带

E．盆筋膜腱弓

12．下列哪项与盆腔脏器脱垂发生无关

A．多产

B．产伤

C．慢性咳嗽

D．习惯性便秘

E．剖宫产

13．以下哪种手术不属于治疗盆腔脏器脱垂性疾病的手术名称

A．曼氏手术

B．阴道成形术

C．阴道闭合术

D．经阴道全子宫切除 + 阴道前后壁修补术

E．盆底重建术

14．以下不属于压力性尿失禁患者评价手段的是

A．亚甲蓝试验

B．尿垫试验

C．压力试验

D．指压实验

E．尿动力学试验

15．以下哪种手术为目前公认的手术治疗压力性尿失禁的一线方案

A．盆底重建术

B．曼氏手术

C．阴道无张力尿道中段悬吊带术

D．阴道前壁修补术

E．阴道骶棘韧带悬吊术

16．以下哪项不是引起尿瘘的原因

A．第二产程过长

B．阴道前壁膨出手术术后并发症

C．宫颈癌根治手术中输尿管被过度游离

D．盆腔放射治疗

E．溃疡性结肠炎

17．以下说法错误的是

A．生殖道瘘的典型症状为尿液或粪便自阴道排出，不能控制

B．治疗前应明确诊断，并确定瘘管部位

C．生殖道瘘以尿瘘最常见，其次为粪瘘，可同时存在

D．保守观察是治疗生殖道瘘的主要方法

E．瘘孔的位置可以通过临床表现、出现时间、查体及辅助手段进行判断

18．下列检查不能辅助判断尿瘘位置的是

A．指压试验

B．亚甲蓝试验

C．膀胱镜、输尿管镜检查

D．静脉肾盂造影

E．逆行输尿管肾盂造影

19．63岁女性，G5P3，诉阴道口脱出物3月余，伴小便困难。查体：外阴已产型，子宫萎缩，POP-Q评分 Aa 0 cm，Ba +4 cm，C 0 cm，D −3 cm，Ap −1 cm，Bp −1 cm，TVL 8 cm。此人诊断应为

A．子宫脱垂Ⅱ度

B．阴道前壁膨出Ⅲ度

C．阴道前后壁膨出Ⅲ度

D．子宫脱垂Ⅱ度伴阴道前后壁膨出Ⅲ度

E．子宫脱垂Ⅱ度伴阴道前壁膨出Ⅲ度、阴道后壁膨出Ⅱ度

20. 64 岁女性,G4P3，绝经 14 年，无阴道出血，
近半年阴道口掉出一肿物，时大时小，伴
有下坠及腰酸，劳累后加重。查体：一般情
况良好，POP-Q 评分 Aa +3 cm，Ba +5 cm，
C +7 cm，D +5 cm，Ap +3，Bp +5，TVL
8 cm。此患者适合的治疗方法为
   A．继续观察
   B．开腹全子宫切除
   C．盆底重建手术
   D．阴道经闭孔尿道中段无张力悬吊
   E．曼氏手术

21. 75 岁女性，G5P5，绝经 24 年，少量阴道
出血，阴道口掉出一肿物 5 年，近半年增
大伴排尿困难，每次均以手还纳后方可排
出小便，无排便困难，丈夫去世无性生活
需求，希望治疗。查体：一般情况良好，
POP-Q 评 分 Aa +3 cm，Ba +5 cm，C +7
cm，D +5 cm，Ap +3 cm，Bp +5 cm，TVL
8 cm。不适合此患者的治疗方法为
   A．子宫托
   B．开腹全子宫切除术
   C．阴道闭合术
   D．盆底重建手术
   E．阴式全子宫切除术 + 传统阴道前后壁
修补手术

22. 31 岁女性，G2P1，3 年前顺产，半年前开
始阴道口有脱出物，伴下坠感、腰酸痛，
查体：POP-Q 评分 Aa –3 cm，Ba –2 cm，
C +3 cm，D –5 cm，Ap –3 cm，Bp –5 cm，
TVL 8 cm。适合此患者的治疗方法为
   A．子宫托
   B．开腹全子宫切除术
   C．阴道闭合术
   D．曼氏手术
   E．宫颈锥切术

【A3/A4 型】

1. 65 岁女性，咳嗽漏尿 5 年，加重半年，平
日需穿戴成人纸尿裤出门，无阴道口脱出
物，无排尿困难。针对该症状对此患者进行
的检查不包括
   A．压力试验
   B．指压试验
   C．阴道彩超

   D．尿垫试验
   E．尿动力学检查

2. 该老年女性患者，压力性尿失禁诊断明确，
最佳治疗方案为
   A．阴道无张力尿道中段悬吊带术
   B．盆底肌肉锻炼
   C．盆底电刺激
   D．单纯局部雌激素软膏治疗
   E．Kelly 手术

【B 型】
   A．POP-Q 分度 Aa 点
   B．POP-Q 分度 Ba 点
   C．POP-Q 分度 C 点
   D．POP-Q 分度 D 点
   E．POP-Q 分度 Ap 点

1. 阴道前壁中线距处女膜 3cm 处的是
2. 阴道顶端或前穹隆到 Aa 点之间阴道前壁上
段中的最远点的是
3. 宫颈前唇的是
4. 阴道后壁中线距处女膜 3 cm 处的是

   A．POP-Q 分度 Aa 点
   B．POP-Q 分度 Ap 点
   C．POP-Q 分度 C 点
   D．POP-Q 分度 D 点
   E．POP-Q 分度 Bp 点

5. 尿道膀胱沟处的是
6. 子宫切除后阴道顶端所处的最远端的是
7. 阴道顶端或后穹隆到 Ap 点之间阴道后壁上
段中的最远点的是
8. 子宫骶骨韧带附着到近端宫颈后壁的水平
的是

   A．盆腔脏器脱垂 0 度
   B．盆腔脏器脱垂 Ⅰ 度
   C．盆腔脏器脱垂 Ⅱ 度
   D．盆腔脏器脱垂 Ⅲ 度
   E．盆腔脏器脱垂 Ⅳ 度

9. 脱垂最远端超过处女膜平面大于 1 cm，但
小于阴道总长度 –2 cm 为
10. 脱垂最远端即子宫颈或阴道残端脱垂超过
阴道总长度 –2 cm 为
11. 脱垂最远端在处女膜平面上大于 1 cm 为

12. 脱垂最远端在处女膜平面上小于 1 cm 至超出处女膜平面小于 1 cm 为

    D．瘘孔极小者

    E．一侧输尿管阴道瘘

    A．较高位置的膀胱瘘孔

    B．坏死型尿瘘

    C．手术直接损伤

13. 站立时无漏尿，而平卧时则漏尿不止常见于

14. 漏尿同时仍有自主排尿常见于

15. 膀胱充盈时才出现漏尿常见于

16. 产后或手术后 3 ～ 7 日才开始漏尿常见于

四、问答题

1. 请说出盆腔脏器脱垂 POP-Q 评估中的 6 个指示点名称及 3 个长度的名称，以及针对它们的内容描述。

2. 简述 POP-Q 分度法的分度标准（0 ～ Ⅳ度）。

参考答案

一、名词解释

1. pelvic floor defects：盆底缺陷，是女性盆底支持组织因退化、创伤等因素导致其支持薄弱，进而盆腔脏器移位，连锁引发其他盆腔器官的位置和功能异常。

2. prolapse of uterus：子宫脱垂，是子宫从正常位置沿阴道下降，子宫颈外口达到坐骨棘水平以下，甚至子宫全部脱出阴道口外。

3. urinary fistula：尿瘘，是生殖道与泌尿道之间形成异常通道。

4. stress urinary incontinence：压力性尿失禁，是指腹压突然增加导致的尿液不自主流出，但不是由逼尿肌收缩压或膀胱壁对尿液的张力压所引起。

二、填空

1. 正常　坐骨棘水平　子宫全部

2. 产伤　盆腔手术损伤

3. 最大屏气　POP-Q

4. 解剖型压力性尿失禁　尿道括约肌障碍型

5. 阴道　不能

6. 尿道　膀胱　尿道　膀胱颈　消失

三、选择题

[A1/A2 型]

1．C　2．D　3．B　4．A　5．E　6．D　7．A　8．C　9．A　10．E　11．B　12．E

13．B　14．A　15．C　16．E　17．D　18．A　19．E　20．C　21．B　22．D

[A3/A4 型]

1．C　2．A

[B 型]

1．A　2．B　3．C　4．E　5．A　6．C　7．E　8．D　9．D　10．E　11．B　12．C

13．A　14．E　15．D　16．B

四、问答题

1. 6 个指示点名称为：Aa、Ba、C、D、Ap、Bp。3 个长度为：阴裂长度（gh）、会阴体长度（pb）、

阴道总长度（TVL）。

Aa：阴道前壁中线距处女膜 3 cm 处，相当于尿道膀胱沟处，范围在 –3 ～ +3 cm。

Ba：阴道顶端或前穹隆到 Aa 点之间阴道前壁上段中的最远点，在无阴道脱垂时此点位于 –3 cm，在子宫切除术后阴道完全外翻时此点将为 +TVL。

C：子宫颈或子宫切除术后阴道顶端所处的最远端，–TVL ～ +TVL。

D：有子宫颈时的后穹隆位置，它提示了子宫骶骨韧带附着到近端宫颈后壁的水平，–TVL ～ +TVL 或空缺（子宫切除后）。

Ap：阴道后壁中线距处女膜 3 cm 处，Ap 与 Aa 点相对应，范围在 –3 ～ +3 cm。

Bp：阴道顶端或后穹隆到 Ap 点之间阴道后壁上段中的最远点，Bp 与 Ap 点相对应，无阴道脱垂时此点位于 –3 cm，在子宫切除术后阴道完全外翻时，此点将为 +TVL。

阴裂长度（gh）：尿道外口中线到处女膜后缘的中线距离。

会阴体长度（pb）：阴裂后端边缘到肛门中点距离。

阴道总长度（TVL）：总的阴道长度。

2．POP-Q 分度法的分度标准（0 ～ Ⅳ 度）：

0 度：无脱垂，Aa、Ba、Ap、Bp 均在 –3 cm 处，C、D 两点在阴道总长度和阴道总长度 –2 cm 之间，即 C 或 D 点量化值 <（TVL-2 cm）。

Ⅰ度：脱垂最远端在处女膜平面上 > 1 cm，即量化值 < –1 cm。

Ⅱ度：脱垂最远端在处女膜平面上 < 1 cm，即量化值 > –1 cm，但 < +1 cm。

Ⅲ度：脱垂最远端超过处女膜平面 > 1 cm，但 < 阴道总长度 –2 cm，即量化值 > –+1 cm，但 <（TVL-2 cm）。

Ⅳ度：下生殖道呈全长外翻，脱垂最远端即宫颈或阴道残端脱垂超过阴道总长度 –2 cm，即量化值 >（TVL-2 cm）。

第二十五章　外阴肿瘤

思维导图

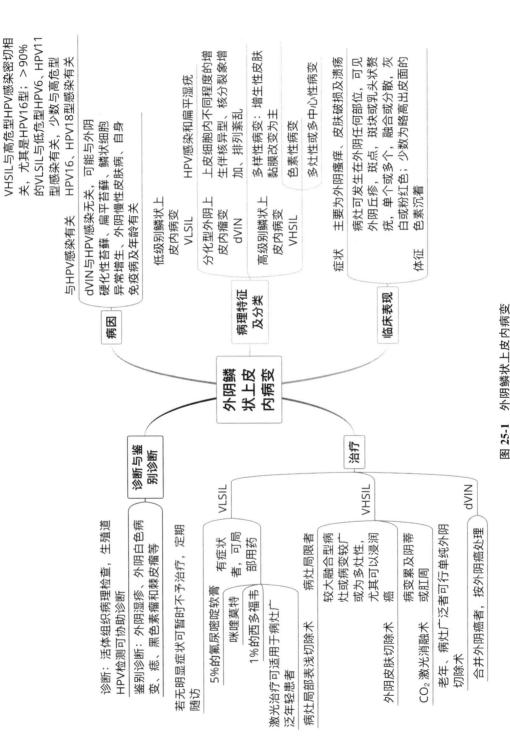

图 25-1　外阴鳞状上皮内病变

试　题

一、名词解释

1．vulvar squamous intraepithelial lesion　2．vulvar squamous cell carcinoma

二、选择题

【A1/A2 型】

1．About malignant disease of vulva，which is not right
  A．Primary malignancies of the vulva account for between 3 and 5 percent of gynecologic malignancies
  B．Squamous cell carcinoma of vulva most commonly occurs on the labia minora
  C．Primary vulva malignancies may appear as an ulcer，mass，pigmented lesion，or white lesion
  D．Squamous cell carcinoma of vulva is the most common lesion
  E．Squamous cell carcinoma of vulva is found in 90% of patients

2．关于单侧外阴癌 IA 期，正确的治疗方法是
  A．外阴局部扩大切除
  B．单侧广泛切除
  C．外阴广泛切除
  D．单侧外阴切除加同侧腹股沟淋巴结清扫
  E．放射治疗

3．2012 年 LAST 对 VSIL 的分类不包括
  A．VLSIL
  B．VHSIL
  C．分化型 VIN
  D．溃疡型 VIN
  E．VLSIL 和 VHSIL

4．关于 VSIL，下列叙述不正确的是
  A．VSIL 级可用咪喹莫特软膏或激光治疗
  B．VHSIL 可考虑病灶局部切除或单纯外阴切除
  C．虽然 VSIL 多为肉眼可识别的病变，但无法确定病变的性质，应直接活检或结合醋酸试验在阴道镜或一般放大镜指引下进行可疑部位的活检
  D．50% 以上 VHSIL 患者的病变呈多中心

或多病灶病变，部分呈融合性病变
  E．确诊须根据病理检查，活检取材深度一般应达到皮下脂肪层

5．外阴癌可能的病因与下列哪项叙述无关
  A．HPV 感染
  B．外阴慢性炎症
  C．外阴硬化性苔藓
  D．长期使用乳胶避孕套
  E．HIV 感染、吸烟等

6．外阴癌常见的部位是
  A．阴蒂
  B．小阴唇
  C．大阴唇
  D．尿道周围
  E．会阴后联合

7．外阴左侧大阴唇鳞状细胞癌，局限于外阴，直径 2 cm，浸润深度 1.5 mm，最佳治疗方案是
  A．广泛外阴切除加双侧腹股沟淋巴结清扫术
  B．广泛性外阴切除加同侧腹股沟淋巴结清扫术
  C．外阴广泛切除术
  D．放疗
  E．化疗

8．外阴鳞状细胞癌的转移途径常见的转移部位是
  A．肺
  B．肝
  C．盆腔
  D．骨骼
  E．尿道

9．女，16 岁，月经初潮半年，家长描述外阴发育较同龄人幼稚，查体：智力、身高、乳房发育正常，小阴唇萎缩状、变薄几乎与

大阴唇融合，阴唇及肛周皮肤出现白色病损环，阴毛少。下列叙述正确的是

A．应查染色体

B．应行外阴活检

C．保持外阴清洁，可局部应用黄体酮软膏

D．应手术治疗，外阴矫形

E．考虑与雄激素缺乏有关，可采用丙酸睾酮油膏治疗

10．42 岁，外阴严重瘙痒 3 年余，外阴皮肤增厚，并出现不同程度的破损、皲裂、隆起。该患者应首选哪项检查

A．刮片细胞学检查

B．分泌物细胞学检查

C．阴道镜检查

D．活组织病理检查

E．B 超检查

11．61 岁，外阴瘙痒 2 年，近期加重。查体右侧大小阴唇皮肤色素缺失，可触及直径 2.5 cm 结节。右侧腹股沟可触及活动质硬固定结节 2 个，该处活检报告为鳞状细胞癌。治疗方案应是

A．外阴广泛切除术及右侧淋巴结清扫术

B．右侧外阴切除及右侧腹股沟淋巴结清扫术

C．较广泛切除局部病灶及双侧腹股沟淋巴结清扫术

D．外阴广泛切除及双侧腹股沟淋巴结清扫术

E．外阴广泛切除及双侧腹股沟淋巴结清扫术，备盆腔淋巴结清扫术

12．72 岁，发现外阴部肿物 2 个月，肿物生长快，伴有少量出血。查体阴蒂肿大，直径 3 cm 质硬，右腹股沟触及 3 个黄豆大小淋巴结，不活动。阴蒂肿物活检报告为鳞癌。患者患有扩张型心肌病 4 年，平时服用地高辛治疗，心功能 Ⅲ 级。采用哪种治疗方法最合适

A．较广泛切除外阴病灶及双侧腹股沟淋巴结清扫

B．单纯外阴切除及双侧腹股沟淋巴结切除

C．单纯外阴切除及右侧腹股沟淋巴结切除

D．外阴及腹股沟区放射治疗

E．经动脉插管化疗

13．外阴右侧大阴唇鳞状细胞癌，局限于外阴，

直径 1 cm，浸润深度 0.5 mm，最佳治疗方案是

A．外阴广泛切除术

B．外阴局部扩大切除术

C．外阴广泛性局部切除加同侧腹股沟淋巴结清扫术

D．广泛外阴切除加双侧腹股沟淋巴结清扫术

E．放疗

【A3/A4 型】

女性，62 岁，既往有外阴色素减退性疾病史，近期外阴瘙痒症状明显加重且伴有疼痛。查体：外阴色素脱失，左侧大阴唇见直径 2.5 cm 不规则肿物，质硬，表面有浅表鼠咬样溃疡，表浅淋巴结未触及。

1．该患者最可能的诊断是

A．平滑肌瘤

B．外阴上皮内瘤变

C．外阴鳞癌

D．外阴基底细胞癌

E．外阴恶性黑色素瘤

2．为明确诊断，首选的检查为

A．病灶处涂片细胞学检查

B．病灶处病毒检测

C．病灶处活组织检查

D．局部切除

E．CT 检查

3．分期为（FIGO 2009）

A．O 期

B．Ⅰa 期

C．Ⅰb 期

D．Ⅱ 期

E．Ⅲ 期

4．首选的治疗方法是

A．外阴广泛切除及双侧腹股沟淋巴结清扫术或加扫盆腔淋巴结

B．外阴次广泛切除及双侧腹股沟淋巴结清扫术

C．外阴广泛切除术

D．单纯放疗

E．放疗后行右侧外阴切除术

【B 型】

A．外阴癌 Ⅰa 期

B．外阴癌Ⅰb期

C．外阴癌Ⅱ期

D．外阴癌Ⅲ期

E．外阴癌Ⅳa期

1．癌灶局限于会阴，直径 1 cm，间质浸润深度 1 mm，无淋巴结转移的是

2．外阴部癌灶直径 1 cm，间质浸润深度 1 mm，侵犯阴道，无淋巴结转移的是

3．癌灶局限于外阴，直径 2.5 cm，间质浸润深度 1 mm，无淋巴结转移的是

4．癌灶局限于外阴，直径 2.5 cm，双侧腹股沟淋巴结阳性的是

三、简答题

1．简述外阴鳞状上皮内病变分类及特征（LAST 2012 年）。

2．简述外阴鳞状上皮内病变的治疗。

3．简述外阴癌的分期。

4．简述外阴鳞状细胞癌的相关危险因素。

5．简述外阴鳞状细胞癌的治疗。

四、病例分析题

患者，女，61 岁。主因"外阴瘙痒 4 年，溃疡 1 年"入院。患者于 4 年前自感外阴瘙痒，于当地医院诊断为"外阴营养不良"，对症治疗后，症状好转，但瘙痒反复发作。1 年前发现左侧小阴唇处有 1.5 cm×1.5 cm 大小溃疡面，当地医院诊为"外阴营养不良，继发感染性溃疡"。予抗炎、理疗治疗未见明显好转，溃疡面逐渐增大，并反复出血。故入院就诊。于我院门诊行活检，病理结果：外阴鳞状上皮细胞癌，中、高分化。发病以来，无腹胀、腹痛，无消瘦、乏力，体重无明显减轻，二便及饮食无异常。初潮 13 岁，（4～6）/30 天，量中，痛经（-），绝经 13 年，23 岁结婚，孕 4 产 3，人流 1 次。既往无高血压、糖尿病史，否认肝炎、传染病及药物过敏史。

查体：T 36.2℃，P 88 次/分，R 18 次/分，BP 120/75 mmHg。一般情况佳，心肺（-），腹平软，无压痛，肝脾未及。妇科检查：外阴皮肤黏膜色素脱落，轻度萎缩，皮肤弹性差，左侧大小阴唇之间，中上 1/3 交界处见直径 3 cm 溃疡，表面污浊，质脆，出血水肿。尿道口未见异常。阴道黏膜无红肿，宫颈光滑、萎缩。子宫前位，萎缩，质中，活动佳，压痛（-），双附件（-）。三合诊无异常。双侧腹股沟淋巴结肿大，质硬，活动度可。锁骨上淋巴结无肿大。

外阴病灶活检结果：外阴鳞状上皮细胞癌，中、高分化。

（1）总结病历临床特点。

（2）临床诊断及诊断依据。

（3）如何进行鉴别诊断。

（4）确诊还需什么辅助检查？

参考答案

一、名词解释

1．vulvar squamous intraepithelial lesion（VSIL）：外阴鳞状上皮内病变，是指发生于女性外生殖器皮肤和黏膜，局限于鳞状上皮内，与 HPV 感染相关的临床和病理改变，或有进展为浸润癌的潜在风险。多见于 45 岁左右妇女，近年在年轻妇女中有增加趋势。

2．vulvar squamous cell carcinoma：外阴鳞状细胞癌，是最常见的外阴恶性肿瘤，主要发生于绝经后妇女，发病率随着年龄的增长而升高。近年发病率有增高趋势。

二、选择题

[A1/A2 型]

1．B 2．A 3．D 4．E 5．D 6．C 7．B 8．E 9．C 10．D 11．E 12．D 13．B

[A3/A4 型]

1．C 2．C 3．C 4．A

[B 型]

1．A 2．C 3．B 4．D

三、简答题

1．外阴鳞状上皮内病变分为：低级别鳞状上皮内病变、高级别鳞状上皮内病变、分化型外阴上皮内瘤变。

低级别鳞状上皮内病变：与低危和高危型 HPV 感染均相关，是 HPV 感染所致的临床表现和病理改变。多见于年轻女性，超过 30% 的病例合并下生殖道其他部位上皮内病变（以宫颈部位最常见）。病变常常自行退化，进展为浸润癌的风险极低。

高级别鳞状上皮内病变：多发生于绝经前女性，绝大部分为 HPV16 型感染所致，若不治疗进展为浸润癌的风险很高，局部完全切除后的复发率为 15%，若切缘受累，则复发率高达 60%。

分化型外阴上皮内瘤变：与 HPV 感染无关，可能系 P53 突变所致。多发生于老年女性，常伴硬化性苔藓、扁平苔藓，有时伴有角化型鳞癌。常在半年内进展为浸润癌。

2．治疗目的在于消除病灶，缓解症状，阻断浸润癌发生。治疗决策时应综合考虑：①疾病因素，包括患者年龄、症状，病变的位置和大小、病理类型、病变级别；②治疗方式对外阴形态和功能的影响。从而制订个体化方案。

（1）LSIL 的处理：若无明显症状可暂不予治疗，定期随访。有症状者，可选择局部用药，如咪喹莫特软膏、5-氟尿嘧啶软膏、1% 西多福韦。激光治疗适用于病灶广泛的年轻患者。

（2）HSIL 的处理：病灶局限的病变可采用病灶局部表浅切除术，切缘超过病灶外至少 0.5 cm。

较大融合型病灶或病变较广泛或为多灶性，尤其疑为浸润癌时，可考虑行外阴皮肤切除术。病变累及阴蒂周围或肛周可采用 CO_2 激光消融术。

（3）分化型外阴上皮内瘤变的处理：由于病变会迅速发展为浸润癌，需彻底切除病灶，老年、病灶广泛的患者可采用单纯外阴切除术（simple vulvectomy），手术切除范围包括外阴皮肤及部分皮下组织，不切除会阴筋膜。合并外阴浸润癌者，则按外阴癌处理。

3．外阴癌分期（FIGO，2009 年）

Ⅰ期 肿瘤局限于外阴，淋巴结未转移。

ⅠA 期 肿瘤最大径线 ≤ 2 cm，局限于外阴或会阴且间质浸润 ≤ 1.0 mm，无淋巴结转移。

ⅠB 期 肿瘤最大径线 > 2 cm，或间质浸润 > 1.0 mm，局限于外阴或会阴，无淋巴结转移。

Ⅱ期 任何大小的肿瘤侵犯至会阴邻近结构（下 1/3 尿道、下 1/3 阴道、肛门），无淋巴结转移。

Ⅲ期 任何大小的肿瘤侵犯至会阴邻近结构（下 1/3 尿道、下 1/3 阴道、肛门），有腹股沟-股淋巴结转移。

ⅢA 期 (i) 1 个淋巴结转移（≥ 5 mm）；或 (ii) 1~2 个淋巴结转移（< 5 mm）。

ⅢB 期 (i) ≥ 2 个淋巴结转移（≥ 5 mm）；或 (ii) ≥ 3 个淋巴结转移（< 5 mm）。

ⅢC 期 阳性淋巴结伴囊外扩散。

Ⅳ期 肿瘤侵犯其他区域（上 2/3 尿道、上 2/3 阴道），或远处转移。

ⅣA 期 肿瘤侵犯至下列任何部位：(i) 上尿道和（或）阴道黏膜、膀胱黏膜直肠黏膜，或固定于骨盆壁；或 (ii) 腹股沟-股淋巴结出现固定或溃疡形成。

ⅣB 期 包括盆腔淋巴结的任何远处转移。

4．与以下因素相关：①人乳头瘤病毒（HPV）感染 40%~60% 的外阴癌与 HPV 感染相关，其中

HPV16 型感染超过 50%；②非 HPV 感染相关病变，如外阴硬化性苔藓、分化型外阴鳞状上皮内瘤变等。

5. 早期肿瘤以手术为主，局部晚期肿瘤手术结合放化疗，转移病例姑息、对症及支持治疗。对早期患者在不影响预后的前提下，尽量缩小手术范围，最大限度保留外阴的正常结构，以提高生活质量。

（1）手术治疗：

1）早期肿瘤（Ⅰ期和小病灶Ⅱ期）：先行病灶活检，根据病变大小及浸润深度分期，然后按分期决定术式。要求手术切缘距离肿瘤边缘至少1cm，深度应达会阴深筋膜（一般 2～3 cm），即位于阔筋膜水平面且覆盖耻骨联合的筋膜层。

ⅠA 期行外阴局部扩大切除术，术后随访即可。ⅠB 期者根据病灶位置决定术式：①单侧病变（病灶距外阴中线＞2 cm），行局部广泛切除术或改良广泛外阴切除术及单侧腹股沟淋巴结评估（前哨淋巴结绘图活检或单侧腹股沟 / 股淋巴结切除术）；②中线部位病变（前部或后部），行局部广泛切除术或改良广泛外阴切除术及双侧腹股沟 / 股淋巴结评估（前哨淋巴结绘图活检或双侧腹股沟 / 股淋巴结切除术）。术后均根据原发灶及淋巴结的病理结果决定辅助治疗。

2）局部晚期肿瘤（病灶＞4 cm 的Ⅱ期和Ⅲ期）：腹股沟淋巴结和外阴病灶分步处理。先行影像学评估和淋巴结病理检查，再根据结果采取个体化的手术或与放化疗结合的综合治疗。

3）肿瘤转移超出盆腔：可考虑局部控制或姑息性外照射放疗和（或）全身治疗，或者采用最佳的支持治疗。

（2）放射治疗：虽然鳞癌对放射治疗较敏感，但外阴皮肤对放射线耐受性极差，易发生放射皮肤反应（肿胀、糜烂、剧痛），难以达到放射根治剂量。因此，外阴癌放射治疗常用于：①术前辅助治疗；②转移淋巴结区域照射；③术后辅助治疗。

（3）化学药物或靶向治疗：多用于同步放化疗及晚期癌或复发癌的综合治疗。常用化疗药物有铂类、紫杉醇、氟尿嘧啶、丝裂霉素 C、吉西他滨等，常采用静脉注射或局部动脉灌注。靶向治疗药物有埃罗替尼（erlotinib）、帕姆单抗等。

四、病例分析题

（1）以上临床资料具有以下几个特点：

①绝经后女性；②外阴瘙痒 4 年，溃疡 1 年；③外阴病灶活检结果：外阴鳞状上皮细胞癌，中、高分化；④外阴皮肤黏膜色素脱落，轻度萎缩，皮肤弹性差，左侧大小阴唇之间，中上 1/3 交界处见直径 3 cm 溃疡，表面污浊，质脆，出血水肿。双侧腹股沟淋巴结肿大，质硬，活动度可。

（2）临床诊断：根据以上特点，可初步诊断为外阴鳞状细胞Ⅲ期 G2。

诊断依据：①外阴瘙痒 4 年，溃疡 1 年。除外感染，久治不愈的"外阴瘙痒和外阴溃疡"在诊断外阴营养不良时，应警惕恶变，应行病灶处涂片细胞学检查和（或）活检组织病理学检查以明确诊断。②查体，外阴皮肤黏膜色素脱落，轻度萎缩，皮肤弹性差，左侧大小阴唇之间，中上 1/3 交界处见直径 3 cm 溃疡，表面污浊，质脆，出血水肿。双侧腹股沟淋巴结肿大，质硬，活动度可。③外阴病灶活检结果，外阴鳞状上皮细胞癌，中、高分化。

（3）鉴别诊断：

1）外阴营养不良：皮肤病灶广泛、变化多样，可有角化增厚、变硬，亦可表现为萎缩，可有色素沉着、亦可有色素减退变白。外阴瘙痒可反复发作。外阴营养不良是外阴鳞状细胞的癌前病变，可与 VSIL 和浸润癌并存，因此，在诊断此类疾病时，应提高警惕，凡是有可疑的病灶均应行活检，以明确诊断。

2）外阴汗腺腺瘤发生于汗腺，生长缓慢，肿瘤境界清楚，一旦发生溃疡与外阴癌难以鉴别，必须通过活检组织病理学确定诊断。

（4）1）HPV 检测协助诊断及随访。

2）相关肿瘤标志物（CA125、SCC 等）检查，以便随访。

3）阴道彩色多普勒检查除外盆腔脏器受累及其他疾病。

4）肝、胆、脾、胰、肾、输尿管及膀胱彩超或 CT，除外上述脏器转移。

5）MRI 检查明确盆、腹腔是否有转移、淋巴结是否增大。

6）根据具体情况还须进行如下辅助检查　胸部 X 线、静脉肾盂造影、膀胱镜及直肠镜等检查，以除外转移、明确分期。

第二十六章 宫颈肿瘤

思维导图

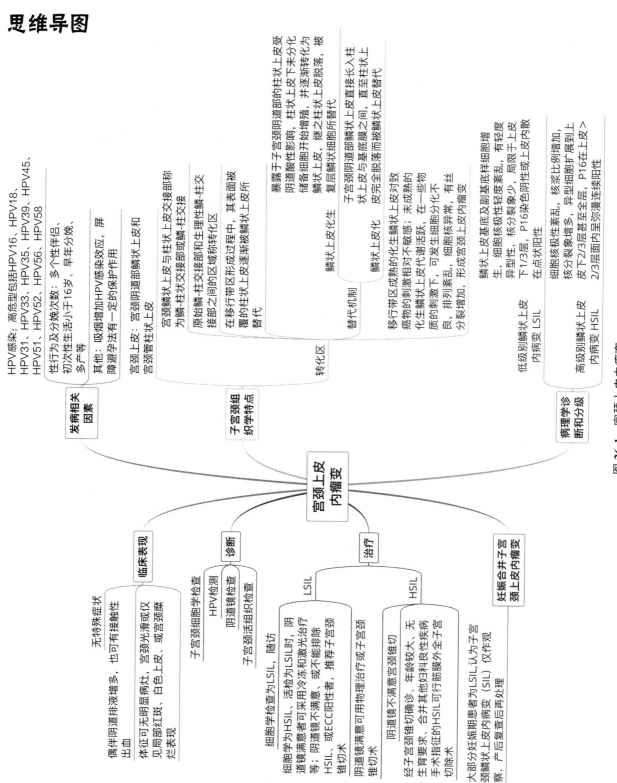

图 26-1 宫颈上皮内瘤变

251

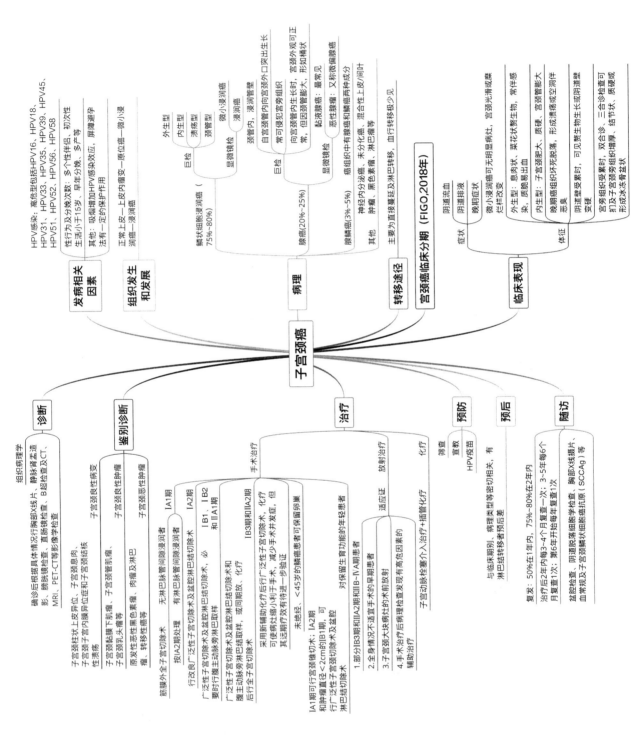

图 26-2　子宫颈癌

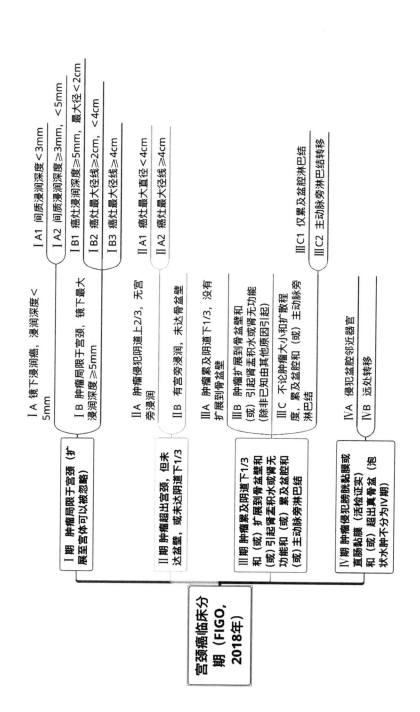

图 26-3　宫颈癌临床分期（FIGO，2018）

试 题

一、名词解释

1．transformation zone 2．squamous metaplasia 3．squamous epithelization
4．cervical squamous intraepithelial lesion（SIL） 5．loop electrosurgical excision procedure（LEEP）

二、选择题

【A1/A2型】

1．适合放射治疗的子宫颈病变为

　A．非典型增生（轻度）

　B．宫颈鳞状上皮内病变

　C．镜下早期浸润

　D．浸润癌Ⅰb期

　E．浸润癌Ⅱb期及以上

2．子宫颈切片病理报告"鳞状上皮化"即为

　A．是宫颈增生活跃的表现

　B．是宫颈非典型增生

　C．是宫颈恶性病变

　D．是宫颈癌前病变

　E．是"糜烂"修复或愈合的过程

3．下述哪项是早期宫颈癌的症状

　A．生育年龄，月经前后的点滴出血

　B．更年期，周期短的阴道出血

　C．绝经后的出血

　D．接触性出血

　E．阴道水样排液

4．下述哪项是宫颈癌好发部位

　A．宫颈鳞状上皮

　B．柱状上皮

　C．宫颈鳞、柱状上皮交界处

　D．非典型增生区

　E．鳞状上皮化生区

5．关于宫颈癌诊断方法，以下叙述正确的是

　A．在局部病灶出现之前，宫颈脱落细胞检查即可诊断宫颈癌

　B．宫颈脱落细胞检查在不同期别浸润癌之间有显著差异

　C．宫颈脱落细胞检查多次阳性，而活检阴性，应做分段诊刮或诊断性宫颈锥切术

　D．阴道镜检查不能确定诊断

　E．染色体检查有助于诊断

6．早期诊断宫颈癌采用以下何项检查

　A．子宫颈刮片细胞学检查

　B．阴道镜检查

　C．宫颈上皮染色体检查

　D．碘试验

　E．活体组织检查

7．关于区分宫颈癌临床Ⅱ期与Ⅲ期，下列叙述正确的是

　A．宫颈管有癌组织

　B．淋巴结有癌组织

　C．宫颈阴道部有癌组织

　D．宫颈表面癌变部分＞3 cm

　E．盆壁或阴道上2/3有无癌浸润

8．关于宫颈癌临床分期，下列叙述正确的是

　A．病变位于宫颈上皮内，为Ⅰ期

　B．肉眼检查可区别Ⅱa及Ⅱb，不需显微镜检查

　C．癌瘤已侵犯阴道下1/3属Ⅱ期

　D．癌瘤扩展到子宫旁，阻塞输尿管，有肾功能不全为Ⅲ期

　E．子宫旁癌组织有明显浸润达盆壁为Ⅱb期

9．子宫颈癌Ⅱ期的诊断标准为

　A．癌扩展达盆壁

　B．癌扩展达阴道下1/3

　C．癌扩展达腹膜

　D．癌扩展至穹隆未达盆壁，也未达阴道下1/3

　E．癌扩展至膀胱及直肠

10．宫颈癌Ⅰa2期最常用的治疗方法是

　A．放射治疗

　B．筋膜外子宫全切除术

　C．化疗

　D．免疫治疗

　E．广泛性子宫全切除

11．宫颈癌普查，最常用的方法是

A．血清学肿瘤标志物检测

B．细胞学检查

C．碘试验

D．宫颈活检

E．阴道镜检查

12．关于宫颈癌诊断方法，下列叙述错误的是

A．三合诊检查是临床确定宫颈癌侵犯范围（分期）的方法

B．根据子宫颈和颈管活体组织检查确诊宫颈癌

C．活体组织检查不能确定有无浸润癌时行宫颈锥切

D．阴道镜检查能直接确诊宫颈癌

E．宫颈刮片细胞学检查用于普查，筛选早期癌

13．有关宫颈癌临床分期，下列叙述错误的是

A．间质浸润深度 ≥ 3 mm，＜ 5 mm 为 Ⅰa2 期

B．肉眼检查可区分 Ⅰa 和 Ⅰb

C．癌瘤已侵犯阴道未达下 1/3，无明显宫旁浸润，属 Ⅱa

D．癌瘤扩展到宫旁组织阻塞输尿管，有肾功能不全为 Ⅲ期

E．膀胱黏膜有泡状水肿者不属于 Ⅳ期

14．早期诊断宫颈癌采用以下何项处理

A．子宫颈刮片细胞学检查

B．阴道镜检查

C．阴道上皮染色体检查

D．碘试验

E．活体组织检查

15．年轻女性，性交后出血，与下列哪些疾病无关

A．宫颈柱状上皮外移

B．宫颈癌

C．宫颈息肉

D．宫颈肥大

E．宫颈鳞状上皮内病变

16．Which is not the risk factors for cervical carcinoma

A．Age at first intercourse

B．Sexual activity

C．High socioeconomic status

D．Vuval infection

E．Carcinogenic males

17．36 岁，女性，G3P0，妊娠 12 周时，宫颈呈中度柱状上皮异位，细胞学检查报告为"LSIL，HPV+"，下列解释正确的是

A．该细胞学的特征为鳞状上皮基底及副基底样细胞增生，细胞核极性轻度紊乱，有轻度异型性，核分裂象少，局限于上皮下 1/3 层，P 16 染色阴性或在上皮内散在点状阳性

B．LSIL 多与低危 HPV 感染有关，HSIL 多与高危 HPV 感染有关

C．HPV 均通过性传播

D．孕期 HPV 感染增多，与孕激素水平增高使免疫功能低下有关

E．HPV 感染多数在产后可自行消退，孕期应 12 周后复查细胞学和阴道镜

18．有关妊娠合并 SIL，下列叙述错误的是

A．若阴道镜检查未发现病灶，在孕后期可重复涂片

B．若涂片疑有 HSIL 或浸润癌，需在阴道镜下行多点活检以明确诊断

C．允许孕妇经阴道分娩

D．不应做颈管搔刮术

E．孕期因宫颈管移行带暴露好，做宫颈锥切术效果满意

19．宫颈活检病理为鳞状上皮化生，提示宫颈为

A．癌前病变

B．非典型增生

C．炎症愈合过程

D．雌激素水平过高

E．宫颈癌

20．多产妇，52 岁，已绝经 3 年，因 1 周前出现接触性出血来诊，此时最合适的检查是

A．染色体检查

B．阴道内取分泌物做镜检

C．取后穹隆处白带做细菌培养 + 药敏试验

D．宫颈黏液涂片看其结晶情况

E．宫颈刮片细胞学检查 +HPV 检测

21．若宫颈癌被证实，临床分期为 Ⅱa，患者一般情况好，其最合适的治疗方法是

A．放射治疗

B．宫颈癌根治术

C．宫颈锥形切除术

D．化学治疗

E．继续观察，定期随诊

22．关于 HPV 感染，下列叙述不正确的是

A．高危型 HPV 感染与宫颈癌的发生有关

B．HPV 的分型检测可作为 SIL 治疗后随诊的指标

C．HPV 感染可用药物治愈

D．HPV 的检测阴性可减少 ASCUS 患者的复诊次数

E．低危型 HPV 感染与尖锐湿疣有关

23．宫颈病变的"三阶梯"诊断程序是

A．宫颈细胞学检查—阴道镜检查—组织活检

B．阴道镜检查—宫颈锥切

C．宫颈活检—宫颈锥切—子宫切除术

D．宫颈细胞学检查—阴道镜检查及宫颈活检—子宫切除术

E．宫颈细胞学检查—宫颈锥切—子宫切除术

24．下列哪项与宫颈癌的发病无关

A．饮酒

B．性生活紊乱

C．经济情况低下

D．过早性生活，多产

E．人乳头瘤病毒感染

25．下面关于宫颈癌的描述不恰当的是

A．腺癌占 20%～25%

B．与宫颈鳞状上皮内病变无关

C．鳞状细胞癌病理类型占 75%～80%

C．年龄分布在 50～55 岁较多

E．居国内女性生殖道恶性肿瘤发病率首位

26．关于宫颈腺癌，下列叙述不恰当的是

A．病灶可向宫颈管内生长，颈管外观可正常，但宫颈管膨大如桶状

B．发生率低于鳞癌，占宫颈癌的 20%～25%

C．普通型宫颈腺癌最常见

D．宫颈腺癌早期即可侵犯宫旁组织

E．宫颈腺癌的总体预后好于鳞癌

27．宫颈癌淋巴结首先侵犯

A．闭孔淋巴结

B．宫颈旁淋巴结

C．腹股沟深淋巴结

D．髂内、髂外淋巴结

E．腹主动脉旁淋巴结

28．关于宫颈癌的预防，下列叙述不恰当的是

A．提倡适时婚育

B．有性交后出血者均应警惕宫颈癌的可能

C．每半年开展 1 次宫颈癌普查

D．65 岁以上妇女不常规做宫颈细胞学检查

E．积极治疗 CIN Ⅱ

29．宫颈癌的临床分期是根据

A．临床症状严重程度

B．有无淋巴转移

C．病灶侵犯范围及有无淋巴转移

D．术后所见修订分期

E．病理分级

30．病理活检证实侵犯膀胱黏膜，按 FIGO（2018 年）的临床分期，应属于

A．ⅡB

B．ⅢA

C．ⅢB

D．ⅣA

E．ⅣB

31．宫颈癌病灶肉眼可见大小为 5 cm×3 cm，并侵犯阴道后穹隆 0.5 cm，无宫旁浸润，按 FIGO（2018 年）最新临床分期应属于

A．ⅡA1

B．ⅡA2

C．ⅡB

D．ⅢA

E．ⅢB

32．48 岁，绝经 1 年，阴道少许接触出血，查：宫颈中度柱状上皮异位，宫体稍小，子宫颈刮片检查两次均为阳性，阴道镜下宫颈活检阴性，应首选下列哪种方法排除宫颈癌

A．随访

B．分段诊刮＋锥形切除

C．染色体检查

D．宫颈锥型切除

E．子宫腔冲洗液诊断

33．45 岁妇女，不规则阴道流液及流血半年，妇查：宫颈呈菜花状，阴道顶端穹隆消失，宫体大小硬度正常，欠活动，双侧穹隆增厚而硬，但未达盆壁，宫颈活检为宫颈鳞状上皮癌，临床分期应为

A．Ⅰ期

B．Ⅳ期

C．ⅡB 期

D．ⅠB 期

E．ⅡA 期

34．40 岁，不规则阴道流血 3 月，阴道顶端及宫颈均为硬、脆易出血的组织代替，宫体前位，大小正常，欠活动，双侧增厚，硬，未达盆壁，宫颈活检为鳞状上皮癌，其最适合的治疗是

A．宫颈癌根治术及盆腔淋巴清扫

B．次广泛性子宫切除术

C．化疗 + 放疗

D．放疗

E．化疗后子宫全切除术

35．50 岁妇女，白带带血 1 月，妇科检查宫颈中度柱状上皮异位，易出血，子宫大小、质地正常，附件正常，宫颈活检报告为"上皮全层非典型性增生"，进一步处理的方法是

A．宫颈锥形切除术

B．子宫根治术

C．诊断性刮宫

D．宫颈刮片

E．定期随访

36．58 岁女性，绝经 9 年近 2 个月白带带血丝，窥器检查宫颈糜烂样改变，双合诊检查子宫稍小，附件区未见异常，本患者辅助检查手段是

A．宫颈碘试验

B．阴道镜检查宫颈多点活组织检查

C．宫颈锥形切除

D．宫颈刮片细胞学检查 +HPV 分型检测

E．分段刮宫活组织检查

37．The pregnant women with CINII，28years old，what is the preferred treatment

A．repeat cytology every 6 weeks

B．repeat cytology and colposcopy every 8～12 weeks

C．conization followed by cytology every 12 weeks

D．shallow LEEP followed by cytology every 12 weeks

E．early delivery followed by LEEP or conization

38．50 岁女性，白带带血 1 个月，妇检发现宫颈柱状上皮中度异位，易出血。子宫大小、质地正常，附件正常，宫颈活检报告为：CIN Ⅲ，进一步的处理方法为

A．LEEP 刀宫颈锥切术

B．子宫根治术

C．诊断性刮宫

D．宫颈刮片

E．定期随访

39．49 岁，因下腹不适，腰骶部疼痛，伴多量白带，因为"宫颈糜烂"前来就诊，正确的处理是

A．可暂时观察，定期随访至绝经期后

B．物理治疗

C．药物治疗

D．宫颈锥切治疗

E．先做宫颈刮片，排除早期宫颈癌后，再做治疗

40．49 岁女性，绝经 2 年后出现接触性出血。妇检见宫颈中度柱状上皮异位，多点活检病理检查为 CIN Ⅱ。对该患者最恰当的处理是

A．按炎症积极治疗，半年随访一次

B．宫颈冷冻，激光或锥切治疗后严密随访

C．宫颈锥切术

D．放射后行手术治疗

E．放射治疗

41．51 岁，绝经 3 年，白带增多 1 年，阴道流血 1 个月，查宫颈溃疡状，触之易出血，宫体常大，双附件未触及异常，宫旁略厚，为明确诊断。下列哪项检查是合适的

A．宫颈刮片细胞学检查 +HPV 分型检测

B．宫颈活检组织学检查

C．阴道镜检

D．碘试验

E．宫颈管分泌物衣原体检查

42．40 岁妇女，因不规则阴道出血 3 月，入院患者一般情况好，身高 160 cm，体重 49 公斤。经检查临床诊为宫颈鳞癌 Ⅱa 期。应采取何种方法治疗

A．全子宫及双侧附件切除术

B．次广泛子宫切除术

C．放射治疗（腔内及体外）

D．广泛性子宫切除加盆腔淋巴结清除术

E．放射加手术治疗

43．女性，27 岁，G2P0，宫颈糜烂样改变，宫颈细胞学涂片显示中度炎症，有白带增多等症状，治疗首选

A．口服药物治疗

B．阴道用药

C．阴道镜取活组织送检

D．LEEP 术

E．宫颈锥形切除术

44．56 岁，绝经 2 年，阴道不规则出血 15 天，无腹痛，阴道脱落细胞学检查为 ASCUS．妇科检查：宫颈糜烂样改变，宫体略大，双宫旁（–），进一步应行

A．宫颈锥切术

B．宫颈 LEEP 切除术

C．子宫切除术

D．HPV 分型，决定是否行阴道镜检查

E．宫腔镜

45．51 岁，宫颈细胞学检查为 HSIL，阴道镜下多点活检为 CIN Ⅲ，最应采取何种治疗方法

A．宫颈 LEEP 术

B．冷冻治疗

C．单纯子宫切除术

D．单纯子宫颈切除

E．次广泛子宫切除

46．48 岁，阴道不规则出血 2 个月。查体：宫颈重度糜烂，余无特殊。活检报告：宫颈鳞癌，癌细胞泪滴样穿透基底膜，深度 5 mm，恰当的治疗方法应是

A．放疗后行全子宫及双附件切除术

B．单纯腔内放射治疗

C．全子宫切除术后行体外放疗

D．广泛性全子宫切除 + 盆腔淋巴结清扫术

E．化疗后行全子宫切除术

47．42 岁，性交后出现阴道出血 5 个月，妇科检查：宫颈为菜花状赘生物，直径约 6 cm，阴道穹隆部变硬，子宫前位，大小正常，欠活动，两侧主韧带呈条索状增粗，质硬，延伸未达盆壁。宫颈活检为鳞状细胞癌Ⅱ级，合适的治疗为

A．化疗

B．广泛性子宫切除 + 双侧淋巴结清扫术

C．放疗后全子宫切除术

D．化疗后全子宫切除术

E．体外放疗 + 腔内放疗

48．48 岁，阴道不规则出血 2 个月。查体：宫颈糜烂样改变，余无特殊。多点宫颈活检报告：宫颈鳞癌，癌细胞泪滴样穿透基底膜，深度 3 mm，宽度 5 mm，最恰当的治疗方法应是

A．放疗后行全子宫及双附件切除术

B．单纯腔内放射治疗

C．筋膜外全子宫切除术

D．广泛性全子宫切除 + 盆腔淋巴结清扫术

E．化疗后行全子宫切除术

【A3/A4 型】

58 岁妇女，绝经 9 年，近半年阴道少量不规则出血，突发阴道大流血一天，急诊来院，患者一般状态差，BP 12/6 kPa（90/60 mmHg），Hb 59 g/L，妇科检查：宫颈呈溃疡状，弥漫出血，子宫体稍小，右宫旁增厚，未达盆壁

1．此时应立即采取的措施中哪项不正确

A．子宫动脉栓塞

B．阴道填塞纱布

C．抗感染

D．输血

E．活检

2．经处理后，阴道流血减少，为明确诊断，最有价值的检查是

A．宫颈多点活检

B．阴道镜检查

C．HPV 受体检查

D．宫颈刮片细胞学涂片

E．宫颈锥形切除

3．（假设信息）假设病理回报为高分化鳞癌，该患正确的诊断应是

A．宫颈癌ⅠB 期

B．宫颈癌ⅠA 期

C．宫颈癌ⅡA 期

D．宫颈癌ⅡB 期

E．宫颈癌ⅢB 期

4．对该患者最适当的治疗是

A．子宫切除，双附件切除术及放射治疗

B．子宫次广泛切除及盆腔淋巴结清除术

C．子宫广泛切除术及盆腔淋巴结清除术

D．腔内及体外放射治疗

E．子宫扩大切除术及盆腔淋巴结清除术

【B 型】

A. 宫病变直径大于 4 cm，双侧主韧带增粗

B. 宫颈病变直径大于 4 cm，病变侵犯阴道 l cm，双侧主韧带无增粗

C. 病变侵犯阴道下 1/3，主韧带条索状增粗未达盆壁

D. 病变侵犯左侧主骶韧带达 1/2，左输尿管扩张，肾盂积水

E. 宫颈病变直径 2 cm，病变未侵犯阴道，双侧主韧带无增粗

1. 宫颈癌 I B2 期的特征是

2. 宫颈癌 II A2 期的特征是

3. 宫颈癌 II B 期的特征是

4. 宫颈癌 III A 的特征是

三、简答题

1. 宫颈鳞状上皮内病变的分级及镜下细胞有何变化？

2. 简述宫颈癌分期。

3. 简述宫颈转化区表面被覆的柱状上皮被鳞状上皮替代的机制。

4. 简述宫颈癌筛查的三阶梯诊断。

5. 简述保留生育功能的宫颈癌手术的手术指征。

6. 简述宫颈癌手术治疗的适应证。

7. 简述宫颈癌放疗的适应证。

四、病例分析题

1、患者，女，51 岁，绝经 2 年，主诉查体发现宫颈细胞学异常 1 天。患者无自觉症状，曾有衣原体、外阴尖锐湿疣病史。平素月经规律，孕 2 产 1，剖宫产，安全期避孕，20 岁开始有性生活，曾间断有性伴侣 5 人，末次妇科检查时间为 3 年前，当时查体宫颈细胞学正常，HPV 检测 798 pg/ml。妇科检查：外阴，皮肤黏膜正常，阴道畅，黏膜正常，阴道分泌物清洁度 II 度，宫颈光滑，子宫前位，正常大小，无压痛，双附件区未及异常。细胞学检查宫颈低度鳞状上皮内病变（LSIL）。阴道镜检查，不满意阴道镜检查，宫颈转化区位于宫颈管，醋酸后近宫口 3 点、7 点、10 点上皮见轻度醋白样改变并向宫颈管方向延伸，不能窥见病变上缘，未见明显异常血管。宫颈碘花染，拟诊宫颈低度病变。行颈管搔刮，刮出少许上皮组织和 3 点、7 点、10 点活检组织一并送病理学检查。病理学提示宫颈 3 点和 7 点为湿疣，10 点为 CIN I 伴鳞状上皮化生，颈管搔刮组织为 CIN II。

（1）简述病例的临床特点。

（2）如何让进行诊断与鉴别诊断。

（3）简述治疗原则。

2、患者，女，42 岁，主因"性生活后阴道流血 2 个月，TCT 提示宫颈鳞状细胞癌 1 周"入院。发病以来，无腹胀、腹痛，无消瘦、乏力及体重减轻，二便及饮食无异常。初潮 14 岁，（4～6）/28 天，量中，痛经（–），23 岁结婚，爱人现年 45 岁，体健，G4 P1，人流 3 次，节育环避孕。近 5 年未行过妇科检查。既往无高血压、糖尿病史，否认肝炎、传染病及药物过敏史。父母健在。

查体：T 36.4℃，P 86 次 / 分，R 18 次 / 分，BP 110/75 mmHg。一般情况佳，心肺（–），腹平软，无压痛，肝脾未及。妇科检查：外阴（–）阴道畅，黏膜无红肿，有脓血性分泌物，腥臭味，宫颈前唇见直径 4.5 cm 菜花状肿物，表面覆盖有灰色坏死组织，质地糟脆，触之易出血。阴道穹隆质软，子宫前位，常大，质中，活动佳，压痛（–），双附件（–）。双合诊双侧骶、主韧带无增厚、缩短，弹性佳。

（1）简述病例特点。

（2）简述诊断与诊断依据。

（3）简述鉴别诊断。

（4）还需要进行哪些辅助检查？

（5）简述治疗原则。

参考答案

一、名词解释

1. transformation zone：转化区，也称移行带，因其位于子宫颈鳞状上皮与柱状上皮交接部，又称为鳞-柱状交接部或鳞-柱交接。鳞-柱状交接部又分为原始鳞-柱交接部和生理鳞-柱交接部，此区为宫颈癌高发区域。

2. squamous metaplasia：鳞状上皮化生，暴露于子宫颈阴道部的柱状上皮受阴道酸性影响，柱状上皮下未分化储备细胞开始增殖，并逐渐转化为鳞状上皮，继之柱状上皮脱落，被复层鳞状细胞所替代，此过程为鳞状上皮化生。移行带区成熟的化生鳞状上皮对致癌物的刺激相对不敏感；未成熟的化生鳞状上皮代谢活跃，在一些物质的刺激下，可发生细胞分化不良，排列紊乱，细胞核异常，有丝分裂增加，形成宫颈上皮内瘤变。

3. squamous epithelization：鳞状上皮化，子宫颈阴道部鳞状上皮直接长入柱状上皮与基底膜之间，直至柱状上皮完全脱落而被鳞状上皮替代，称为鳞状上皮化。

4. cervical squamous intraepithelial lesion（SIL）：子宫颈鳞状上皮内病变，是与子宫颈浸润癌密切相关的一组子宫颈病变，常发生于 25～35 岁妇女，高级别鳞状上皮内病变具有癌变潜能。子宫颈鳞状上皮内病变反映了子宫颈癌发生发展中的连续过程。

5. loop electrosurgical excision procedure（LEEP）：子宫颈环形电切除术，宫颈锥切术的一种，使用高频电波刀用于微创性诊断和治疗宫颈性疾病，止血效果好于冷刀锥切，但有边缘碳化可能。

二、选择题

[A1/A2 型]

1. E 2. E 3. D 4. C 5. C 6. E 7. B 8. D 9. D 10. E 11. B 12. D
13. B 14. E 15. D 16. C 17. A 18. E 19. C 20. E 21. B 22. C 23. A 24. A
25. B 26. E 27. B 28. C 29. C 30. D 31. B 32. B 33. C 34. M 35. A 36. D
37. B 38. A 39. E 40. C 41. A 42. D 43. B 44. D 45. A 46. D 47. E 48. D

[A3/A4 型]

1. E 2. A 3. D 4. D

[B 型]

1. E 2. B 3. A 4. C

三、简答题

1. WHO 女性生殖器肿瘤分类（2014）建议采用与细胞学分类相同的二级分类法（即 LSIL 和 HSIL），LSIL 相当于 CIN1，HSIL 包括 CIN3 和大部分 CIN2。CIN2 可用 P16 免疫组化染色进行分流，P16 染色阴性者按 LSIL 处理，阳性者按 HSIL 处理。二级分类法简便实用，提高了病理诊断的可重复性，较好地反映了 HPV 相关病变的生物学过程，能更好地指导临床处理及判断预后。

LSIL：鳞状上皮基底及副基底样细胞增生，细胞核极性轻度紊乱，有轻度异型性，核分裂象少，局限于上皮下 1/3 层，P16 染色阴性或在上皮内散在点状阳性。

HSIL：细胞核极性紊乱，核浆比例增加，核分裂象增多，异型细胞扩展到上皮下 2/3 层甚至全层，P16 在上皮＞2/3 层面内呈弥漫连续阳性。

2. Ⅰ期　肿瘤局限于宫颈（扩展至宫体可以被忽略）。

Ⅰ A　镜下浸润癌，间质浸润深度＜5.0 mm。

Ⅰ A1　间质浸润深度＜3.0 mm。

Ⅰ A2　间质浸润深度≥3.0 mm，但不超过 5.0 mm。

ⅠB　肿瘤局限于宫颈，镜下最大浸润深度≥5.0 mm。

ⅠB1　癌灶浸润深度≥5 mm，最大直径小于2 cm。

ⅠB2　癌灶最大直径≥2 cm，<4 cm。

ⅠB3　癌灶最大直径≥4 cm。

Ⅱ期　肿瘤已经超出宫颈，但未达盆壁，或未达阴道下1/3。

ⅡA　肿瘤侵犯阴道上2/3，无宫旁组织浸润。

ⅡA1　临床肉眼可见病灶最大直径<4.0 cm。

ⅡA2　临床肉眼可见病灶最大直径≥4.0 cm。

ⅡB　有明显宫旁组织浸润，但未到达盆壁。

Ⅲ期 肿瘤累及阴道下1/3和（或）扩展到盆壁和（或）引起肾盂积水或无功能和（或）累及盆腔和（或）主动脉旁淋巴结。

ⅢA　肿瘤侵及阴道下1/3，未侵及盆壁。

ⅢB　肿瘤侵及盆壁和（或）导致肾盂积水或无功能肾（除非已知由其他原因引起。

ⅢC　不论肿瘤大小和扩散程度，累及盆腔和（或）主动脉旁淋巴结

ⅢC1　仅累及盆腔淋巴结。

ⅢC2　主动脉旁淋巴结转移。

Ⅳ期　肿瘤超出真骨盆或侵及膀胱或直肠黏膜。

ⅣA　肿瘤侵及临近的盆腔器官。

ⅣB　肿瘤侵及远处器官。

3．宫颈转化区表面被覆的柱状上皮被鳞状上皮替代的机制有：

（1）鳞状上皮化生：暴露于子宫颈阴道部的柱状上皮受阴道酸性影响，柱状上皮下未分化储备细胞开始增殖，并逐渐转化为鳞状上皮，继之柱状上皮脱落，被复层鳞状细胞所替代，此过程为鳞状上皮化生。移行带区成熟的化生鳞状上皮对致癌物的刺激相对不敏感；未成熟的化生鳞状上皮代谢活跃，在一些物质的刺激下，可发生细胞分化不良，排列紊乱，细胞核异常，有丝分裂增加，形成宫颈上皮内瘤变。

（2）鳞状上皮化：子宫颈阴道部鳞状上皮直接长入柱状上皮与基底膜之间，直至柱状上皮完全脱落而被鳞状上皮替代，称为鳞状上皮化。

4．宫颈癌筛查的三阶梯诊断包括子宫颈细胞学检查和（或）高危型 HPV DNA 检测、阴道镜检查、子宫颈活组织检查。

5．要求保留生育功能的年轻患者，ⅠA1 期无淋巴脉管间隙浸润者可行子宫颈锥形切除术（至少3 mm 阴性切缘）；ⅠA1 期有淋巴脉管间隙浸润和ⅠA2 期可行子宫颈锥形切除术加盆腔淋巴结切除术或考虑前哨淋巴结绘图活检，或和ⅠB1 期处理相同；一般推荐肿瘤直径<2 cm 的ⅠB1 期行广泛性子宫颈切除术及盆腔淋巴结切除术或考虑前哨淋巴结绘图活检，但若经腹或腹腔镜途径手术，肿瘤直径也可扩展至2~4 cm。

6．主要用于早期子宫颈癌（ⅠA~ⅡA 期）患者。①ⅠA1 期：无淋巴脉管间隙浸润者行筋膜外全子宫切除术，有淋巴脉管间隙浸润者按ⅠA2 期处理。②ⅠA2 期：行改良广泛性子宫切除术及盆腔淋巴结切除术或考虑前哨淋巴结绘图活检。③ⅠB1 期、ⅠB2 期和ⅡA1 期：行广泛性子宫切除术及盆腔淋巴结切除术或考虑前哨淋巴结绘图活检，必要时行腹主动脉旁淋巴取样。④部分ⅠB3 期和ⅡA2 期：行广泛性子宫切除术及盆腔淋巴结切除术和选择性腹主动脉旁淋巴结取样；或同期放、化疗后行全子宫切除术；也可采用新辅助化疗后行广泛性子宫切除术及盆腔淋巴结切除术和选择性腹主动脉旁淋巴结取样。未绝经、<45 岁的鳞癌患者可保留卵巢。

7．①根治性放疗：适用于部分ⅠB3 期和ⅡA2 期和ⅡB~ⅣA 期患者和全身情况不适宜手术的ⅠA1~ⅠB1/ⅡA1 期患者；②辅助放疗：适用于手术后病理检查发现有中、高危因素的患者；③姑息性放疗：适用于晚期患者局部减瘤放疗或对转移病灶姑息放疗。放射治疗包括体外照射和腔内放疗。外照射放疗以三维适形放疗及调强放疗为主，主要针对子宫、宫旁及转移淋巴结。腔内放疗多采用铱 -192（192Ir）高剂量率腔内及组织间插值放疗，主要针对宫颈、阴道及部分宫旁组织，给予大剂量照射。外照射和腔内放疗的合

理结合，使病变部位的剂量分布更符合肿瘤生物学特点，可提高局部控制率。

四、病例分析

1．（1）临床特点：

1）患者绝经后女性。

2）宫颈细胞学 LSIL。

3）无自觉症状。

4）有性病和尖锐湿疣病史。

5）有多个性伴侣。

6）末次妇科检查 3 年前。

7）HPV 检测 798 pg/ml（3 年前）。

8）宫颈光滑。

9）阴道镜检查：不满意的阴道镜检查，宫颈转化区位于宫颈管，拟诊宫颈低度病变。

10）病理学提示宫颈湿疣、CIN1 伴鳞状上皮化生，颈管搔刮组织为 CINII.

（2）诊断与鉴别诊断：宫颈上皮内瘤变 II 级，宫颈湿疣。

鉴别诊断：1）慢性宫颈炎：患者也有可能无临床症状、HPV 阳性、宫颈细胞学异常，尤其对于绝经期女性，细胞学图片中底层细胞较多，有时不易与异常细胞鉴别，但该患者进行了阴道镜检查有病理学诊断，因此慢性宫颈炎诊断可排除。

2）宫颈癌：尤其是早期宫颈癌，也可以无明显临床症状，细胞学异常也可能只提示有 LSIL，即便是病理活检，有时也可能如同本例患者一样仅提示为鳞状上皮内病变。但患者为绝经期女性，转化区内移，目前尚不能完整看到并正确评价颈管内病变程度。因此并不除外颈管内存在更严重程度的病变，宫颈癌的排除有待术后病理证实。

（3）应行宫颈锥切术，根据病理结果决定下一步治疗。

2．（1）病例特点：以上临床资料具有以下几个特点：

1）中年女性。

2）近 2 个月出现性生活后阴道流血。

3）TCT 结果宫颈鳞状细胞癌。

4）查体脓血性分泌物中量，腥臭味，宫颈前唇见直径 4.5 cm 菜花状肿物，表面覆盖有灰色坏死组织，质地糟脆，触之易出血。穹隆存在质软，子宫和双附件（-），三合诊双侧骶、主带无增厚、缩短、弹性佳。

（2）根据以上特点，可初步诊断为子宫颈鳞状细胞癌 I b3 期。

诊断依据：①接触性出血 2 个月。"接触性出血"是宫颈癌最常见的症状之一，出血量可多可少，早期出血量一般较少，晚期病灶较大时，可表现为出血量多，甚至大出血。②查体脓血性分泌物中量，腥臭味，宫颈前唇见直径为 4 ~ 5 cm 的菜花状肿物，表面覆盖有灰色坏死组织，质地糟脆，触之易出血。③TCT 结果：宫颈鳞状细胞癌。

（3）鉴别诊断：

1）宫颈炎和宫颈息肉：可出现接触性出血和白带增多，外观上有时与宫颈癌难。

2）子宫黏膜下肌瘤：黏膜下肌瘤表面有感染坏死时，可误诊为宫颈癌。但肌瘤多为圆形，来自宫颈或宫腔，常有蒂，质硬，可见正常宫颈包绕肌瘤或肌瘤蒂部。

3）宫颈鳞状上皮内病变：SIL 尤其 HSIL 可出现接触性出血，外观与宫颈癌难以鉴别。

4）其他：宫颈少见病变如宫颈结核、宫颈乳头状瘤、宫颈尖锐湿疣等也易误诊为宫颈癌。

鉴别方法主要依靠：①宫颈细胞学（巴氏涂片、CCT、TCT 等）；②阴道镜检查；③组织学检查（阴道镜下）。4HPV 检测。

（4）其他辅助检查：

1）阴道镜下活检组织病理学检查：①明确是否是宫颈癌；②若是宫颈癌，进一步明确其组织类型及分化程度。

2）HPV 检测协助诊断及随访。

3）相关肿瘤标志物（SCC）检查，以便随访。

4）阴道彩色多普勒检查：明确肿瘤大小、位置、浸润及血流情况，排除盆腔其他疾病。

5）肝、胆、脾、胰、肾、输尿管及膀胱彩色超声或 CT，除外上述脏器转移。

6）MRI 检查：①明确肿瘤大小、位置、浸润情况；②宫旁及邻近器官浸润情况；③腹膜后淋巴结是否有转移。

7）为确定宫颈癌患者的临床分期，根据具体情况还需进行如下辅助检查：胸部 X 线片、静脉肾盂造影、膀胱镜及直肠镜检查等。

5. 部分ⅠB3 期和ⅡA2 期：行广泛性子宫切除术及盆腔淋巴结切除术和选择性腹主动脉旁淋巴结取样；或同期放、化疗后行全子宫切除术；也可采用新辅助化疗后，行广泛性子宫切除术及盆腔淋巴结切除术，以及选择性腹主动脉旁淋巴结取样。未绝经、＜ 45 岁的鳞癌患者可保留卵巢。

第二十七章　子宫肿瘤

思维导图

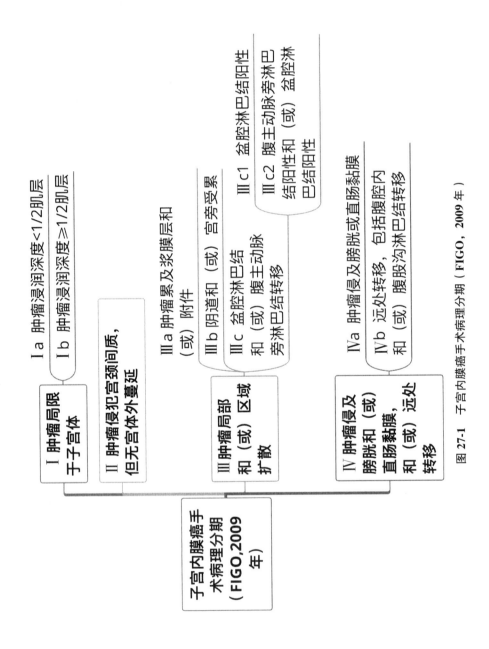

图 27-1　子宫内膜癌手术病理分期（FIGO，2009 年）

子宫内膜癌手术病理分期（FIGO，2009 年）

I 肿瘤局限于子宫体
- I a 肿瘤浸润深度 <1/2 肌层
- I b 肿瘤浸润深度 ≥1/2 肌层

II 肿瘤侵犯宫颈间质，但无宫体外蔓延

III 肿瘤局部和（或）区域扩散
- III a 肿瘤累及浆膜层和（或）附件
- III b 阴道和（或）宫旁受累
- III c 盆腔淋巴结和（或）腹主动脉旁淋巴结转移
  - III c1 盆腔淋巴结阳性
  - III c2 腹主动脉旁淋巴结阳性和（或）盆腔淋巴结阳性

IV 肿瘤侵及膀胱和（或）直肠黏膜，和（或）远处转移
- IVa 肿瘤侵及膀胱或直肠黏膜
- IVb 远处转移，包括腹腔内和（或）腹股沟淋巴结转移

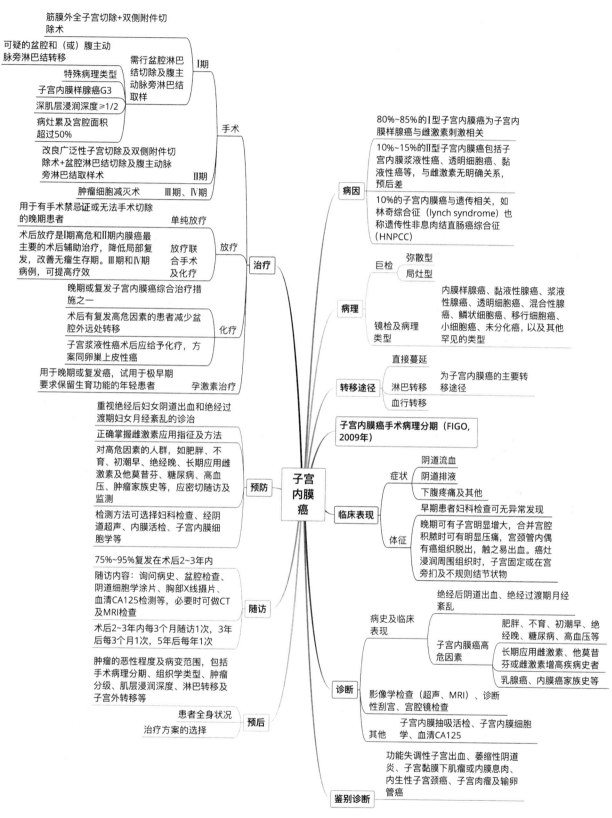

图 27-2　子宫内膜癌

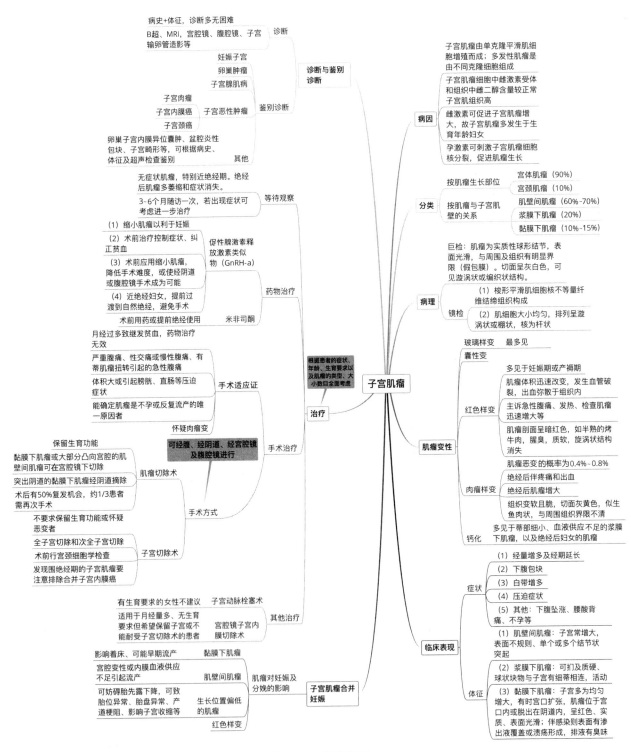

图 27-3 子宫肌瘤

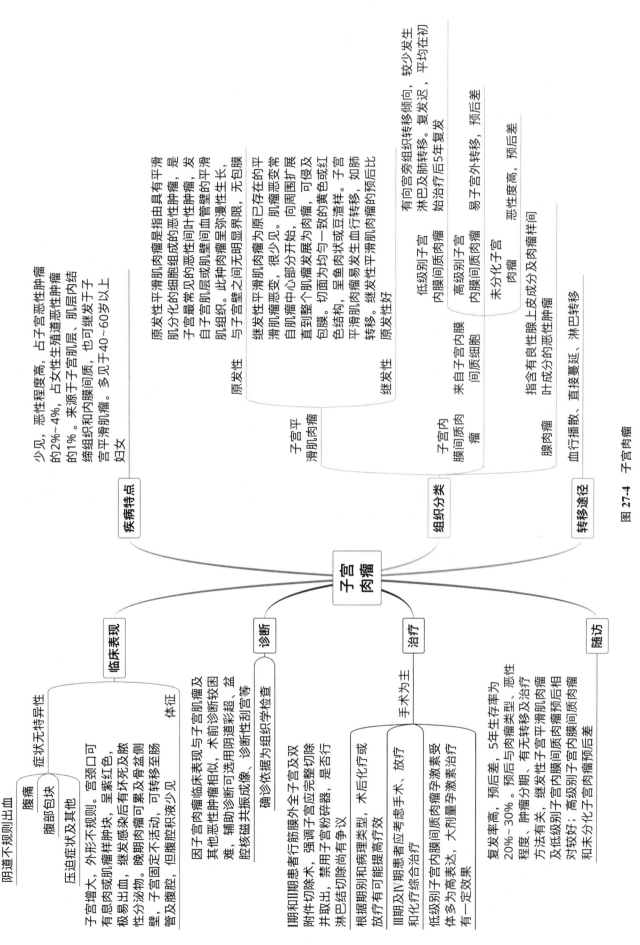

图 27-4 子宫肉瘤

试 题

一、名词解释

1. submucous myoma 2. uterine myoma 3. red degeneration 4. carcinosarcoma 5. diagnostic curettage

二、选择题

【A1/A2型】

1. 肌壁间子宫肌瘤最主要的症状为
   A. 月经不调
   B. 绝经后出血
   C. 月经过多
   D. 接触性出血
   E. 不规则阴道出血

2. 子宫肌瘤的症状与下述何项关系密切
   A. 肌瘤的大小
   B. 肌瘤生长的部位（宫颈、宫体）
   C. 发生年龄
   D. 肌瘤与肌层的关系（肌壁内、浆膜下、黏膜下）
   E. 肌瘤数目

3. 关于子宫肌瘤，下述正确的是
   A. 位于黏膜下的较浆膜下的多
   B. 肌瘤组织中雌、孕激素受体的含量较低
   C. 均需手术
   D. 肌瘤肉瘤变性的较少
   E. 宫颈一般不发生肌瘤

4. 下列哪种疾病最易起月经过多
   A. 浆膜下子宫肌瘤
   B. 子宫内膜异位症
   C. 黏膜下子宫肌瘤
   D. 卵巢颗粒细胞瘤
   E. 多囊卵巢综合征

5. 子宫肌瘤月经量增多的主要原因是
   A. 子宫肌层肥厚
   B. 子宫肌瘤变性
   C. 子宫内膜面积增大
   D. 子宫肌瘤增大迅速
   E. 子宫肌瘤影响子宫收缩

6. 哪一类子宫肌瘤最易引起阴道不规则出血
   A. 壁间肌瘤
   B. 浆膜下肌瘤
   C. 宫颈肌瘤

   D. 阔韧带内肌瘤
   E. 黏膜下肌瘤

7. 有关子宫肌瘤的症状，下述叙述错误的是
   A. 壁间肌瘤均可引起月经过多
   B. 黏膜下肌瘤出现症状较早
   C. 肌瘤一般不引起疼痛
   D. 不孕的原因之一是由于子宫腔变形，输卵管入口受阻
   E. 白带增多的原因之一是子宫腔面积增大，腺体分泌过多

8. 关于子宫肌瘤的手术治疗，下述叙述不正确的是
   A. 近绝经期，子宫如孕3个月大小，症状轻者，可暂不手术
   B. 肌瘤小，症状明显，经保守治疗无效者应考虑手术
   C. 突出于阴道内的黏膜下肌瘤应行手术治疗
   D. 年轻、未生育过的妇女的壁间肌瘤不论多发或单发，均应行肌瘤剔除术
   E. 疑有恶变者不宜行剔除术

9. 关于子宫肌瘤的诊治，下列叙述错误的是
   A. 未生育的年轻妇女，应尽量行肌瘤剔除
   B. 一般行子宫切除术
   C. 50岁以上行子宫切除术者可考虑同时切除双侧卵巢
   D. 黏膜下肌瘤直径3 cm不必手术
   E. 肌瘤生长快，应手术治疗

10. 子宫肌瘤于妊娠期间容易发生
    A. 玻璃样变
    B. 脂肪性变
    C. 囊性变
    D. 红色变性
    E. 肉瘤变

11. 子宫肌瘤于产褥期容易发生

A．玻璃样变

B．脂肪性变

C．囊性变

D．红色变性

E．肉瘤变

12．子宫肌瘤切面大体观不见漩涡状结构，镜下该部呈均匀粉红色，几乎看不到细胞，应考虑为

A．玻璃样变

B．脂肪性变

C．囊性变

D．红色变性

E．肉瘤变

13．容易误诊为妊娠子宫的子宫肌瘤，应考虑为

A．玻璃样变

B．脂肪性变

C．囊性变

D．红色变性

E．肉瘤变

14．子宫肌瘤切面呈灰黄色，质软，如鱼肉样，无包膜，应考虑为

A．玻璃样变

B．脂肪性变

C．囊性变

D．红色变性

E．肉瘤变

15．A medical student consult the gynecologist about a myomas, Choose the incorrect answer

A．there are no reports of myomas in preadolescent girls

B．leiomyomas are highly responsive to estrogen

C．leiomyomas are highly responsive to Growth factors

D．postmenopausal women have a 70% ~ 90% decreased risk of myomas Compared to women in their fourth and fifth decades

E．myomas are the most common indication of hysterectomy

16．下列哪种疾病最易引起月经过多

A．浆膜下子宫肌瘤

B．Asherman 综合征

C．黏膜下子宫肌瘤

D．卵巢颗粒细胞瘤

E．多囊卵巢综合征

17．早期诊断子宫内膜癌最简便可靠的方法是

A．阴道涂片细胞学检查

B．分段诊刮术组织病理学检查

C．子宫腔冲洗细胞学检查

D．宫腔镜直视法

E．腹腔镜检查

18．Ia 期子宫内膜癌，较理想的治疗方法是

A．手术治疗

B．放射治疗

C．孕酮治疗

D．化疗

E．放疗加手术

19．40 岁妇女患早期子宫内膜癌，选一种最好的治疗方法

A．放射治疗，外照射

B．子宫全切术，保留双侧卵巢

C．子宫切除及双侧卵巢输卵管切除

D．子宫广泛切除术

E．子宫广泛切除及盆腔淋巴清除

20．子宫内膜癌已侵犯颈管应做哪种治疗

A．广泛性子宫全切术及盆腔淋巴结清除术

B．子宫颈锥切术

C．子宫次全切除及双附件切除

D．次广泛子宫切除加盆腔淋巴结清除术

E．广泛性全子宫及双附件加盆腔淋巴结清除术

21．子宫内膜癌最常见的病理类型是

A．子宫内膜样腺癌

B．腺棘癌

C．浆液性乳头状腺癌

D．腺鳞癌

E．透明细胞癌

22．绝经后阴道出血，以下哪种疾病的可能性最小

A．宫颈癌

B．老年性阴道炎

C．子宫内膜癌

D．卵巢癌

E．子宫肌瘤

23．子宫内膜癌最常见的临床表现是

A．不规则阴道流血

B．阴道排液

C．阴道脓性溢液

D．下腹疼痛

E．盆腔检查，子宫增大

24．对于 I 期内膜癌，下列哪项不需行盆腔淋巴结切除

　　A．病理类型为透明细胞癌

　　B．肿瘤累及全子宫腔

　　C．侵犯肌层深度超过 1/2

　　D．G3 的内膜样癌

　　E．G1 的内膜样癌

25．子宫内膜增生不包括

　　A．复杂性增生

　　B．单纯性增生

　　C．炎性增生

　　D．非典型增生

　　E．复杂性非典型增生

26．关于子宫内膜癌的病因，下列叙述错误的是

　　A．与来自卵巢分泌的雌激素有关

　　B．与肾上腺分泌的雄烯二酮有关

　　C．与外源性雌激素有关

　　D．与绝经年龄有关

　　E．与多囊卵巢综合征有关

27．关于子宫内膜癌，下列叙述错误的是

　　A．阴道排液与阴道流血是最早期的症状

　　B．下腹部及腰骶部痛是晚期症状

　　C．早期诊断主要靠宫内膜组织学检查

　　D．首选手术治疗

　　E．可用雌激素治疗

28．关于子宫内膜癌，下列叙述错误的是

　　A．最有效的诊断方法是分段诊刮

　　B．常有一定出血或阴道排液

　　C．常合并糖尿病、高血压和肥胖

　　D．首选放射治疗

　　E．孕激素治疗有一定疗效

29．子宫内膜癌 II 期首选的手术治疗方式是

　　A．全子宫加双附件切除术

　　B．全子宫及双附件切除术及盆腔淋巴结切除术

　　C．筋膜外子宫切除术及双附件切除术加盆腔淋巴结切除术

　　D．子宫广泛切除和双附件切除术及盆腔和腹主动脉旁淋巴结切除术

　　E．子宫次广泛切除和双附件切除术及盆腔淋巴结切除术

30．子宫内膜癌是

　　A．死亡率最高，诊断时多为晚期

　　B．最常见的妇科恶性肿瘤

　　C．大多发展缓慢，预后较好

　　D．以化疗为主要治疗

　　E．治疗疗效高

31．子宫内膜癌手术的病理分期内膜癌浸润肌层 2/3 的是

　　A．I a 期

　　B．III c 期

　　C．I b 期

　　D．II b 期

　　E．III b 期

32．子宫内膜癌手术的病理分期内膜癌转移至盆腔淋巴结的是

　　A．I a 期

　　B．III c 期

　　C．I c 期

　　D．II b 期

　　E．III b 期

33．子宫内膜癌手术的病理分期内膜癌侵犯宫颈间质的是

　　A．I a 期

　　B．III c 期

　　C．I c 期

　　D．II 期

　　E．III b 期

34．子宫内膜癌手术的病理分期内膜癌浸润阴道下 1/3 的是

　　A．I a 期

　　B．III c 期

　　C．I c 期

　　D．II b 期

　　E．III b 期

35．子宫内膜癌手术的病理分期内膜癌局限于内膜层的是

　　A．I a 期

　　B．III c 期

　　C．I c 期

　　D．II b 期

　　E．III b 期

36．下面不属于子宫内膜癌发病高危因素的是

　　A．月经不规律、不孕、多毛女性

B．肥胖并伴有糖尿病、高血压

C．家族中有肠癌、卵巢癌和乳腺癌患者

D．既往多次盆腔炎病史

E．乳腺癌一直服用三苯氧胺治疗

37．镜下可见有软骨成分的子宫肉瘤是

    A．LMS

    B．同源性 MMMT

    C．异源性 MMMT

    D．LG～ESS

    E．HG～ESS

38．子宫肉瘤最常见的转移方式是

    A．血行转移

    B．淋巴转移

    C．直接蔓延

    D．播散种植

    E．淋巴转移和直接蔓延

39．下列不属于子宫肉瘤预后相关因素的是

    A．宫旁血管淋巴管受侵

    B．肥胖

    C．子宫肌层受侵

    D．核分裂象

    E．ER\PR 状态

40．女性 42 岁，体检出子宫肌瘤 6 年，该患者手术指征，不应包括

    A．黏膜下肌瘤已脱出宫颈口

    B．尿急，尿频症状

    C．短期内子宫肌瘤迅速增大

    D．子宫增大如孕 8 周，月经增多，伴贫血

    E．B 超提示多发浆膜下肌瘤

41．42 岁妇女，阴道不规则出血 2 月余，阴道分泌物脓血性有臭味。阴道内可触及鸡卵大实质性肿物，其周围均有宫颈包绕，子宫正常大。本例的诊断应是

    A．宫颈息肉

    B．宫颈腺囊肿

    C．子宫颈癌

    D．子宫内膜癌

    E．子宫黏膜下肌瘤

42．37 岁经产妇，平时月经周期规律，经量中等，经期 3～4 日，普查发现子宫肌瘤。来院咨询子宫肌瘤是否必须手术，下列医师的回答中错误的是

    A．子宫肌瘤大于妊娠 10 周应手术

    B．肌瘤伴月经过多致贫血应手术

C．肌瘤引起压迫症状应手术

D．已有子女为防恶变一经确诊应手术

E．年轻的患者可行肌瘤切除术，保留生育功能

43．患者 30 岁，妊 1 产 1，因停经 10 周伴腹痛发热 2 天就诊，平素月经周期规则，量中等，查盆腔见子宫增大如孕 12 周，后壁不平，压痛明显，可能的诊断为

    A．子宫肌瘤红色变

    B．子宫肌腺瘤

    C．子宫肌瘤肉瘤变

    D．卵巢早衰

    E．子宫肌瘤合并盆腔炎

44．患者 60 岁，妊 3 产 2，绝经 8 年，阴道不规则出血 3 个月就诊，查子宫增大如孕 10 周，表面不平，质韧，双附件（-），绝经 6 年时行 B 超检查提示子宫有 6 cm 不均质团块，可能的诊断为

    A．子宫肌瘤红色变

    B．子宫肌腺瘤

    C．子宫肌瘤肉瘤变

    D．卵巢早衰

    E．子宫肌瘤合并盆腔炎

45．女性 40 岁，已婚，G1P1，无生育要求，月经量增多 4 年，贫血貌，查子宫如孕 3 个月大小，表面不平，质硬，活动，双附件未及异常，Hb 8.8 g，治疗应为

    A．先行宫腔镜检查，确认无生育要求行全子宫切除＋双侧输卵管切除

    B．肌瘤剔除术

    C．次广泛子宫切除术

    D．子宫＋双附件切除术

    E．宫腔镜下肌瘤剔除术

46．56 岁，绝经 4 年后血性白带半年，阴道不规则少许出血半个月，宫颈光滑，宫体稍大，诊刮内膜为豆渣状，下述何种疾病可能性大

    A．宫颈癌

    B．子宫内膜癌

    C．生殖器结核

    D．子宫肌瘤

    E．功能失调性子宫出血

47．56 岁，绝经 4 年，水样白带半年，阴道少量不规则出血 6 天，检查：宫颈光，宫体

正常大小附件未触及肿物，诊断刮宫，宫颈未刮出组织，宫腔 8 cm，刮出较厚白色糟脆的内膜，病理为子宫内膜癌，应如何处理

A．子宫广泛性切除，盆腔淋巴结清除术

B．子宫次广泛切除 + 双附件切除，盆腔淋巴结清除术

C．全子宫 + 双附件切除 + 腹主动脉旁淋巴结 + 盆腔淋巴结清扫术

D．放射治疗

E．黄体酮（孕酮）治疗

48．女，54 岁，肥胖，高血压史，绝经 5 年又阴道不规则流血 3 个月，伴小腹下坠不适感。妇科检查，宫颈光滑，宫体鸭卵大，稍软，饱满感，阴道涂片可疑腺癌细胞。B 超提示子宫稍大，内膜增厚 10 mm。附件未见异常。最可能诊断为

A．高血压

B．子宫内膜癌

C．卵巢癌

D．附件炎性肿块

E．输卵管癌

【A3/A4 型】

患者 40 岁，孕 2 产 1。2 天前突然发生尿潴留，导尿后腹部检查扪及下腹正中有一肿块，硬，活动，形状不规则，肿块如孕 12 周大小，患者平常月经 7～8 天 /28 天，量多，有血块，无明显痛经。

1．最好确定其诊断的简便辅助方法为

A．B 型超声

B．子宫探针试验

C．子宫碘油造影

D．CT

E．尿妊娠试验

2．最可能的诊断为

A．卵巢囊肿

B．子宫肌瘤

C．妊娠子宫

D．子宫肥大症

E．盆腹子宫内膜异位症

患者 48 岁，近一年月经期紊乱，2～3 个月一次月经，量无明显增多，停经 3 个月触及下腹正中有一肿块就诊，盆腔检查发现肿物如孕 8 周大小，

质硬，活动，无压痛，形状欠规则。

3．可能的诊断为

A．功能性子宫出血

B．子宫肌瘤

C．妊娠子宫

D．子宫肥大症

E．卵巢囊肿

4．可能的治疗方案是

A．定期追踪观察

B．建议开腹探查

C．小剂量米非司酮

D．诊刮

E．宫腔镜检查加诊刮

5．可除外妊娠的辅助检查方法为

A．B 超

B．尿 hCG

C．宫腔镜检查

D．黄体酮试验

E．B 超 + 尿 hCG

患者 34 岁因月经过多，继发贫血就诊，述半年来月经周期规则，经期延长，经量多，顺腿流偶有痛经，白带稍多，查子宫增大如孕 7 周均匀增大，双附件未见异常，B 超发现宫腔内有一实性团块 3.5 cm。

6．确定诊断的最好方法是

A．子宫碘油造影

B．腹腔镜手术

C．诊断性刮宫

D．宫腔镜检查

E．阴道 B 超

7．最好的治疗方案是

A．纠正贫血

B．追踪观察

C．诊刮

D．切除子宫

E．宫腔镜手术切除宫腔内团块

患者 30 岁，妇女，因停经 42 天就诊，3 年前普查时发现子宫肌瘤，定期检查子宫肌瘤无明显增大，月经周期规则，量中等，平时采用安全期避孕。

8．其可能的诊断为

A．子宫肌瘤合并妊娠

B．子宫肌瘤肉瘤变

C. 子宫腺肌瘤

D. 卵巢早衰

E. 肌瘤合并盆腔炎

9. 除盆腔检查外最常用的辅助诊断方法为

A. B 超检查

B. 尿 hCG

C. 诊刮

D. 宫腔镜检查

E. 黄体酮试验

10. 今后建议患者最合理有效的避孕措施为

A. 工具避孕

B. 皮下埋植避孕

C. 安全期避孕

D. 输卵管绝育术

E. 紧急避孕

女性，63 岁，已婚，绝经 10 年。因阴道少量流血 3 个月就诊。妇检外阴阴道正常，宫颈轻度糜烂，子宫正常大，双附件阴性。

11. 应首先考虑为

A. 老年性阴道炎

B. 宫颈癌

C. 子宫内膜癌

D. 内分泌失调

E. 卵巢肿瘤功能性肿瘤

12. 哪项辅助检查可明确诊断

A. 宫颈细胞学检查

B. 分段诊断性刮宫

C. 阴道分泌物检查

D. 阴道镜检查

E. CT 或 MRI

女，52 岁，绝经 4 年，近 3 个月发现左下腹有时疼痛并伴有黄水样分泌物，妇科检查，宫颈柱状上皮外移，中等量黄色稀薄分泌物，宫体常大，左侧可扪及 3 ~ 4 cm 不规则囊实性肿物，活动受限，消炎治疗一疗程，未见明显好转。宫颈活检提示慢性炎症，宫腔内吸片见可疑恶性细胞。

13. 该患者消炎治疗无效的原因是

A. 消炎药种类及用法不当

B. 非炎症性疾病

C. 体质差异

D. 病程长，用药剂量小

E. 有并发症的炎性肿块

14. 应首选的治疗方法是

A. 剖腹探查术

B. 消炎后剖腹探查

C. 剖腹探查术，术中送冰冻病理，根据病理决定手术范围

D. 细菌培养后有针对性的用药

E. 支持疗法

三、简答题

1. 简述子宫肌瘤的手术适应证。

2. 简述子宫肌瘤变性的分类及特点。

3. 简述子宫内膜癌的手术病理分期。

4. 简述子宫内膜癌的手术适应证。

5. 简述子宫内膜癌的分类。

6. 简述子宫肉瘤的分型。

四、病例分析题

患者女性，47 岁，主因"阴道不规则流血 3 年，加重 4 个月"入院。既往月经规律，14 岁初潮，周期为 3 ~ 5/28 ~ 30 天，无痛经。每次月经使用约 10 片卫生巾，平均有 3 片可完全浸透。3 年前因月经量增多，淋漓不断而就诊，B 超检查发现子宫肌壁间肌瘤，直径为 3 cm。行诊断性刮宫，病理提示为子宫内膜单纯增生，定期服用妇康片 5 mg/d 用 22 天，效果欠佳，服药期间仍有不规则出血反复出现，口服 3 个月后停药。停药后月经 10 ~ 15/20 ~ 25 天，经常出现经间期反复出血，未诊治。4 个月前阴道不规则流血加重，量多于以往，伴头晕、四肢乏力，妇科检查子宫增大如孕 4 个月大小，为行进一步诊治收入院。29 岁结婚，配偶体健。G3P1，剖宫产分娩，2 次人流。无合并症，否认药物过敏史。个人史无特殊。

查体：T 35.8℃，P 66 次 / 分，R 16 次 / 分，BP 120/80 mmHg，一般情况好，轻度贫血貌。心、肺（－），下腹部膨隆，脐耻之间可及包块，质硬，界清，无压痛，肝脾未触及。妇科情况：外阴，已婚未产型。阴道，畅，少量血迹。宫颈，光。子宫增大如孕 4 月大小，宫底脐耻之间，质硬，不平，活动可，无压痛。双附件区未及异常。

辅助检查：B 超，子宫肌壁间肌瘤突向黏膜下，直径 8 cm。血常规，血红蛋白 84 g/dl。TCT 检查，正常。余化验检查无异常。

（1）简述病例特点。

（2）简述诊断与诊断依据。

（3）如何进行鉴别诊断？

（4）如何制定治疗方案？

参考答案

一、名词解释

1. submucous myoma：黏膜下肌瘤，占子宫肌瘤的 10% ～ 15%。肌瘤向宫腔方向生长，突出于宫腔，表面仅为黏膜层覆盖。黏膜下肌瘤易形成蒂，在宫腔内生长犹如异物，常引起子宫收缩，肌瘤可被挤出宫颈外口而突入阴道。

2. uterine myoma：子宫肌瘤，是女性生殖器最常见的良性肿瘤，由平滑肌及结缔组织组成。

3. red degeneration：红色样变，多见于妊娠期或产褥期，为肌瘤的一种特殊类型坏死，肌瘤体积迅速改变，发生血管破裂，出血弥散于组织内。主诉为急性腹痛、发热、检查肌瘤迅速增大等。肌瘤剖面呈暗红色，如半熟的烤牛肉，腥臭，质软，旋涡状结构消失。

4. carcinosarcoma：癌肉瘤，是一种由恶性上皮和恶性间叶成分混合组成的子宫恶性肿瘤，也称恶性中胚叶混合瘤（malignant mesodermal mixed tumor，MMMT），常见于绝经后妇女。肿瘤体积可以很大，并侵犯子宫肌层，伴出血坏死。镜下见恶性上皮成分通常为 Mullerian 型上皮，间叶成分分为同源性和异源性，后者常见恶性软骨、骨骼肌及横纹肌成分，恶性明显。

5. diagnostic curettage：诊断性刮宫，是诊断子宫内膜病变最常用而有价值的诊断方法，刮取宫腔内容物做病理检查，若同时怀疑有宫颈管病变时，需对宫颈管及宫腔分步进行刮宫，称为分段诊刮。

二、选择题

[A1/A2 型]

1. C　2. D　3. D　4. C　5. C　6. E　7. A　8. D　9. D　10. D　11. D　12. A
13. C　14. E　15. C　16. C　17. B　18. A　19. C　20. E　21. A　22. E　23. A　24. E
25. C　26. B　27. E　28. D　29. D　30. C　31. C　32. B　33. D　34. E　35. A　36. D
37. C　38. A　39. B　40. E　41. E　42. D　43. A　44. C　45. A　46. B　47. C　48. B

[A3/A4 型]

1. A　2. B　3. B　4. A　5. E　6. D　7. E　8. A　9. B　10. A　11. C　12. B　13. B
14. C

三、简答题

1. 月经过多致继发贫血，药物治疗无效。严重腹痛、性交痛或慢性腹痛、有蒂肌瘤扭转引起的急性腹痛。体积大或引起膀胱、直肠等压迫症状。能确定肌瘤是不孕或反复流产的唯一原因者。怀疑肉瘤变。

2.（1）玻璃样变：

1）最多见。

2）肌瘤剖面漩涡状结构消失，被均匀的透明样物质取代，色苍白。

3）镜下见病变区域肌细胞消失，为均匀粉红色无结构区，与无变性区边界明显。

（2）囊性变：

1）常继发于玻璃样变，组织坏死、液化形成多个囊腔也可融合成一个大囊腔。

2）镜下见囊腔壁由玻璃样变的肌瘤组织构成，内壁无上皮衬托。

（3）红色样变：

1）多见于妊娠期或产褥期。

2）肌瘤体积迅速改变，发生血管破裂，出血弥散于组织内。

3）主诉急性腹痛、发热、检查肌瘤迅速增大等。

4）肌瘤剖面呈暗红色，如半熟的烤牛肉，腥臭，质软，旋涡状结构消失。

（4）肉瘤样变：

1）肌瘤恶变，恶变率为 0.4% ～ 0.8%。

2）绝经后伴疼痛和出血。

3）绝经后肌瘤增大。

4）组织变软且脆，切面灰黄色，似生鱼肉状，与周围组织界限不清。

5）镜下见平滑肌细胞增生，排列紊乱，旋涡状结构消失，细胞有异型性。

（5）钙化：

1）多见于蒂部细小、血供不足的浆膜下肌瘤，以及绝经后妇女的肌瘤。

2）脂肪变性后进一步分解成甘油三酯，再与钙盐结合，沉积在肌瘤内。

3）X 线可看到钙化阴影。

4）镜下可见钙化区为层状沉积，呈圆形，有深蓝色的微细颗粒。

3．子宫内膜癌手术病理分期（FIGO，2009 年）：

Ⅰ 肿瘤局限于子宫体。

Ⅰa 肿瘤浸润深度＜ 1/2 肌层。

Ⅰb 肿瘤浸润深度≥ 1/2 肌层。

Ⅱ 肿瘤侵犯宫颈间质，但无宫体外蔓延。

Ⅲ 肿瘤局部和（或）区域扩散。

Ⅲa 肿瘤累及浆膜层和（或）附件。

Ⅲb 阴道和（或）宫旁受累。

Ⅲc 盆腔淋巴结和（或）腹主动脉旁淋巴结转移。

Ⅲc1 盆腔淋巴结阳性。

Ⅲc2 腹主动脉胖淋巴结阳性和（或）盆腔淋巴结阳性。

Ⅳ 肿瘤侵及膀胱和（或）直肠黏膜，和（或）远处转移。

Ⅳa 肿瘤侵及膀胱或直肠黏膜。

Ⅳb 远处转移，包括腹腔内和（或）腹股沟淋巴结转移。

4．手术适应证：

Ⅰ期：筋膜外全子宫切除 + 双侧附件切除术。

需行盆腔淋巴结切除及腹主动脉旁淋巴结取样：可疑的盆腔和（或）腹主动脉旁淋巴结转移；特殊病理类型；子宫内膜样腺癌 G3；深肌层浸润深度≥ 1/2；肿瘤直径大于 2 cm。

Ⅱ期：改良广泛性子宫切除及双侧附件切除术 + 盆腔淋巴结切除及腹主动脉旁淋巴结取样术。

Ⅲ期、Ⅳ期：肿瘤细胞减灭术。

5．子宫内膜癌分类：

Ⅰ型为雌激素依赖型，其发生可能是在无孕激素拮抗的雌激素长期作用下，发生子宫内膜增生症（单纯型或复杂型，伴或不伴不典型增生），继而癌变。临床上可见于无排卵性疾病（无排卵性功血，多囊卵巢综合征）、分泌雌激素的卵巢肿瘤（颗粒细胞瘤、卵泡膜细胞瘤）、长期服用雌激素的绝经后妇女及长期服用他莫昔芬的妇女。这种类型占子宫内膜癌的大多数，均为子宫内膜样腺癌，肿瘤分化较好，雌孕激素受体阳性率高，预后好；而且患者较年轻，常伴有肥胖、高血压、糖尿病、不孕或不育及绝经延迟。PTEN 基因失活和微卫星不稳定是常见的分子事件。

Ⅱ型是非雌激素依赖型，如子宫内膜浆液性癌、透明细胞癌、黏液腺癌等，多见于老年体瘦妇女，在癌灶周围可以是萎缩的子宫内膜，肿瘤恶性度高，分化差，雌孕激素受体多呈阴性，预后不良。P53 基因突变和 HER2 基因过度表达为常见的分子事件。

6. 子宫肉瘤根据不同的组织发生来源，主要有 3 种类型：

（1）子宫平滑肌肉瘤：原发性平滑肌肉瘤是指具有平滑肌分化的细胞组成的恶性肿瘤，是子宫最常见的恶性间叶性肿瘤，发自子宫肌壁或肌壁间血管壁的平滑肌组织。继发性平滑肌肉瘤为原已存在的平滑肌瘤恶变。

（2）子宫内膜间质肉瘤：来自子宫内膜间质细胞，按照核分裂、血管侵袭及预后情况分为低级别子宫内膜间质肉瘤、高级别子宫内膜间质肉瘤、未分化子宫肉瘤。

（3）腺肉瘤：指含有良性腺上皮成分及肉瘤样间叶成分的恶性肿瘤。多见于绝经后妇女，也可见于青春期或育龄期女性。

四、病例分析题

（1）临床特点：

1）围绝经期妇女，不规则阴道流血 3 年，加重 4 个月。

2）3 年前因不规则阴道流血就诊，发现子宫肌瘤直径为 3 cm。行分段诊刮术，病理为子宫内膜单纯增生，口服妇康片效果欠佳。出血加重 4 个月，出现头晕、四肢乏力症状。

3）查体：轻度贫血貌。下腹部膨隆，脐耻之间可及包块，质硬，界清，无压痛，妇科查体：子宫增大如孕 4 月大小，宫底脐耻之间，质硬，不平，活动可，无压痛。双附件区未及异常。

4）辅助检查：B 超：子宫肌壁间肌瘤突向黏膜下，直径 8 cm。血常规 84 g/dl，TCT 检查正常，余无特殊。

（2）临床诊断：根据以上临床特点，诊断为：子宫肌瘤、轻度贫血、子宫内膜病变待除外。

患者表现为异常出血及经量增多，合并中度贫血，体检发现子宫异常增大，B 超提示子宫肌瘤突向黏膜下直径 8 cm，故子宫肌瘤诊断明确。根据肌瘤的位置可分为浆膜下、肌壁间、黏膜下子宫肌瘤，黏膜下肌瘤易出现异常出血，故此种类型可能性大。患者不规则阴道流血时间较长，虽 3 年前分段诊刮病理为子宫内膜单纯性增生，但炔诺酮控制不佳，仅服药 3 个月，停药后仍有不规则出血，不除外子宫内膜单纯性增生继续存在，或进一步发展为子宫内膜复杂增生、非典型增生、子宫内膜癌的可能。有待于进一步明确。

（3）鉴别诊断：根据初步诊断，结合临床资料应与以下疾病相鉴别：

1）子宫肌瘤变性：肌瘤失去原有典型结构时称为变性，可分为良性及恶性。①玻璃样变性：最多见，肌瘤部分组织水肿变软，漩涡状结构消失，被均匀的透明物质取代。进展缓慢，一般不引起临床症状。

A. 囊性变：多继发于玻璃样变，组织坏死、液化后形成多个囊腔，含清亮囊液。质地软，易与妊娠子宫或卵巢囊肿混淆。

B. 红色变性：多见于妊娠期或产褥期，有剧烈腹痛、发热，剖面呈红色。可能与肌瘤内小血管退行性变引起血栓及溶血，血红蛋白由血管渗入瘤组织有关，易误诊为阑尾炎或卵巢肿物蒂扭转。

C. 脂肪变性：多见于绝经后妇女，为一种退行性变，剖面呈黄色，漩涡结构消失。

D. 肉瘤变：少见，可表现为肌瘤在短期内迅速增大、不规则阴道流血、绝经后肌瘤不缩小反而增大等。质脆，剖面呈生鱼肉样外观。

此患者表现与红色变性不相符合，故可能性不大。但不除外同时存在玻璃样变性、囊性变、脂肪变性的可能。因子宫肌瘤 3 年内有一定程度的增大，故应警惕肉瘤的可能。但以上诊断的明确应依靠病理。

2）子宫腺肌症：约 50% 的患者有继发性、渐进性痛经。妇科检查子宫增大，质硬，有压痛，活动可、欠佳。可同时伴盆腔子宫内膜异位结节或囊肿，子宫后壁或后穹隆可有触痛结节。B 超检查子宫增大，分布短线状回声，有时可有边界不清的结节形成。双卵巢正常或可见囊肿。血 CA125 一般正常或略升高。本患者临床表现与以上并不相符。

3）妊娠子宫：有停经史，停经后可有恶心、呕吐等早孕反应。子宫逐渐增大，18～20 周可出现胎动等表现。B 超宫腔内可见妊娠物。与患者表现不符。

4）滋养细胞疾病：此疾病患者的子宫可表现为异常增大。葡萄胎为流产或分娩后出现不规则阴道流血，有些患者可有阴道排出水泡样物的表现，子宫增大，不能触及胎儿肢体，无胎心音。B 超检查宫腔内无妊娠物，可有大量无回声区形成落雪状图像。侵蚀性葡萄胎流产或分娩后出现，子宫稍大或正常，B 超可见子宫肌壁受侵。绒癌绝大多数继发于葡萄胎流产和足月产等正常或不正常妊娠后，B 超可出现子宫肌壁受到侵蚀的现象。侵蚀性葡萄胎或绒癌可发生远处转移，出现咯血或脑转移症状。与患者表现不相符。

5）卵巢肿物：可表现为异常的盆腔包块，易与子宫浆膜下肌瘤相混淆。B 超提示卵巢失去正常形态，肿物与子宫紧密相连或有蒂部连接。肿物一般为囊性，内部回声较低。有时卵巢良性肿瘤与子宫肌瘤不易区分，需要手术中才可鉴别。

（4）行宫腔镜检查 + 分段诊刮术，送病理检查除外子宫内膜病变，纠正贫血；患者 47 岁，子宫增大如孕 4 个月大小，出血多致贫血，具备手术指征，根据是否有生育要求择期行全子宫切除术或子宫肌瘤剔除术。

第二十八章　卵巢肿瘤与输卵管肿瘤

思维导图

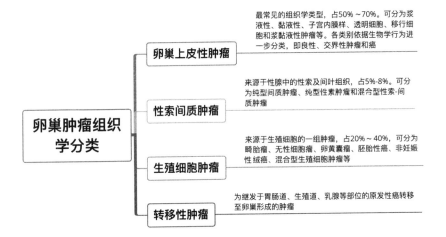

图 28-1　卵巢肿瘤组织学分类

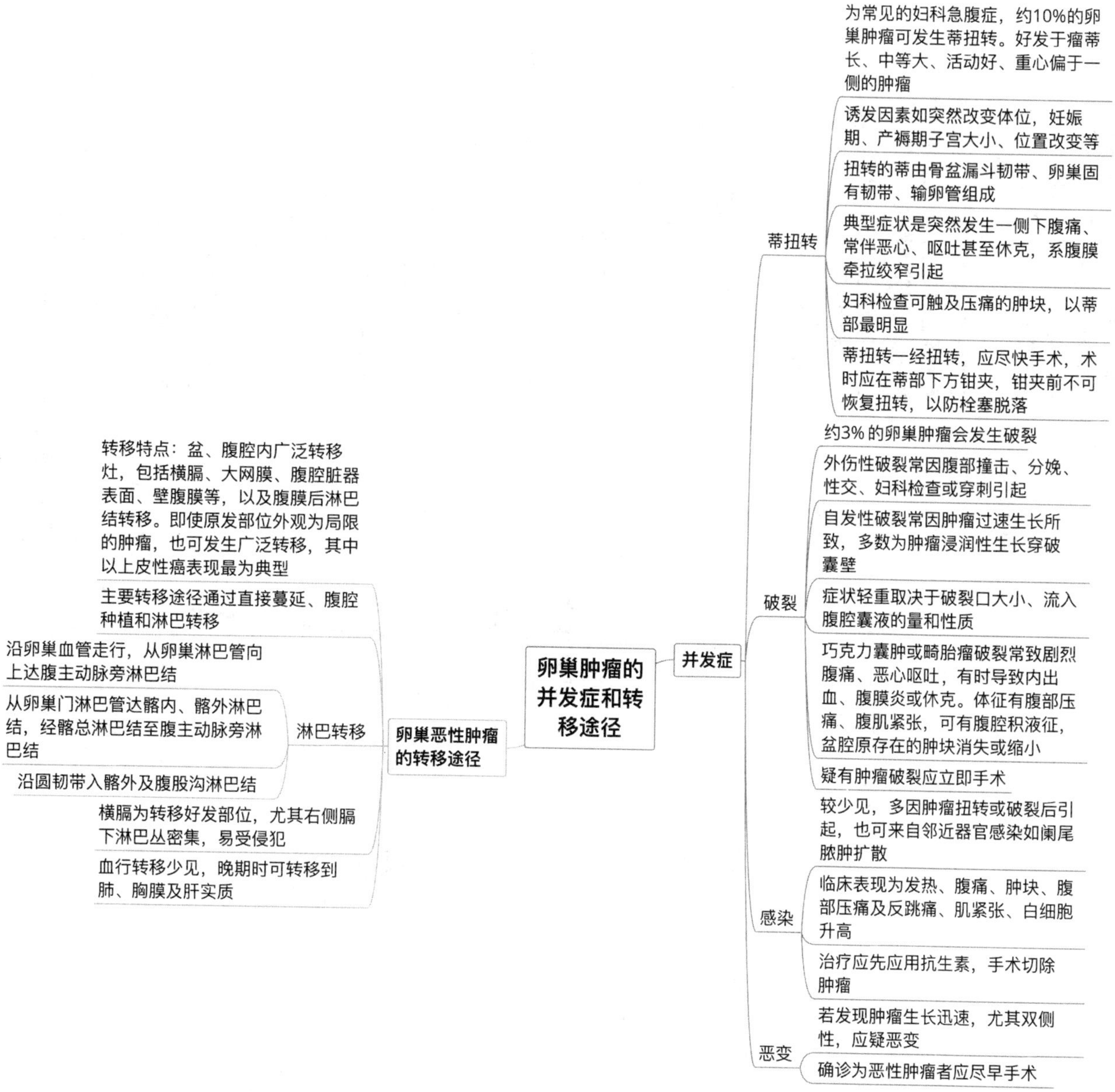

转移特点：盆、腹腔内广泛转移灶，包括横膈、大网膜、腹腔脏器表面、壁腹膜等，以及腹膜后淋巴结转移。即使原发部位外观为局限的肿瘤，也可发生广泛转移，其中以上皮性癌表现最为典型

主要转移途径通过直接蔓延、腹腔种植和淋巴转移

沿卵巢血管走行，从卵巢淋巴管向上达腹主动脉旁淋巴结

从卵巢门淋巴管达髂内、髂外淋巴结，经髂总淋巴结至腹主动脉旁淋巴结

沿圆韧带入髂外及腹股沟淋巴结

横膈为转移好发部位，尤其右侧膈下淋巴丛密集，易受侵犯

血行转移少见，晚期时可转移到肺、胸膜及肝实质

淋巴转移

卵巢恶性肿瘤的转移途径

卵巢肿瘤的并发症和转移途径

并发症

蒂扭转

为常见的妇科急腹症，约10%的卵巢肿瘤可发生蒂扭转。好发于瘤蒂长、中等大、活动好、重心偏于一侧的肿瘤

诱发因素如突然改变体位、妊娠期、产褥期子宫大小、位置改变等

扭转的蒂由骨盆漏斗韧带、卵巢固有韧带、输卵管组成

典型症状是突然发生一侧下腹痛、常伴恶心、呕吐甚至休克，系腹膜牵拉绞窄引起

妇科检查可触及压痛的肿块，以蒂部最明显

蒂扭转一经扭转，应尽快手术，术时应在蒂部下方钳夹，钳夹前不可恢复扭转，以防栓塞脱落

破裂

约3%的卵巢肿瘤会发生破裂

外伤性破裂常因腹部撞击、分娩、性交、妇科检查或穿刺引起

自发性破裂常因肿瘤过速生长所致，多数为肿瘤浸润性生长穿破囊壁

症状轻重取决于破裂口大小、流入腹腔囊液的量和性质

巧克力囊肿或畸胎瘤破裂常致剧烈腹痛、恶心呕吐，有时导致内出血、腹膜炎或休克。体征有腹部压痛、腹肌紧张，可有腹腔积液征，盆腔原存在的肿块消失或缩小

疑有肿瘤破裂应立即手术

感染

较少见，多因肿瘤扭转或破裂后引起，也可来自邻近器官感染如阑尾脓肿扩散

临床表现为发热、腹痛、肿块、腹部压痛及反跳痛、肌紧张、白细胞升高

治疗应先应用抗生素，手术切除肿瘤

恶变

若发现肿瘤生长迅速，尤其双侧性，应疑恶变

确诊为恶性肿瘤者应尽早手术

图 28-2　卵巢肿瘤的并发症和转移途径

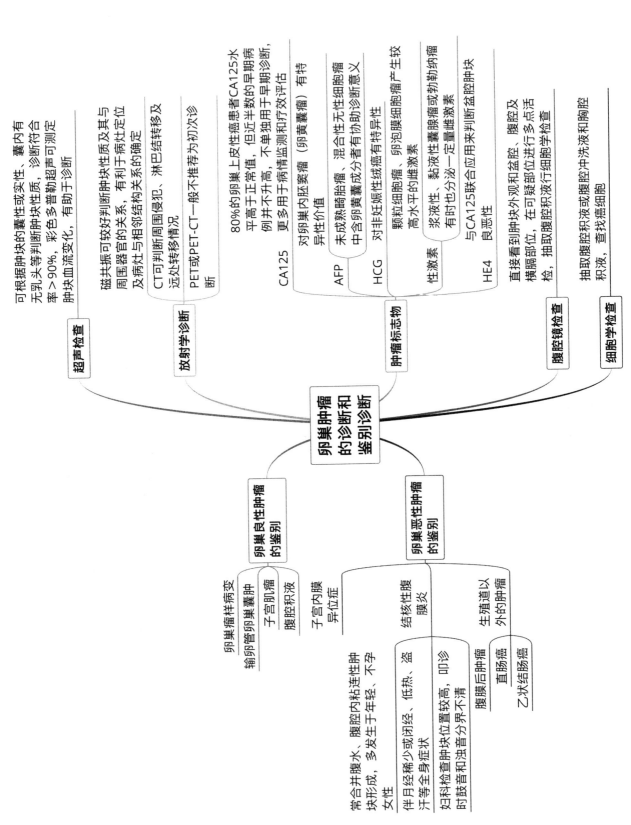

图 28-3　卵巢肿瘤的诊断和鉴别诊断

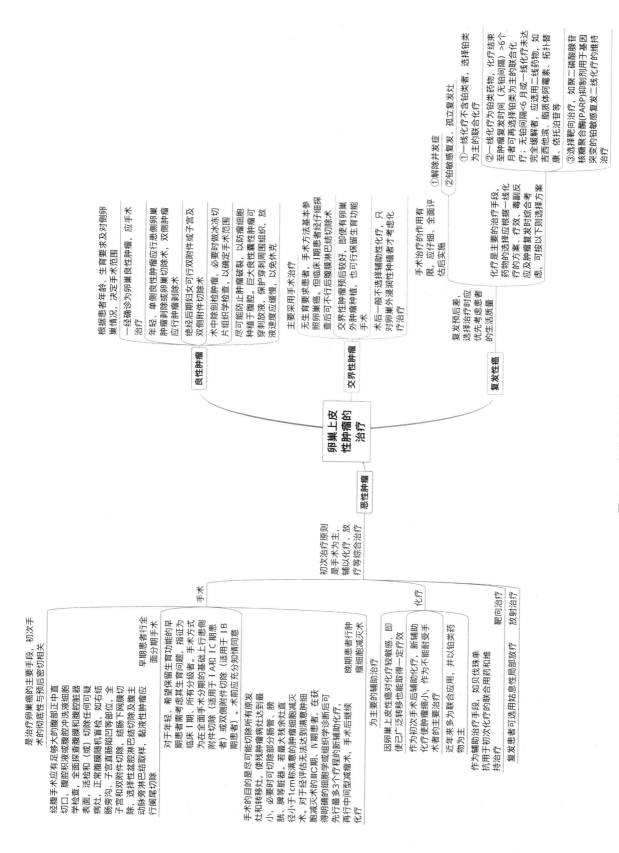

图28-4　卵巢上皮性肿瘤的治疗

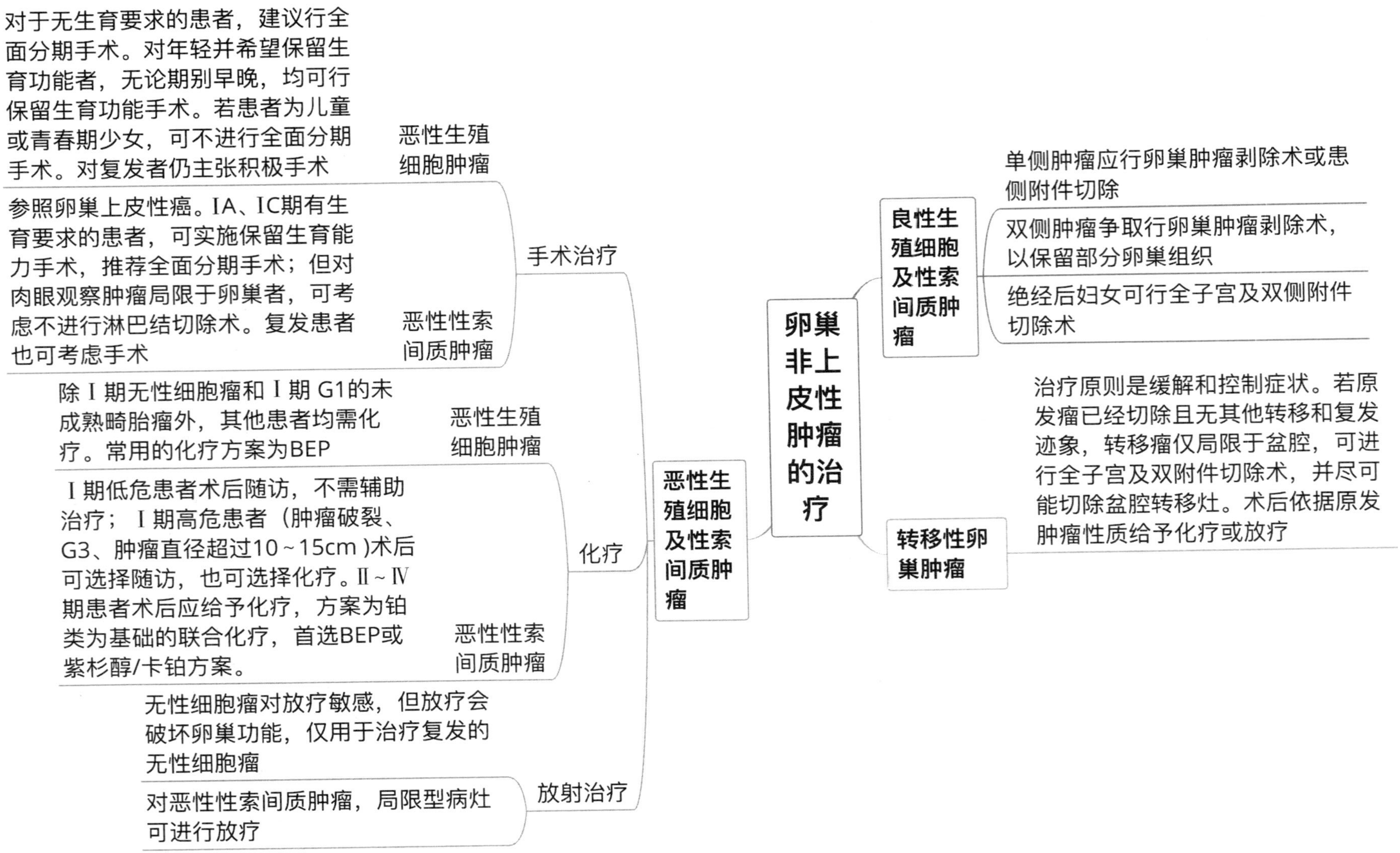

图 28-5　卵巢非上皮性肿瘤的治疗

卵巢非上皮性肿瘤的治疗

良性生殖细胞及性索间质肿瘤
- 单侧肿瘤应行卵巢肿瘤剥除术或患侧附件切除
- 双侧肿瘤争取行卵巢肿瘤剥除术，以保留部分卵巢组织
- 绝经后妇女可行全子宫及双侧附件切除术

转移性卵巢肿瘤
- 治疗原则是缓解和控制症状。若原发瘤已经切除且无其他转移和复发迹象，转移瘤仅局限于盆腔，可进行全子宫及双侧附件切除术，并尽可能切除盆腔转移灶。术后依据原发肿瘤性质给予化疗或放疗

恶性生殖细胞及性索间质肿瘤

手术治疗
- 恶性生殖细胞肿瘤：对于无生育要求的患者，建议行全面分期手术。对年轻并希望保留生育功能者，无论期别早晚，均可行保留生育功能手术。若患者为儿童或青春期少女，可不进行全面分期手术。对复发者仍主张积极手术
- 恶性性索间质肿瘤：参照卵巢上皮性癌。IA、IC期有生育要求的患者，可实施保留生育能力手术，推荐全面分期手术；但对肉眼观察肿瘤局限于卵巢，复发患者，可考虑不进行淋巴结切除术，也可考虑手术

化疗
- 恶性生殖细胞肿瘤：除I期无性细胞瘤和I期G1的未成熟畸胎瘤外，其他患者均需化疗，常用的化疗方案为BEP
- 恶性性索间质肿瘤：I期低危患者术后随访，不需辅助治疗；I期高危患者（肿瘤破裂，G3、肿瘤直径超过10~15cm）术后可选择化疗，II～IV期患者术后应给予铂类为基础的联合化疗，方案为铂类为基础的联合化疗，首选BEP或紫杉醇/卡铂方案

放射治疗
- 无性细胞瘤对放疗敏感，但放疗会破坏卵巢功能，仅用于治疗复发的无性细胞瘤
- 对恶性性索间质肿瘤，局限型病灶可进行放疗

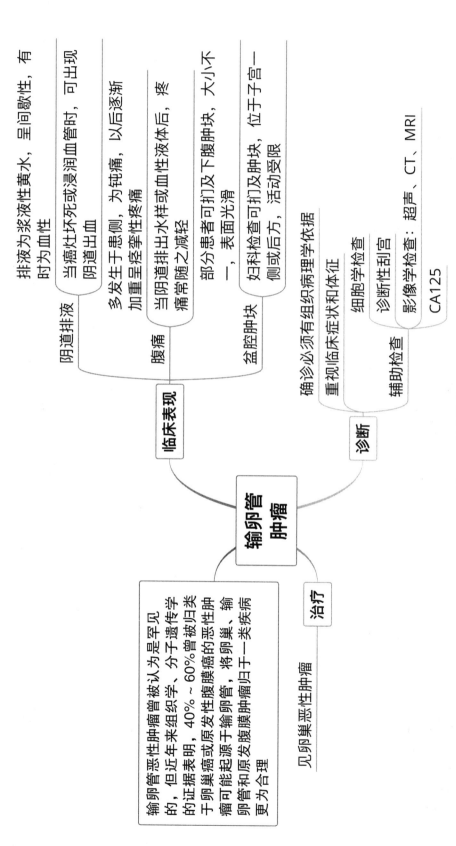

图 28-6 输卵管肿瘤

283

试 题

一、名词解释

1．cytoreductive surgery　2．Krukenberg tumor　3．Meigs syndrome　4．second look

5．ovarian borderline tumor

二、填空题

1．卵巢肿物蒂扭转，其蒂由_____、_____、_____组成。

2．年轻妇女常见的卵巢囊肿有_____、_____、_____。

3．卵巢肿瘤的常见并发症有_____、_____、_____、_____。

4．输卵管癌"三联征"指_____、_____、_____。

5．按组织学分类，卵巢肿瘤分为_____、_____、_____和_____。

三、选择题

【A1/A2 型】

1．输卵管卵巢囊肿与单纯卵巢囊肿的鉴别，下述叙述错误的是

　　A．解剖部位不同

　　B．病理机制不同，前者是炎症，后者是新生物

　　C．前者与子宫关系密切，后者一般不密切

　　D．前者多为双侧，后者多为单侧

　　E．前者壁厚，后者一般壁薄

2．卵巢肿瘤最常见的并发症是

　　A．蒂扭转

　　B．囊肿破裂

　　C．感染

　　D．恶变

　　E．囊内出血

3．关于恶性卵巢肿瘤的手术治疗原则，下述叙述正确的是

　　A．年龄超过45岁的则行子宫全切及双侧附件切除

　　B．低潜在恶性肿瘤，临床Ⅰa期，年青未生育可做患侧卵巢切除

　　C．肿瘤包膜完整，不应行大网膜切除

　　D．较晚期患者应施行盆腔淋巴清扫术

　　E．较晚期患者术前加用放疗疗效最佳

4．卵巢癌的主要治疗手段

　　A．激素治疗

　　B．放射治疗

　　C．化疗

　　D．手术 + 化疗

　　E．免疫治疗

5．卵巢恶性肿瘤最常见的是

　　A．库肯勃氏瘤

　　B．恶性畸胎瘤

　　C．浆液性囊腺癌

　　D．绒癌

　　E．黏液性囊腺癌

6．下列哪一项为卵巢生理性肿物

　　A．输卵管卵巢囊肿

　　B．多囊卵巢

　　C．单纯性浆液性囊腺瘤

　　D．卵巢子宫内膜异位囊肿

　　E．黄素囊肿

7．下列与雌激素分泌无关的疾病是

　　A．子宫内膜癌

　　B．子宫内膜增殖症

　　C．卵巢颗粒细胞瘤

　　D．卵巢无性细胞瘤

　　E．子宫肌瘤

8．下述哪项不是卵巢肿瘤并发症

　　A．扭转

　　B．破裂

　　C．红色变

　　D．感染

　　E．恶性变

9．有关卵巢肿瘤手术治疗，下列叙述错误的是

A．凡良性病变的年轻患者，均应保留一侧卵巢

B．凡恶性病变的年轻患者，未生育过也应行双侧附件切除

C．所有卵巢实质性肿块，均应行手术治疗

D．大于 6 cm 的卵巢囊性肿块，均应手术治疗

E．服用避孕药的妇女，卵巢为囊性肿物时，应考虑为肿瘤

10．有关卵巢纤维瘤，下列叙述错误的是

A．为恶性肿瘤

B．常伴有腹水及胸水

C．多发生于老年妇女

D．肿物是实性

E．是一种结缔组织肿瘤

11．有关卵巢恶性肿瘤，下述叙述错误的是

A．卵巢恶性肿瘤生长迅速短期内可出现腹水

B．颗粒细胞瘤是高度恶性的功能性卵巢肿瘤

C．浆液性囊腺癌是成年人最常见的卵巢癌

D．包膜完整的双侧卵巢肿瘤有腹水，腹水中查到癌细胞，分期为Ⅰc

E．Krukenberg 瘤多为双侧

12．关于卵巢囊肿扭转，下列叙述错误的是

A．首先动脉受阻，后出血，坏死

B．临床表现为急腹痛

C．可出现呕吐

D．可发生感染

E．可发生囊肿破裂

13．左下腹包块多年，囊性，约如 3 个月妊娠子宫大小，大便后突然感到左下腹持续性疼痛，随后包块有所增大，拒按，这一征象表明

A．囊肿破裂

B．囊肿扭转

C．囊内感染

D．囊内出血

E．恶性变

14．下列有关对皮样囊肿的描述正确的是

A．最常见的卵巢良性肿瘤之一

B．有恶性程度的逆转倾向

C．hCG 可升高

D．CA125 可升高

E．具有男性化作用

15．有关卵巢癌，下列叙述正确的是

A．死亡率最高，诊断时多为晚期

B．最常见的妇科恶性肿瘤

C．大多发展缓慢，预后较好

D．以化疗为主要治疗

E．治疗疗效高

16．卵巢癌（左侧）转移到子宫的是

A．Ⅰb 期

B．Ⅱa 期

C．Ⅲc 期

D．Ⅰc 期

E．Ⅱc 期

17．卵巢癌有肉眼直径＞ 2 cm 盆腔外腹膜转移，伴腹膜后淋巴结转移的是

A．Ⅰb 期

B．Ⅲa 期

C．Ⅲc 期

D．Ⅱc 期

E．Ⅳ期

18．右侧卵巢癌，腹膜表面有肿瘤种植，最大直径 1.0 cm 的是

A．Ⅰb 期

B．Ⅲb 期

C．Ⅱa 期

D．Ⅲc 期

E．Ⅳ期

19．Ⅲc 期卵巢浆液性癌的治疗是

A．肿瘤剥除术

B．一侧附件切除术

C．两侧附件切除术

D．一侧附件 + 子宫全切术

E．肿瘤细胞减灭术

20．产生麦格氏症的是

A．皮样囊肿

B．浆液性囊腺瘤

C．黏液性囊腺瘤

D．纤维瘤

E．库肯勃氏瘤

21．易发生蒂扭转的是

A．皮样囊肿

B．浆液性囊腺瘤

C．黏液性囊腺瘤

D．纤维瘤

E．库肯勃氏瘤

22．其上皮与子宫内膜上皮相似，常为多房性的是
 A．皮样囊肿
 B．浆液性囊腺瘤
 C．黏液性囊腺瘤
 D．纤维瘤
 E．库肯勃氏瘤

23．双侧卵巢肿瘤，包膜完整，腹水中找到癌细胞的是
 A．Ⅰc 期
 B．Ⅰb 期
 C．Ⅱa 期
 D．Ⅲ期
 E．Ⅴ期

24．左侧卵巢肿瘤，输卵管已受侵犯，腹水中未找到癌细胞的是
 A．Ⅰc 期
 B．Ⅰb 期
 C．Ⅱa 期
 D．Ⅲ期
 E．Ⅴ期

25．绝经后阴道出血，盆腔肿物，乳房肿胀，考虑以下哪种病可能大
 A．卵巢畸胎瘤
 B．卵巢浆液性囊腺瘤
 C．子宫颈癌
 D．颗粒细胞瘤
 E．乳腺癌

26．关于卵巢上皮性肿瘤，下列叙述错误的是
 A．来自卵巢表面上皮及间质
 B．约占所有原发卵巢肿瘤的 2/3
 C．大多数发病年龄在 40～60 岁
 D．浆液性肿瘤最常见
 E．黏液性肿瘤双侧性发生较其他类型常见

27．关于卵巢交界性浆液性肿瘤镜下所见，下列叙述正确的是
 A．可有间质浸润，但表浅
 B．细胞核异性明显，染色深，程度在中度范围以上
 C．上皮增生不超过 3 层，常有乳头形成
 D．核分裂象常见，1 个高倍视野超过 1 个
 E．术后应该给予常规化疗

28．有关卵巢癌的治疗，下列叙述不正确的是

A．早期患者可不化疗
B．卵巢癌晚期，均应行肿瘤细胞减灭包括子宫双附件切除
C．卵巢生殖细胞癌对化疗敏感。
D．卵巢癌不是腹腔镜治疗的适应证
E．上皮性癌对放疗欠敏感

29．关于卵巢颗粒细胞瘤，下列叙述错误的是
 A．为低度恶性肿瘤，但有晚期复发的特点
 B．分为成人型及幼年型两种
 C．大多数患者有孕激素刺激症状
 D．少数患者出现男性化征象
 E．Ⅰ期未生育者保留生育功能

30．女，20 岁。突发下腹部疼痛，伴恶心、呕吐 8 h。直肠 - 腹部诊：子宫前倾，正常大小，右侧附件区可触及一个 8 cm×7 cm×5 cm 囊实性包块，边界清楚，触痛明显。最可能的诊断是
 A．卵巢肿瘤蒂扭转
 B．急性阑尾炎
 C．卵巢黄体破裂
 D．输卵管妊娠破裂
 E．浆膜下子宫肿瘤

31．女，20 岁。夜间排尿后突然右下腹剧痛，随后恶心、呕吐。平时月经规律，末次月经为 10 天前。妇科检查子宫右侧可触及拳头大小囊实性包块，触痛，推移后疼痛加剧。首先考虑
 A．输卵管妊娠破裂
 B．急性阑尾炎
 C．急性附件炎
 D．卵巢囊肿蒂扭转
 E．卵巢黄体破裂

32．18 岁女孩，2 h 前左下腹部剧烈疼痛，恶心呕吐 2 次，体温 37.5℃。肛查子宫左侧触及活动良好、触痛明显、拳大肿物。最可能的诊断是
 A．盆腔炎性包块
 B．输卵管结核
 C．卵巢肿瘤蒂扭转
 D．子宫浆膜下肌瘤扭转
 E．卵巢子宫内膜异位囊肿破裂

33．女性，30 岁。1 年前查体发现右侧卵巢囊肿直径 5 cm，今晨起突发右下腹痛伴恶心、呕吐。妇科检查：扪及右下腹肿物增

大，有压痛，蒂部最明显。首选处理是

A．密切观察

B．急查盆腔磁共振成像

C．抗生素治疗

D．急查血清 CA125、甲胎蛋白

E．剖腹探查或腹腔镜检查

34．女性，64 岁，绝经 14 年，阴道少量出血 3 次。查体：腹膨隆，如足月妊娠，腹水征（–）。B 超示：巨大肿物 40 cm×50 cm×30 cm 大，囊性，多房性。体重、食欲、二便均无变化。最可能为卵巢的

A．浆液性囊腺瘤

B．黏液性囊腺瘤

C．皮样囊肿

D．卵泡膜细胞瘤

E．透明细胞癌

35．女，30 岁，患卵巢肿瘤伴甲状腺功能亢进 4 年，如怀疑是由卵巢肿瘤引起，应考虑的肿瘤类型是

A．颗粒细胞瘤

B．无性细胞瘤

C．卵泡膜细胞瘤

D．高度特异性畸胎瘤

E．纤维瘤

36．52 岁妇女，绝经 6 年，阴道淋漓流血 10 天。查右附件区扪及拳大肿物，阴道脱落细胞提示雌激素高度影响。本例最可能的诊断应是右侧卵巢

A．纤维瘤

B．浆液性囊腺瘤

C．良性囊性畸胎瘤

D．黏液性囊腺瘤

E．卵泡膜细胞瘤

37．60 岁女性，因右附件区肿物伴腹水入院。患者 10 年前曾因左卵巢颗粒细胞瘤行肿瘤切除术，以下哪项病史对诊断帮助大

A．10 年前术中情况及手术范围

B．是否有化疗史

C．是否有放疗史

D．是否已绝经

E．10 年前肿瘤病理及分级

38．15 岁，左卵巢皮样囊肿，右卵巢正常外观。宜行何种手术

A．左卵巢囊肿剔除

B．左卵巢切除

C．左附件切除

D．左卵巢囊肿剔除及右卵巢楔切

E．左附件切除及右卵巢楔切

39．患者 54 岁，绝经 2 年，阴道流血 1 个月收入院，妇科检查，外阴阴道萎缩不明显，宫颈光滑，子宫常大，右侧附件区可扪及 8 cm×8 cm×5 cm 大椭圆形韧性包块，活动度好，左侧附件正常，阴道脱落细胞提示高雌激素水平，诊刮，颈管未见异常，内膜病理为腺囊性增生。此患者诊断应首先考虑

A．功能性子宫出血

B．卵巢皮样囊肿

C．右侧附件炎性包块

D．卵巢卵泡膜细胞瘤

E．子宫内膜癌

40．52 岁，绝经 3 年，子宫不规则出血数日，检查子宫正常大小，左附件可触及拳头大小活动性肿块，无压痛，其诊断可能为

A．子宫内膜炎

B．子宫内膜异位症

C．输卵管卵巢积水

D．浆膜下肌瘤

E．卵巢颗粒细胞瘤

41．女性，19 岁，未婚，感腹稍胀，下坠 2 月，无腹痛，月经周期正常，经期下腹部不适，查子宫正常大小，子宫左侧可触及一个 10 cm×8 cm×7 cm 囊性、硬度不均肿块，和子宫贴近，表面光，可活动，考虑诊断为

A．浆膜下子宫肌瘤

B．卵巢畸胎瘤

C．输卵管积水

D．子宫内膜异位囊肿

E．卵巢炎性囊肿

42．25 岁，初产妇，足月妊娠，顺产，产后 2 天起床后突然剧烈左下腹痛伴恶心呕吐，妊娠期间有左下腹痛发作 2 次，经翻身疼痛减轻。T36.7℃，P100 次 / 分，宫底脐下一指，子宫左侧似可及界限尚清楚的包块，拳头大小，压痛明显，应首先考虑为

A．急性化脓性输卵管炎

B．左卵巢肿物蒂扭转

C．子宫浆膜下肌瘤变性

D．阑尾炎

E．双角子宫

43．患者 24 岁已婚，停经 2 月，阴道少量出血，阴道检查：发现子宫增大如妊娠 4 月大小，软，子宫右侧触及一约拳头大小囊性包块，表面光滑，活动无压痛，经刮宫确诊为葡萄胎。考虑右侧囊性包块的诊断以下哪一项的可能性最大

A．卵巢黄体囊肿

B．卵巢黄素囊肿

C．输卵管结核性包块

D．卵巢巧克力囊肿

E．单纯性卵巢囊肿

44．50 岁妇女，已绝经 2 年，2 月来因消瘦妇科检查发现盆腔肿块，患胃溃疡 20 多年，妇科检查，阴道正常，子宫颈光滑，子宫水平位正常大小，子宫两侧均可检到直径 10 cm 大小的实性肿块，活动，与子宫分开。应予虑为

A．卵巢囊性畸胎瘤

B．乳头状囊腺癌

C．颗粒细胞瘤

D．库肯勃氏瘤

E．卵巢纤维瘤

45．未婚女性，17 岁，近 2 个月发现左下腹有一肿物，生长较快，腹部检查，腹水征（+），检查子宫正常，左侧可触及一拳头大小肿物，囊实性，活动好，贫血，hCG 正常，AFP 升高，CA125 正常，考虑为

A．浆液性囊腺癌

B．黏液性囊腺癌

C．库肯勃氏瘤

D．颗粒细胞瘤

E．内胚窦瘤

46．55 岁妇女，停经 3 年，阴道不规则出血 2 个月，查子宫正常大小，右附件可触及一个 6 cm 的实性包块，可活动，诊刮病理为子宫内膜腺瘤样增生过长，最可能的诊断是

A．浆液性囊腺癌

B．黏液性囊腺癌

C．内胚窦瘤

D．成熟囊性畸胎瘤

E．颗粒细胞瘤

47．患者 27 岁，诊断为左卵巢皮样囊肿 6 cm，适合的手术方式为

A．肿瘤剥除术

B．一侧附件切除术

C．两侧附件切除术

D．一侧附件 + 子宫全切术

E．中药治疗

48．患者 28 岁，左卵巢黏液性癌，盆腔腹腔粘连，腹水（−），分化 I 级，未生育

A．肿瘤剥除术

B．一侧附件切除术

C．两侧附件切除术

D．一侧附件 + 子宫全切术

E．一侧附件 + 大网膜 + 阑尾 + 腹膜后淋巴切除术

49．23 岁女性，起床后突然出现剧烈左下腹痛伴恶心呕吐，既往曾有过两次类似腹痛，经改善体位后疼痛减轻。查体：T36.7，P100 次 / 分，子宫正常大小，无压痛，子宫左侧可触及 6cm×5cm×5cm 的囊性包块，边界清楚，可活动，压痛明显，应首先考虑为

A．急性脓性输卵管炎

B．左卵巢囊肿蒂扭转

C．子宫浆膜下肌瘤变性

D．阑尾炎

E．双角子宫

50．19 岁女性，未婚，感腹胀下坠 2 月，无腹痛，月经周期正常，查：子宫正常大小，子宫左侧可扪及 10 cm×8 cm×7 cm 囊性、硬度不均肿块，与子宫贴近，表面光，可活动，考虑诊断为

A．浆膜下子宫肌瘤

B．卵巢畸胎瘤

C．输卵管积水

D．子宫内膜异位症

E．卵巢黄素膜囊肿

51．45 岁女性，查体发现右附件直径 6 cm 囊实性包块 2 年，未治疗，近期出现消瘦腹胀，查子宫右上方直径 12 cm 囊实性肿物，不活动，最可能的诊断是

A．卵巢肿物恶变

B．卵巢肿物破裂

C．卵巢肿物扭转

D．继发感染

E．阑尾炎穿孔包裹

52．患者女性，19岁，未婚，自觉腹胀、食欲缺乏3个月就诊。患者月经正常，有痛经。无发热。腹部检查见腹部膨隆，张力较大，无压痛，未触及包块。移动性浊音阳性。因腹胀肛查不满意，子宫似正常大小，后陷凹可触及结节，无触痛。子宫左侧似可扪及一偏实性包块，边界欠清，活动欠佳。患者最可能的诊断为

A．卵巢卵泡膜细胞瘤

B．卵巢库肯勃瘤

C．卵巢浆乳癌

D．卵巢纤维瘤

E．卵巢内胚窦瘤

53．53岁女性，绝经3年，未孕未产。阴道水样分泌物伴小腹阵发性疼痛半年，近日上述症状加重，B超提示子宫正常，左附件显示3 cm×4 cm×5 cm囊实性不规则肿块，宫腔吸液涂片阳性。最可能诊断为

A．高血压

B．宫内膜癌

C．卵巢癌

D．附件炎性肿块

E．输卵管癌

【A3/A4型】

患者，女性，42岁。因消瘦乏力、下腹部发现包块两个月，腹痛两周就诊。体检：消瘦、腹部移动性浊音（+）。妇科检查：子宫正常大小，右侧有12 cm×8 cm×6 cm不规则肿块，尚活动，后穹隆扪及少许结节、质硬。

1．最可能的诊断是

A．盆腹腔结核

B．子宫内膜异位症

C．慢性盆腔炎

D．卵巢癌盆腹腔转移

E．晚期胃癌

2．首选辅助检查方法是

A．X线胸片检查

B．血雌激素水平检测

C．血清CA125检测

D．胃镜检查

E．旧结核菌素试验

女性，20岁，未婚。突发下腹疼痛1天急诊来院。否认性生活史，月经规律。直肠-腹部触诊扪及下腹肿物如拳头大小，触痛明显。急诊行剖腹探查术，术中见左侧卵巢肿大，为囊实性包块，包膜完整。右侧附件及子宫外观无异常。行患侧附件切除术，快速病理示左卵巢未成熟畸胎瘤，分化Ⅱ级。腹腔冲洗液未见癌细胞。

3．该患者应选择的手术方式为

A．患侧附件切除术

B．患侧附件切除术+保留生育功能的分期手术

C．双侧附件切除术

D．患侧附件切除术+阑尾切除术

E．子宫+双侧附件切除术

4．患者术后病理诊断为左侧卵巢未成熟畸胎瘤Ⅱ级，病理分期Ⅰa期。下一步处理方案为

A．随诊

B．放疗

C．化疗

D．内分泌治疗

E．化疗+放疗

5．若选择化疗，应选择的化疗方案是

A．顺铂

B．顺铂+环磷酰胺

C．顺铂+环磷酰胺+多柔比星

D．顺铂+依托泊苷

E．顺铂+依托泊苷+博来霉素

35岁住院女患者，腹胀3个月，消瘦乏力半个月。既往健康。体检：腹部膨隆，腹水征阳性。妇检：子宫正常大，右附件区触及手拳大包块。质硬，不活动。腹水找到腺癌细胞。

6．此患者最可能的组织类型是

A．卵巢性索间质肿瘤

B．卵巢生殖细胞肿瘤

C．卵巢体腔上皮肿瘤

D．卵巢转移性肿瘤

E．卵巢瘤样病变

7．此患者的最佳术式是

A．肿瘤切除术+大网膜切除术

B．双附件切除术+大网膜切除术

C．双附件切除术+子宫全切除术

D．双附件切除术＋子宫次广泛切除术＋大网膜切除术

E．双附件切除术＋子宫全切除＋大网膜切除术

8．该患者的最佳辅助治疗方案是

  A．直线加速器放射治疗

  B．VAC 化疗

  C．CTX 腹腔化疗

  D．铂类为主联合化疗

  E．5-Fu 为主联合化疗

50 岁女患者，入院 3 天，突然下腹剧痛，拒按，伴恶心、呕吐 2 次，再次盆腔检查，右侧附件包块增大，10 cm×9 cm×7 cm，张力大，明显触痛，不活动，左侧（－）。

9．其治疗原则是

  A．立即行手术治疗

  B．继续抗感染治疗

  C．再次行 B 超检查

  D．MRI

  E．止痛对症治疗

10．如手术，其术式采取哪项最恰当

  A．全子宫切除＋双附件切除

  B．患侧附件切除术

  C．肿瘤切除术

  D．子宫次全切除＋双附件切除术

  E．子宫全切除＋患侧附件切除术

16 岁女性，无性生活，右腹部包块 3 个月，突发腹痛 1 天，腹部检查右下腹可触及包块，压痛、反跳痛阳性，移动性浊音（－），超声检查右下腹见直径 10 cm 囊实性肿块，边界清楚，内部回声不均质，子宫直肠窝少量积液，子宫及左卵巢正常。

11．从妇科诊疗和医德观点考虑，该患者应进行下列哪项检查

  A．肛‐腹诊

  B．双合诊

  C．三合诊

  D．窥视阴道

  E．单指内诊

12．术中发现右卵巢肿瘤蒂扭转 2 周，包膜完整，囊内出血，对侧卵巢正常。术式应选择

  A．患侧附件切除术

  B．肿瘤剥除术

  C．双侧附件切除术

  D．双附件＋次全子宫切除术

  E．双附件＋全子宫切除术

13．如术后病理报告：成熟囊性畸胎瘤，囊内出血，其治疗原则应为

  A．随访

  B．化疗

  C．放疗

  D．抗感染治疗

  E．内分泌治疗

14．如该患者术后病理为卵巢未成熟畸胎瘤，其治疗原则应为

  A．补充手术

  B．放疗

  C．化疗

  D．放疗＋化疗

  E．补充手术＋内分泌治疗

女学生，10 岁，发现右下腹部肿物 10 天入院。肿物如手拳大小，无腹水。

15．可能性最大的卵巢瘤是

  A．浆液性囊腺瘤

  B．颗粒细胞瘤

  C．内胚窦瘤

  D．子宫内膜样瘤

  E．卵泡膜细胞瘤

16．其预后如何

  A．5 年生存率可达 90%

  B．5 年生存率约为 20%

  C．5 年生存率约为 40%

  D．5 年生存率约为 80%

  E．5 年生存率极低

46 岁妇女，因诊断盆腔肿物行开腹检查。术中见腹腔内有浅褐色黏液 300 ml，右卵巢瘤约手拳大，有一长 2 cm 的破裂口，囊内为黏液，子宫及左附件正常

17．该患者的诊断可能为

  A．卵巢巧克力囊肿自发性破裂

  B．卵巢浆液性瘤自发性破裂

  C．卵巢黏液性瘤自发性破裂

  D．卵巢皮样囊肿自发破裂

  E．卵巢黄体囊肿自发破裂

18．假若囊内壁光滑，未见乳头，冰冻回报为

良性病变，正确的术式应是

A．右附件切除术

B．双附件切除术

C．右附件切除术及子宫切除术

D．右附件切除及子宫次全切除术

E．右附件切除及子宫大部切除术

19．腹腔内黏液吸净后，冲洗腹腔应用

A．低分子右旋糖酐

B．0.9% 生理盐水

C．蒸馏水

D．10% 葡萄糖

E．0.2% 甲硝唑（灭滴灵）

患者 32 岁，2 年前查体发现右下腹有一 4 cm 包块，实性，未定期复查，一天前小便后突然下腹痛，伴恶心，无发热，查子宫正常大小，子宫右上可及一扪及 6 cm 张力较大，有压痛的包块，不活动。B 超示右卵巢肿物，内有不均质回声团，后陷凹有少量积液

20．可能的诊断为

A．卵巢肿物恶变

B．卵巢肿物破裂

C．卵巢肿物扭转

D．继发感染

E．阑尾炎穿孔包裹

21．该患者下一步治疗

A．立即急诊手术

B．消炎治疗，继续观察有无缓解

C．常规检查准备，以免恶性扩大手术范围

D．先化疗

E．外科急诊处理

【B 型】

A．CA125

B．hCG

C．AFP

D．尿睾酮类固醇

E．E2

1．卵巢上皮性肿瘤能产生

2．卵巢颗粒细胞瘤能产生

3．卵巢内胚窦瘤能产生

4．卵巢原发绒癌能产生

5．卵巢睾酮细胞瘤能产生

A．占卵巢原发肿瘤的 50% ～ 70%

B．好发于青少年及儿童

C．对化疗敏感

D．可分泌激素

E．可继发麦格氏征

6．卵巢生殖细胞肿瘤

7．纤维瘤

8．卵泡膜细胞瘤

A．最常见的卵巢良性肿瘤

B．有恶性程度的逆转倾向

C．hCG 可升高

D．CA125 可升高

E．具有男性化作用

9．未成熟畸胎瘤的特征是

10．卵巢上皮性肿瘤的特征是

A．黄体囊肿

B．黄素囊肿

C．多囊卵巢

D．卵巢囊肿

E．卵泡囊肿

11．绒毛膜促性腺激素刺激引起

12．促卵泡生成素刺激引起

A．体腔上皮肿瘤

B．生殖细胞肿瘤

C．特异性索间质肿瘤

D．非特异性间质肿瘤

E．胃肠黏膜肿瘤

13．畸胎瘤组织来源于

14．颗粒细胞瘤组织来源于

15．卵泡膜细胞瘤组织来源于

16．透明细胞瘤组织来源于

17．库肯勃氏瘤组织来源于

A．单侧囊性包块，4 cm，40 岁

B．28 岁，双侧囊实性包块，8 cm，活动

C．后陷凹有不平实性结节，有腹水

D．35 岁，痛经，后陷凹有结节

E．30 岁，原发不孕，低热，腹水，盗汗，消瘦

18．可能为黄体囊肿的是

19．可能为成熟性畸胎瘤的是

20．可能为卵巢恶性肿瘤的是

四、问答题

1．试述卵巢上皮性癌发病的高危因素。
2．卵巢肿瘤有哪些并发症？
3．试述卵巢恶性肿瘤的抗原标志物。
4．卵巢恶性肿瘤有哪些转移途径？
5．卵巢肿瘤蒂扭转的诊断依据有哪些？
6．成熟囊性畸胎瘤恶变率是多少？主要是什么成分易发生恶变？
7．卵巢恶性肿瘤应用化疗有何价值？
8．妊娠合并卵巢肿瘤容易发生哪些异常情况？
9．输卵管癌常用的辅助检查方法有哪些？
10．简述原发性输卵管癌的治疗原则和手术范围。

五、病例分析题

55岁绝经后住院女患者，腹胀3个月，消瘦乏力半个月，无绝经后阴道出血，无便血，无腹痛。既往健康，G1P0，姐姐患乳腺癌去世。体检：腹部膨隆，腹水征阳性。剑突下可触及肿块，直径6 cm左右。浅表淋巴结未触及肿大。妇检：子宫正常大，右附件区触及手拳大包块，外形不规则。质硬，不活动。辅助检查：B超提示右卵巢囊实性肿物，直径8 cm，性质待查。大网膜呈饼状。CA125 1250 U/L。腹水找癌细胞提示可见腺癌细胞。

（1）该患者还需要做什么化验或检查？
（2）该患者最可能的诊断是什么？诊断依据？
（3）需要与什么疾病进行鉴别诊断？
（4）治疗原则是什么？

参考答案

一、名词解释

1．cytoreductive surgery：肿瘤细胞减灭术，是指对卵巢癌晚期患者尽量切除原发病灶及转移灶，使肿瘤残余灶直径≤1 cm，必要时切除部分肠管、膀胱、胆囊或肝、脾等。

2．Krukenberg tumor：库肯勃瘤，是一种特殊的转移性腺癌，原发部位为胃肠道及乳腺，肿瘤为双侧性，中等大小，多保持卵巢原状或呈肾形，一般无粘连，表面完整，切面实性。胶质样，多伴腹水，镜下见典型的印戒细胞，能产生黏液，周围组织是结缔组织或黏液病灶间质，预后极差。

3．Meigs syndrome：梅格斯综合征，卵巢纤维瘤，偶见伴有腹水或胸水，称为梅格斯综合征。手术切除肿瘤后，胸水或腹水自行消失。

4．second look：二次探查手术，卵巢恶性肿瘤手术后，通常应用6～8个疗程化疗后，行第二次探查手术，目的在于判断治疗效果，早期发现复发，二次探查对估计化疗的效应及指导以后的治疗有一定的价值，但目前有争议。

5．ovarian borderline tumor：卵巢交界性肿瘤，是指上皮细胞增生活跃及细胞核不典型，核分裂象增加，表现为上皮细胞层次增加，但无间质浸润，是一种潜在恶性细胞，生长缓慢，转移率低，复发迟。

二、填空题

1．输卵管　卵巢固有韧带　骨盆漏斗韧带
2．生理性囊肿　巧克力囊肿　皮样囊肿
3．蒂扭转　破裂　感染　恶变
4．阴道排液　腹痛　盆腔肿块

5．上皮性肿瘤　性索间质肿瘤　生殖细胞肿瘤　转移性肿瘤

三、选择题

[A1/A2 型]

1．B　　2．A　　3．B　　4．D　　5．C　　6．E　　7．D　　8．C　　9．B　　10．A　　11．B　　12．A

13．B　14．A　15．A　16．B　17．C　18．B　19．E　20．D　21．A　22．C　23．A　24．C

25．D　26．E　27．C　28．B　29．C　30．A　31．D　32．C　33．E　34．B　35．D　36．E

37．A　38．A　39．D　40．E　41．B　42．B　43．B　44．D　45．E　46．E　47．A　48．E

49．B　50．B　51．A　52．E　53．E

[A3/A4 型]

1．D　　2．C　　3．B　　4．C　　5．E　　6．C　　7．E　　8．D　　9．A　　10．B　　11．A　　12．B

13．A　14．C　15．C　16．C　17．C　18．A　19．A　20．C　21．A

[B 型]

1．A　　2．E　　3．C　　4．B　　5．D　　6．B　　7．E　　8．D　　9．A　　10．D　　11．B　　12．E

13．B　14．C　15．C　16．A　17．E　18．A　19．B　20．C

四、问答题

1．卵巢上皮性癌较确定的致病危险因素为生育因素。未生育女性罹患卵巢上皮性癌的风险是已生育女性的 2 倍。约 20% 的卵巢癌、输卵管癌和腹膜癌与遗传因素有关。多数遗传性卵巢癌是 BRCA1 或 BRCA2 发生病理性突变导致。其他多种低度外显率和中度外显率的基因也会增加卵巢癌、输卵管癌和腹膜癌的发病风险。

2．卵巢肿瘤的并发症有蒂扭转、破裂、感染和恶变。

3．①血清 CA125：卵巢上皮性癌 CA125 升高；②血清 AFP：对卵巢内胚窦瘤有特异性的诊断价值，未成熟畸胎瘤、混合性无性细胞瘤含卵黄囊成分者 AFP 升高；③hCG：对原发性卵巢绒毛膜癌有特异性；④性激素：颗粒细胞瘤、卵泡膜细胞瘤产生较高水平的雌激素，浆液性、黏液性囊腺瘤或勃勒钠瘤有时也可分泌一定量的雌激素；⑤血清 HE4：与 CA125 联合应用来判断盆腔肿块的良、恶性。

4．转移途径主要通过直接蔓延、腹腔种植、淋巴转移，血行转移较少见。转移特点是外观局限的肿瘤却在腹膜、大网膜、腹膜后淋巴结、横膈等部位已有亚临床转移。

5．卵巢肿瘤发生蒂扭转后，患者出现突然一侧下腹剧痛，常伴有恶心、呕吐甚至休克。妇科检查扪及肿块张力增大有压痛，以瘤蒂部压痛最明显伴肌紧张。

6．成熟性囊性畸胎瘤恶变多发生于绝经后妇女，恶变率为 2% ~ 4%。任何组织成分均可发生恶变，其中上皮成分最易发生恶变，形成鳞状细胞癌。

7．化疗对卵巢恶性肿瘤有效，因卵巢恶性肿瘤对化疗较敏感，即使已广泛转移也能取得一定的疗效。还可用于预防复发，对手术不能切净的病例可获得暂时缓解效果。已无法手术的晚期患者，化疗能使肿瘤缩小，为以后手术创造条件。

8．妊娠早期卵巢肿瘤嵌入盆腔可能引起流产。妊娠中期卵巢肿瘤容易发生蒂扭转。妊娠晚期卵巢肿瘤较大可造成胎位异常，分娩时肿瘤容易发生破裂，肿瘤位置低梗阻产道，可导致难产。分娩期卵巢肿瘤位置变化易发生蒂扭转。妊娠时盆腔充血，可能使肿瘤迅速增大，并促使恶性肿瘤扩散。

9．常用方法有：①B 型超声检查：能确定肿块部位、大小、性状及有无腹水等；②阴道细胞学检查：宫颈和宫腔细胞学检查阴性，而涂片见不典型腺上皮纤毛细胞，提示有输卵管癌可能；③分段刮宫：细胞学检查为腺癌细胞，排除宫颈癌和子宫内膜癌后，应高度怀疑为输卵管癌；④腹腔镜检查：见输卵管增粗，外观似输卵管积水，呈茄子形态，有时可见到赘生物；⑤CT、MRI 比超声检查更清晰，对分期、腹膜后淋巴结是否增大，以及治疗的判断更有价值。

10．治疗原则以手术为主，辅以化疗、放疗的综合治疗，应强调首次治疗的彻底性和计划性。手术范

围应包括全子宫、双附件切除及大网膜切除术。若癌已扩散至盆腔或腹腔，应按卵巢上皮性癌进行处理，应尽可能大块切除肿瘤，行肿瘤细胞减灭术及盆腔淋巴结切除术。术后辅以化疗和放疗。

五、病例分析题

（1）该患者需要完善便常规+潜血检查，尿常规检查，肝肾功能、凝血功能检查，卵巢肿瘤相关肿瘤标志物检查（CA199、CEA、AFP等）。盆腹腔CT或MRI检查，乳腺超声或钼靶照相检查。必要时需完善胃镜、结肠镜检查。

（2）最可能的诊断是卵巢上皮性癌ⅢC期。诊断依据包括：

1）高危因素：绝经后女性，有未产史，有乳腺癌家族史。

2）患者主要临床表现为短期内出现腹胀、食欲减退。查体发现剑突下质硬肿块，可疑为挛缩成饼状的大网膜，腹水征阳性，有附件区可触及质硬肿物，活动度差，外形不规则。

3）CA125明显升高，盆腔超声提示右卵巢囊实性肿物，伴有腹水。腹水找癌细胞阳性。

4）查体和超声均提示大网膜可疑癌灶种植，故考虑卵巢上皮性癌ⅢC期。

（3）该疾病需要与盆腔结核、子宫内膜异位症、盆腔炎性包块、腹膜后肿瘤、结直肠肿瘤、子宫肌瘤或肉瘤、卵巢良性肿瘤、卵巢性索间质肿瘤、卵巢恶性生殖细胞肿瘤、卵巢转移癌等疾病相鉴别。

（4）治疗原则是手术为主，辅以化疗、放疗的综合治疗。该患者考虑晚期卵巢上皮性癌，应行肿瘤细胞减灭术，目的在于切除所有原发灶（范围应包括全子宫+双附件切除+大网膜+阑尾切除+选择性盆腔淋巴结及腹主动脉旁淋巴结切除），尽可能切除所有转移灶，使残余灶达到最小，必要时可切除部分肠管、膀胱、脾等。如经评估无法达到满意肿瘤减灭效果，可在获得明确组织学诊断后可先行2～3个疗程新辅助化疗在进行手术，即中间型肿瘤细胞减灭术。术后进行以铂类为主的联合化疗（如紫杉醇+卡铂），早期患者4～6个疗程，晚期患者6～8个疗程。

第二十九章　妊娠滋养细胞疾病

思维导图

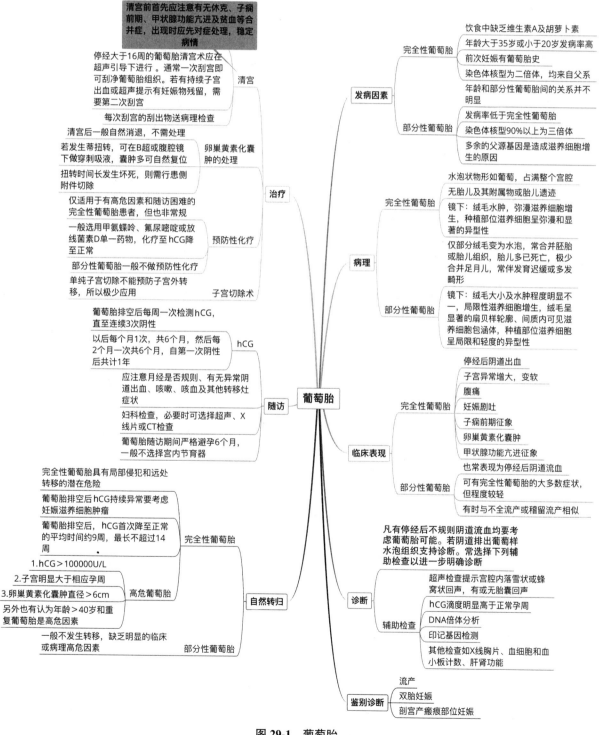

图 29-1　葡萄胎

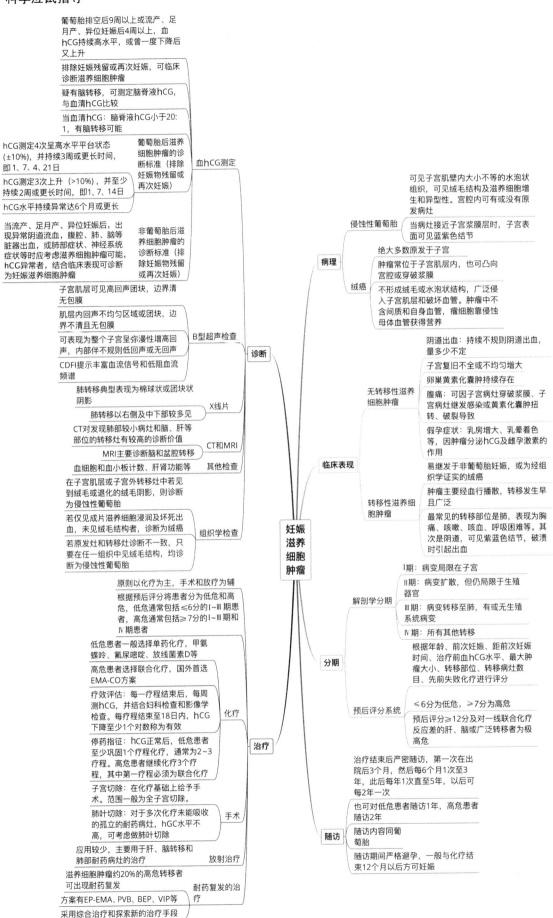

图 29-2　妊娠滋养细胞肿瘤

试 题

一、名词解释

1．gestational trophoblastic disease 2．choriocarcinoma 3．hydatidiform moll
4．placental site trophoblastic tumor 5．theca lutein ovarian cyst

二、填空题

1．葡萄胎应与_____、_____、_____鉴别。

2．转移性滋养细胞肿瘤最常见的转移部位包括_____、_____、_____、_____和_____。

3．绒毛膜癌（绒癌）脑转移的形式分为_____、_____、_____三期。

三、选择题

【A1/A2型】

1．关于葡萄胎的处理措施，正确的是
　　A．应先备血，再吸宫
　　B．应先行子宫动脉栓塞，再吸宫
　　C．应先化疗，再吸宫
　　D．应先吸氧，再吸宫
　　E．应先静滴缩宫素，再吸宫

2．有关完全性葡萄胎的恶变率，国内外报道有异，我国为
　　A．10.5%
　　B．14.5%
　　C．20.5%
　　D．30.5%
　　E．35%

3．完全性葡萄胎和部分性葡萄胎的区别是
　　A．合体滋养层细胞增生程度
　　B．细胞滋养层细胞增生程度
　　C．前者绒毛因间质高度水肿而增大
　　D．前者绒毛间质内血管完全正常
　　E．前者间质内胎源性血管消失

4．葡萄胎患者清宫后最理想的避孕方法是
　　A．长效口服避孕药
　　B．短效口服避孕药
　　C．放置宫内节育器
　　D．避孕套
　　E．避孕针

5．葡萄胎清宫后随访时间至少为
　　A．半年
　　B．1年

　　C．1年半
　　D．2年
　　E．3年

6．葡萄胎清宫术后，不属于常规随访项目的是
　　A．定期妇科检查
　　B．避孕半年至1年
　　C．定期血β-hCG定量测定
　　D．定期阴道脱落细胞学检查
　　E．定期胸部X线片或CT检查

7．绒毛膜癌与侵蚀性葡萄胎主要的鉴别依据是
　　A．阴道有紫蓝色转移结节
　　B．胸部X线片有棉团状阴影
　　C．尿hCG阳性
　　D．病理检查无绒毛结构
　　E．有卵巢黄素化囊肿

8．绒毛膜癌最常见的转移部位是
　　A．阴道
　　B．盆腔
　　C．肝
　　D．肺
　　E．脑

9．绒毛膜癌常见的转移部位依次是
　　A．肺、盆腔、肝、脑、阴道
　　B．肺、阴道、盆腔、肝、脑
　　C．阴道、肺、脑、盆腔、肝、阴道
　　D．阴道、肺、盆腔、肝、脑
　　E．肺、肝、阴道、盆腔、脑

10．胎盘部位滋养细胞肿瘤免疫组化染色增强

的标志物是

A．CA125

B．AFP

C．LDH

D．CEA

E．HPL

11．鉴别侵蚀性葡萄胎与绒毛膜癌的主要依据是

A．肺转移

B．hCG 测定

C．病理检查有无组织坏死

D．是否浸润至子宫深肌层

E．病理检查有无绒毛结构

12．诊断侵蚀性葡萄胎的可靠依据是

A．葡萄胎清宫后 6 周 hCG 仍阳性

B．葡萄胎清宫后 1 年出现阴道转移症状

C．葡萄胎清宫后 5 个月肺部出现转移灶

D．葡萄胎清宫后 6 个月仍未出现典型双相体温

E．葡萄胎清宫后 1 年出现脑部转移症状

13．应用抗癌药物疗效最佳的是

A．原发性卵巢癌

B．卵巢转移癌

C．子宫颈癌

D．子宫内膜癌

E．绒毛膜癌

14．下列哪项不属于 WHO 对滋养细胞肿瘤预后评分项目

A．年龄

B．前次妊娠种类

C．夫妇双方血型

D．转移部位

E．hCG 水平

15．关于葡萄胎，下列叙述正确的是

A．卵巢黄素化囊肿的出现意味着恶变

B．葡萄胎水泡来源于蜕膜细胞

C．部分性葡萄胎染色体核型常为 46XY，系由空卵受精

D．完全性葡萄胎染色体核型常为 46XX，均来源于精子

E．欧美国家发病率最高

16．葡萄胎清宫后 hCG 转阴平均时间一般为

A．1 周

B．3 周

C．6 周

D．9 周

E．12 周

17．有关绒癌与侵蚀性葡萄胎的局部治疗，下列叙述错误的是

A．外阴、阴道转移，局部可注射 5-Fu

B．盆腔转移可采用髂内动脉或子宫动脉插管化疗

C．脑转移时，鞘内注射 MTX

D．胸腔转移可局部注入 5-Fu

E．一般情况下可以口服 5-Fu

18．下列哪项是葡萄胎刮宫后非常规随访的项目

A．妇科检查随访黄素囊肿情况

B．相当时期内指导避孕

C．定期做 hCG 定量测定

D．定期做阴道细胞涂片检查

E．必要时做胸部 X 线片

19．侵蚀性葡萄胎与绒毛膜癌鉴别诊断的主要依据是

A．黄素囊肿长期不消失

B．阴道出血持续 60 天以上

C．有无肺内转移灶

D．病理检查有无绒毛结构

E．葡萄胎清官术后血 hCG 持续阳性超过 4 周

20．葡萄胎刮宫后，应对患者密切随访，以下哪项不正确

A．刮宫后每月取血查 hCG，结果阴性后每 3 个月查 1 次

B．注意有无阴道出血及咯血

C．盆腔检查注意子宫大小及卵巢黄素囊肿是否逐渐缩小

D．必要时行胸部 X 线检查

E．必要时做脑部 CT 检查

21．有关绒癌的叙述正确的是

A．死亡率最高，诊断时多为晚期

B．最常见的妇科恶性肿瘤

C．大多发展缓慢，预后较好

D．以化疗为主要治疗

E．治疗疗效高

22．下述哪项能排除完全性葡萄胎的诊断

A．停经后阴道出血

B．子宫大于妊娠月份

C．妊娠试验阳性

D．超声多普勒诊断阴性

E．卵巢黄素囊肿

23．关于葡萄胎，下列叙述正确的是

　　A．葡萄胎排出后，至少应避孕半年

　　B．葡萄胎排除后，血β-hCG应立即转为阴性

　　C．葡萄胎恶变率为35%

　　D．葡萄胎是低度滋养细胞肿瘤

　　E．葡萄胎排除后，最好一律给予预防性化疗

24．绒癌最常见的转移部位是

　　A．阴道

　　B．脑

　　C．肺

　　D．肝、脾

　　E．肾

25．下述哪项是绒癌的常见死亡原因

　　A．肺转移

　　B．阴道转移

　　C．脑转移

　　D．胸腔转移

　　E．胃肠道转移

26．目前关于绒癌与恶性葡萄胎的治疗方法，下列哪种治疗最恰当

　　A．单纯化疗

　　B．手术为主，化疗放疗为辅

　　C．化疗为主，手术放疗为辅

　　D．手术＋放疗

　　E．免疫治疗

27．下面哪项是葡萄胎刮宫后必须检查的项目

　　A．测基础体温3个月，看是否有双相

　　B．定期做宫颈防癌涂片

　　C．每月1次胸部X线片

　　D．定期查hCG

　　E．怀疑恶变时，立即行诊断性刮宫

28．良性葡萄胎随访中，哪项说明恶性变的可能性大

　　A．阴道有少量出血，子宫稍软者

　　B．偶有咳嗽，痰中带血

　　C．刮宫后4周仍可触及黄素膜囊肿者

　　D．X线片可见肺部阴影

　　E．妊免试验由阴转阳（已排除再次妊娠）或术后8周持续阳性者

29．侵蚀性葡萄胎与绒癌的鉴别要点是

A．有无葡萄胎史

B．阴道流血时间的长短

C．有无转移灶的出现

D．镜下是否有绒毛结构

E．血hCG的浓度

30．确诊葡萄胎主要依靠

　　A．停经，间断性阴道出血

　　B．盆腔检查：子宫软，大于停经月份

　　C．血hCG（+）

　　D．20周前出现妊高征

　　E．B超检查宫内反射不均质

31．侵蚀性葡萄胎的诊断依据是

　　A．葡萄的大小

　　B．滋养细胞的增生程度

　　C．血hCG浓度

　　D．有葡萄状物侵入肌层

　　E．高龄妇女

32．葡萄胎彻底清宫后，血hCG达正常的时间最长不应超过

　　A．6周

　　B．8周

　　C．10周

　　D．12周

　　E．14周

33．绒癌不继发于以下哪种情况

　　A．流产后

　　B．足月产后

　　C．葡萄胎后

　　D．宫外孕后

　　E．卵巢颗粒细胞瘤术后

34．侵蚀性葡萄胎可能发生于

　　A．过期流产后

　　B．足月产后

　　C．葡萄胎清宫后

　　D．异位妊娠后

　　E．早产后

35．绒癌最可靠的诊断依据是

　　A．尿妊免试验阳性

　　B．胸部X线片，见肺部有转移结节

　　C．阴道可见蓝紫色结节

　　D．镜下见滋养细胞恶性增生，无绒毛结构

　　E．镜下可见出血和坏死

36．恶性滋养层细胞肿瘤最常见的转移途径为

　　A．淋巴转移

B．血行转移

C．由宫腔经输卵管延及腹腔

D．穿破子宫浆膜层进入腹腔或破入阔韧带内

E．经宫颈黏膜下行至阴道

37．葡萄胎刮宫半年内以下哪项处理是对的

A．每半年查尿妊免试验一次

B．尿妊免试验阴性即可再次妊娠

C．多合并功能性子宫出血予以止血治疗

D．术后 8 周尿妊免试验持续阳性按异常处理

E．尽量不做阴道检查以防感染

38．葡萄胎清宫后，避孕期间常用的方法是

A．宫内节育器

B．长效口服避孕药

C．短效口服避孕药

D．阴茎套

E．输卵管结扎

39．临床检查以下哪项证明为恶性葡萄胎

A．葡萄胎伴有转移病灶即证明为恶性

B．X 线胸部检查无肺部病变，即可除外恶性葡萄胎

C．葡萄胎刮宫后阴道出血诊刮，未刮出组织即可除外恶性

D．葡萄胎刮宫后 4 周，尿妊免试验持续（+），诊断恶性葡萄胎

E．葡萄胎刮宫术后尿妊免阴性后 1 年后又转阳，即可诊断恶性葡萄胎

40．有关良性葡萄胎的处理，下述叙述错误的是

A．一经确诊，应尽快清宫

B．适时做第二次刮宫

C．应取刮出物送病理切片

D．术后严密追访至妊免试验阴性为止

E．嘱患者术后避孕至少半年

41．有关滋养叶细胞肿瘤，下述叙述错误的是

A．恶性葡萄胎只发生在良性葡萄胎后

B．绒癌可发生于流产，足月产及葡萄胎后

C．滋养叶细胞肿瘤可继发于异位妊娠

D．滋养叶细胞肿瘤应定期随访至少一年

E．绒癌尿妊免试验为阴性

42．下列哪项不是葡萄胎患者的高危因素

A．子宫大于停经月份，尤其宫底达脐平者

B．早婚，多产

C．年龄大于 40 岁

D．两次刮宫后血 hCG 水平持续升高

E．伴有咯血

43．25 岁妇女，诊断为绒癌，下列叙述不正确的是

A．以综合治疗为主

B．一般情况下，术前应先行化疗

C．如绒癌侵犯子宫肌壁，应行子宫全切术

D．5-Fu 与放线菌素（更生霉素）合用，效果较好，化疗时多选用

E．阴道转移灶一般不必切除

44．关于绒癌与恶性葡萄胎的治疗，下列叙述错误的是

A．外阴，阴道转移，局部可注射 5-Fu

B．盆腔转移可采用髂内动脉或子宫动脉插管化疗

C．脑转移时，鞘内注射 MTX

D．胸腔转移可局部注入 5-Fu

E．一般情况下可以口服 5-Fu

45．About gestational trophoblastic disease, which is not right

A．Hydatidiform mole is characterized by vesicular swelling of placental villi and usually the absence of an intact fetus

B．The most common lesions spreading from choriocarcinoma are lungs, vulva and brain

C．Invasive mole is characterized by swollen villi and accompanyin trophoblast, with hyperplasia

D．Choriocarcinoma is reported to occur in 1 in 40 000 pregnancies

E．The single outstanding clinical feature of hydatidiform mole is uterine bleeding

46．The most common metastatic site of choriocarcinoma is

A．vagina

B．brain

C．lung

D．digestive tract

E．kidney

47．女，35 岁。停经 3 个月，阴道不规则流血 3 天，妇科检查子宫如 4 个月妊娠大小。B 超显示宫腔内落雪征。首先考虑

A．自然流产

B．双胎妊娠

C．妊娠合并子宫肌瘤

D．葡萄胎

E．羊水过多

48．女，29 岁。孕 2 产 2，诊断为葡萄胎。查体：子宫如 16 周妊娠大小。肺部 CT 无异常。最佳的治疗方法是

A．清宫术

B．子宫全切术

C．先清宫后手术切除子宫

D．清宫后常规化疗

E．化疗

49．女，25 岁。葡萄胎清宫术后 13 个月，阴道流血 2 周。妇科检查：阴道口处见一个直径 2 cm 紫蓝色结节，子宫稍大，质软，双侧附件正常。胸部 X 线片未见异常。尿妊娠试验（+）。阴道病灶组织病理检查见成对高度增生滋养细胞，无绒毛结构，最有可能的诊断是

A．绒毛膜癌

B．子宫内膜异位症

C．葡萄胎

D．侵蚀性葡萄胎

E．阴道癌

50．女，42 岁。人工流产术后 2 年，阴道间断流血 6 月余，今日出现咯血丝痰。血 β-hCG 为 13 000 U/L，胸部 X 线片示肺部多个结节。首选的治疗方法是

A．肺叶切除 + 子宫切除术

B．放射治疗

C．肺叶切除术

D．化学疗法

E．子宫切除术

51．女，35 岁。剖宫产后 1 年余，不规则阴道流血两个月。血清 β-hCG 3×10^4U/L。诊断性刮宫病理报告成堆滋养细胞浸润及出血坏死。该病最常见的转移部位是

A．肺

B．骨

C．阴道

D．脑

E．肝

52．女，26 岁，人工流产术后 3 个月后，出现

阴道流血。B 超检查可见子宫肌壁有不均匀密集光点或暗区蜂窝状。患者属于

A．吸宫不全

B．侵袭葡萄胎

C．葡萄胎

D．绒癌

E．异位妊娠

53．女性，35 岁，人工流产术后 3 个月阴道流血，hCG 测定持续阳性。妇科检查：子宫如 50 天妊娠大小。肺部 X 线片见左上肺有圆形棉絮状阴影直径 2 cm，考虑最可能的诊断为

A．侵蚀性葡萄胎

B．吸宫不全

C．功能失调性子宫出血

D 绒毛膜癌

E．子宫内膜癌

54．患者女性，40 岁。人工流产术后阴道持续流血 7 个月，咳嗽、痰中带血 1 周。妇科检查：外阴阴道正常，宫颈口见少许血迹，子宫如孕 40 天大小，质软。胸部 X 线片示双肺有散在絮状阴影。可能性最大的诊断是

A．流产感染伴双肺结核

B．不全流产伴双肺结核

C．绒毛膜癌肺转移

D．侵蚀性葡萄胎肺转移

E．子宫肉瘤伴肺转移

55．患者 25 岁，女性。停经 3 个月，阴道淋漓流血两个月，阴道前壁有胡桃大紫蓝色结节，子宫软，如孕 4 个月大小，尿妊娠试验（+）。应考虑为

A．葡萄胎

B．侵蚀性葡萄胎

C．双胎妊娠

D．妊娠合并子宫肌瘤

E．先兆流产

56．28 岁，经产妇。人工流产术后半年，术后断续阴道流血，量不多，术后一直避孕。尿妊娠试验阳性。查子宫增大、软。胸片见两肺中下部有多处散在棉絮团影。最可能的疾病是

A．吸宫不全

B．葡萄胎

C．侵蚀性葡萄胎

D．绒毛膜癌

E．胎盘部位滋养细胞肿瘤

57．葡萄胎清宫术后 3 个月，阴道不规则流血，子宫稍大，尿 hCG（+）。胸片示双下肺有多处片状阴影。最可能的诊断是

A．葡萄胎残留

B．先兆流产

C．异位妊娠

D．绒毛膜癌

E．侵蚀性葡萄胎

58．女，26 岁，足月分娩 12 个月后出现持续阴道不规则流血，血 β-hCG 持续高水平、CT 示肺部转移灶。最可能的诊断是

A．胎盘部位反应

B．胎盘残留

C．绒毛膜癌

D．葡萄胎

E．侵蚀性葡萄胎

59．女性，28 岁，已婚，无子女。葡萄胎行清宫术 8 周后 hCG 持续阳性，拟诊断为侵蚀性葡萄胎。适宜的治疗方法是

A．清宫术

B．子宫切除术

C．化疗

D．放疗

E．放疗 + 子宫切除术

60．已婚女性，停经 2 个半月，阴道出血时多时少，查体：子宫增大，如孕 4 个月大小，子宫双侧均可触及直径约 6 cm 囊性包块，表面稍不平，活动，无压痛，尿妊娠免疫试验（+），盆腔包块最可能的诊断为

A．卵巢黄体囊肿

B．卵巢黄素囊肿

C．输卵管结核包块

D．单纯性卵巢囊肿

E．卵巢转移性肿瘤

61．女性，停经 90 天，近日阴道有少量不规则出血，小腹隐痛，妇科检查见子宫高达脐部，未能触及胎体，B 超子宫腔内为落雪状图像，则应考虑为

A．葡萄胎

B．羊水过多

C．先兆流产

D．子宫肉瘤

E．子宫肌瘤

62．25 岁妇女，停经 3 个月，阴道出血 2 个月，阴道前壁有紫蓝色结节，大小如核桃，宫颈软，子宫如孕 4 个半月大小，血 hCG ＞ 20 000 U/L 应考虑为

A．良性葡萄胎

B．侵蚀性葡萄胎

C．双胎

D．妊娠合并子宫肌瘤

E．先兆流产

63．28 岁已婚妇女，孕 0 产 0，停经 2 个月，阴道不规则出血半月，妇科检查：阴道出血近月经量，阴道黏膜正常，宫颈蓝，软，子宫增大如孕 4 个月，软，附件（−），尿妊娠免疫试验（+），应诊为

A．先兆流产

B．双胎妊娠

C．葡萄胎

D．侵蚀性葡萄胎

E．妊娠合并子宫肌瘤

64．32 岁，2 个月前因早孕先兆流产刮宫，诊断为葡萄胎，刮宫 2 次，术后一直有少量阴道出血，术后 8 周检查，阴道正常，宫颈软，着色，子宫稍大，软，双侧可触及手拳大囊性包块，可活动，无压痛，血 hCG 250 ～ 500 U/L 应考虑为

A．葡萄胎术后

B．合体细胞内膜炎

C．侵蚀性葡萄胎

D．绒癌

E．先兆流产

65．28 岁已婚妇女，停经 2 个多月，阴道不规则出血 2 周，G0P0，妇科检查：宫颈蓝，子宫增大如孕 3 个多月，附件（−），尿妊娠免疫试验（+），经刮宫确诊为葡萄胎，其处理不应包括

A．需再行清宫术

B．每次清宫，刮出物均送病理

C．子宫全切术

D．清宫术后应定期检查血 hCG 变化

E．葡萄胎刮宫术后 8 周血 hCG 仍高提示浸润性葡萄胎

66．50 岁，因不规则阴道出血，尿妊娠免疫试验（+），行刮宫术，未刮出组织，而后行

子宫切除，病理检查子宫肌层中有大片滋养细胞浸润，及一个淡淡的绒毛影子，诊断应是

A．胎盘组织残留

B．合体细胞子宫内膜炎

C．绒癌

D．侵蚀性葡萄胎

E．葡萄胎

67．44 岁女性，近一年来月经欠规则，阴道出血 20 天，进行性头痛 2 个多月，突然偏瘫、失语、失明、抽搐、继之昏迷 3 h，5 年前患过葡萄胎．查：子宫稍大稍软，附件无异常，此病需做以下何种检查以迅速明确诊断

A．脑脊液检查

B．脑血管造影

C．尿妊娠试验

D．宫腔镜

E．诊断刮宫术

68．28 岁已婚妇女，孕 0 产 0，停经 2 月，阴道不规则出血半月，妇科查：阴道出血近月经量，阴道黏膜正常，宫颈蓝，软，子宫增大如孕 4 个月，软，附件（－），尿妊免试验（＋），应诊断为

A．先兆流产

B．双胎妊娠

C．葡萄胎

D．恶性葡萄胎

E．妊娠合并子宫肌瘤

69．葡萄胎刮宫 5 个月，妊免试验呈（＋），肺部已出现转移灶，最大的可能为

A．又一次葡萄胎

B．侵蚀性葡萄胎

C．绒癌

D．宫外孕

E．宫内妊娠

70．25 岁，已婚，停经 2 个月，阴道出血 2 周，下腹坠痛 1 周，晨起排便后剧烈腹痛，伴晕厥，查体：BP 70/40 mmHg，脉弱，下腹部压痛，反跳痛（＋），移动性浊音（＋），阴道有血，宫口松，子宫增大如孕 3 个多月大小，左侧壁压痛明显，附件未触及肿物，但压痛明显，后穹隆穿刺抽出不凝血，尿妊免（＋），应诊为

A．宫外孕

B．子宫肌瘤合并妊娠，先兆流产

C．双胎，先兆流产

D．恶性葡萄胎，破裂

E．宫角妊娠，破裂

71．足月产后，阴道流血达 3 个月之久，近日咯血，子宫稍大，稍软，胸部 X 线片可见右肺有 2 cm 的球形阴影 2 个，尿妊免（＋），可能的诊断是

A．先兆流产

B．葡萄胎

C．绒癌

D．原发肺癌

E．侵蚀性葡萄胎

72．32 岁，2 月前因早孕先兆流产刮宫，诊为葡萄胎，刮宫 2 次，术后一直有少量阴道出血，术后 8 周检查，阴道正常，宫颈软，着色，子宫稍大，软，双侧可触及手拳大囊性包块，可活动，无压痛，尿妊免试验（＋），血 βhCG 250 ~ 500 U/L，应考虑为

A．葡萄胎术后

B．合体细胞内膜炎

C．恶性葡萄胎

D．绒癌

E．先兆流产

73．中期妊娠人工流产后，阴道出血不止，持续至今 3 个多月，近 10 天咯血，子宫稍大，软，X 线片右上肺有直径 3 cm、边缘清楚的球形阴影，尿妊免试验（＋），下述哪种疾病的可能性大

A．慢性子宫内膜炎

B．先兆流产

C．恶性葡萄胎

D．早孕

E．绒癌

74．40 岁女性 4 个月来，月经欠规律，淋漓不止，1 天前突然一过性跌倒，意识丧失，肢体失灵，失语等，几秒钟后恢复。末次妊娠 10 年前，流产刮宫。检查子宫稍大，软，附件无异常，为迅速确诊应行

A．脑脊液检查

B．脑血管造影

C．血 hCG 检查

D．宫腔镜

E．诊断性刮宫

75．已婚女性，停经 2 个半月，阴道出血时多时少，查：子宫增大，如孕 4 个月大小，子宫双侧均可触及直径约 6 cm 囊性包块，表面稍不平，活动，无压痛，尿妊免（+），盆腔包块最可能的诊断为

A．卵巢黄体囊肿

B．卵巢黄素化囊肿

C．输卵管结核包块

D．单纯性卵巢囊肿

E．卵巢转移性肿瘤

【A3/A4 型】

女，28 岁。平时月经规则，停经 60 天，阴道流血 10 天。妇科检查子宫如妊娠 3 个月大，软，无压痛，双侧附件区均触及 5 cm 囊性包块，壁薄，活动好，无压痛。血 hCG 增高明显。

1．最可能的诊断是

A．异位妊娠

B．卵巢巧克力囊肿

C．子宫肌瘤

D．葡萄胎

E．早期妊娠

2．为确诊应首先进行的检查是

A．血清 CAl25 测定

B．盆腔 B 超检查

C．盆腔 CT

D．盆腔 MRI

E．腹部 X 线片

3．合适的治疗是

A．负压吸宫术

B．子宫切除术

C．化学药物治疗

D．放射治疗

E．性激素治疗

女性，25 岁。平时月经规则，3 个月前妇科检查有子宫肌瘤，现停经两个月余，阴道流血 10 天。妇科检查子宫如妊娠 14 周大，软，轻压痛，双侧附件区触及 5 cm 囊性包块，壁薄，活动好，无压痛。血 hCG 增高明显。

4．此例最可能的诊断是

A．宫外孕

B．卵巢巧克力囊肿

C．葡萄胎

D．子宫肌瘤红色变

E．早孕合并子宫肌瘤

5．为确诊应首先进行的检查是

A．B 超

B．血清 CA125 测定

C．盆腔 CT

D．腹部 X 线摄片

E．腹腔镜检查

6．最合适的治疗是

A．立即清宫

B．抗感染治疗

C．腹腔镜

D．宫腔镜

E．性激素治疗

女，35 岁，G2P1。停经 70 天。下腹隐痛、阴道不规则流血 6 天，子宫达脐水平。尿 hCG（+）。

7．首选的辅助检查是

A．盆腔 CT

B．B 超检查

C．血 hCG

D．诊断刮宫

E．PPD 试验

8．该孕妇清宫术后诊断葡萄胎，随访中无需常规进行

A．询问月经情况

B．hCG 定量测定

C．胸部 X 线片

D．定期 B 超检查

E．定期性激素水平测定

女，28 岁。平时月经规律，停经两个月阴道不规则流血 10 余天，偶有轻微阵发性腹痛。妇检子宫如孕 3 个月大小，双附件区均扪及块状物。

9．本例双附件区块物应想到的疾病是

A．输卵管结核

B．输卵管积水

C．卵巢畸胎瘤

D．卵巢纤维瘤

E．卵巢黄素化囊肿

10．治疗方案应是

A．吸宫清除宫腔内容物

B．静脉滴注缩宫素使宫腔内容物排出

C．预防性化疗

D．行子宫切除术

E．行子宫切除术，随后化疗

已婚妇女，32 岁。1 年前曾人工流产并行绝育术，近 3 个月阴道不规则流血。妇科检查：子宫稍大，双附件区未见异常，尿 hCG（＋），胸片见右肺有 1cm 直径的两个阴影，边缘模糊。

11．可能的诊断是

　　A．异位妊娠

　　B．不全流产

　　C．月经失调

　　D．侵蚀性葡萄胎

　　E．绒毛膜癌

12．首选处理应为

　　A．刮宫术

　　B．后穹隆穿刺术

　　C．子宫全切术

　　D．化学药物治疗

　　E．腹腔镜检查

女性，26 岁，产前检查发现子宫肌瘤直径 2cm，足月顺产后，阴道流血淋漓两个月余，前日妇科检查子宫如孕 10 周，均匀增大，血 hCG 阳性。

13．此病例最大可能是

　　A．子宫复旧差

　　B．子宫内膜炎

　　C．滋养细胞疾病

　　D．肌瘤变性

　　E．月经不调

14．为明确诊断应行的检查是

　　A．B 型超声检查

　　B．宫腔镜检

　　C．盆腔 CT

　　D．盆腔磁共振成像

　　E．腹部 X 线片

15．首选的治疗是

　　A．全子宫切除

　　B．全子宫切除＋双附件切除

　　C．抗癌药物治疗

　　D．全子宫切除＋化疗

　　E．广泛性子宫切除

女性，28 岁，平时月经规律，此次停经 50 天，

行人工流产术，术中见绒毛，术后至今已经 3 周余，阴道仍然淋漓出血。4 年前侵蚀性葡萄胎行化疗。妇科检查：子宫丰满，前壁凸出，质软，无压痛，活动好。彩超示前壁肌层有局限丰富血流信号，宫腔内未见有占位病灶。

16．为明确诊断，首选的检查应是

　　A．刮宫

　　B．血清 hCG 测定

　　C．宫腔镜

　　D．腹腔镜

　　E．孕激素撤退试验

17．此例尿 hCG 测定为阳性，最可能的诊断是

　　A．不全流产

　　B．月经不调

　　C．肌壁间子宫肌瘤

　　D．绒毛膜癌

　　E．侵蚀性葡萄胎复发

18．本例行肺 X 线片未见异常，其最佳的治疗方案为

　　A．全子宫＋双附件切除

　　B．全子宫切除＋淋巴清扫

　　C．全身化疗

　　D．B 超下局部注射抗癌药物

　　E．全子宫切除

女，28 岁，葡萄胎清宫术后阴道持续少量流血 3 个月。妇科检查：子宫如妊娠 50 天大小，质软，双侧附件均可触及囊性肿物，大小约 5cm×4cm，活动好，尿 hCG 阳性。盆腔超声示子宫肌层有 1 个 4cm×3cm 不均质回声，血流信号丰富，两侧附件区有囊性低回声包块。

19．该患者最可能的诊断为

　　A．侵蚀性葡萄胎

　　B．不全流产

　　C．早孕合并卵巢囊肿

　　D．绒毛膜癌

　　E．子宫腺肌病合并卵巢囊肿

20．首选的治疗为

　　A．卵巢囊肿切除术

　　B．放射治疗

　　C．子宫病灶切除术

　　D．清宫术

　　E．化学治疗

【B 型】

A．子宫切除

B．肺叶切除术

C．放射治疗

D．生物治疗

E．化疗

1．无生育要求的妊娠滋养细胞低危无转移患

者，在初次治疗时应首选

2．妊娠滋养细胞肿瘤经多次化疗未能吸收的孤立的肺转移耐药病灶应采取

3．妊娠滋养细胞肿瘤大病灶、耐药病灶或病灶穿孔出血时，应在化疗基础上采用

4．肝、脑转移和肺转移耐药病灶的治疗应采用

5．一般妊娠滋养细胞肿瘤低危患者首选

四、简答题

1．简述葡萄胎的处理。

2．简述葡萄胎的随访原则。

3．妊娠滋养细胞肿瘤常见的转移部位有哪些？

4．完全性葡萄胎发生子宫局部侵犯和远处转移的高危因素有哪些？

5．妊娠滋养细胞肿瘤的治疗原则是什么？

6．妊娠滋养细胞肿瘤患者停止化疗的指征是什么？

五、病例分析题

患者，女，25 岁，因"不全流产清宫术后 13 天，阴道淋漓出血，下腹胀痛伴呕吐 1 天"入院。LMP 为 4 个月前。停经 1 个月余开始阴道少许出血，拟诊为不全流产，入当地医院。13 天前行清宫术。病理报告：镜下可见高度增生的滋养细胞，伴有出血坏死。清宫术后查血 hCG 4221U/L。清宫后阴道流血至今。今晨患者突然感下腹绞痛，持续性，伴有恶心、呕吐，急诊收入院。

查体：体温 38.2℃，P 98 次／分，BP 120/70 mmHg。发热病容，心肺阴性，腹部平软，未及包块，无压痛、反跳痛。妇科检查：阴道畅，宫颈光滑，子宫稍大，质地中等，活动可，有压痛。左侧附件可触及囊性包块，直径 5 cm，活动，无压痛。

辅助检查：WBC 12×10^9/L，hCG 5474 U/L

胸部 CT：双肺多发结节；盆腔超声：子宫前位 8 cm×7 cm×5 cm，表面光滑，肌层回声欠均匀，宫腔内可探及不均质回声团，宫底肌层内不均包块，边界不清，血流信号丰富，RI 0.36，左卵巢囊肿，5 cm×5 cm，内有分隔。

(1) 患者入院诊断是什么？

(2) 需要与哪些疾病鉴别诊断？

(3) 患者的治疗原则是什么？

参考答案

一、名词解释

1．gestational trophoblastic disease：妊娠滋养细胞疾病，是一组来源于胎盘绒毛滋养细胞的疾病，包括葡萄胎、侵蚀性葡萄胎、绒毛膜癌和胎盘部位滋养细胞肿瘤。

2．choriocarcinoma：绒毛膜癌，继发于流产、足月产、异位妊娠或葡萄胎的一种绒毛滋养细胞肿瘤，恶性程度高，发生转移早且广泛。组织学特点为滋养细胞高度增生，明显异形，不形成绒毛后水泡状结构，广泛侵入子宫肌层。

3．hydatidiform moll：葡萄胎，因妊娠后胎盘绒毛滋养细胞增生、间质水肿，而形成大小不一的水泡，水泡间借蒂相连成串，形如葡萄，也称水泡状胎块。

4. placental site trophoblastic tumor：胎盘部位滋养细胞肿瘤，胎盘部位滋养细胞肿瘤是指起源于胎盘种植部位的一种特殊类型的滋养细胞肿瘤，主要组织学特点是其几乎完全由中间型滋养细胞组成，无绒毛结构。

5. theca lutein ovarian cyst：卵巢黄素化囊肿，由于大量 hCG 刺激卵巢卵泡内膜细胞发生黄素化而形成的囊肿。

二、填空题

1. 流产　双胎妊娠　剖宫产瘢痕部位妊娠
2. 肺　阴道　盆腔　肝　脑
3. 瘤栓期　脑瘤期　脑疝期

三、选择题

[A1/A2 型]

1. A	2. B	3. E	4. D	5. B	6. D	7. D	8. D	9. B	10. E	11. E	12. C
13. E	14. C	15. D	16. D	17. E	18. D	19. D	20. A	21. D	22. D	23. A	24. C
25. C	26. C	27. D	28. E	29. D	30. E	31. C	32. E	33. C	34. C	35. D	36. B
37. D	38. D	39. A	40. D	41. E	42. B	43. C	44. C	45. C	46. C	47. C	48. A
49. A	50. D	51. A	52. D	53. C	54. C	55. B	56. C	57. E	58. C	59. C	60. B
61. A	62. B	63. C	64. C	65. C	66. D	67. C	68. C	69. C	70. D	71. C	72. C
73. E	74. C	75. B									

[A3/A4 型]

| 1. D | 2. B | 3. A | 4. C | 5. A | 6. A | 7. B | 8. E | 9. E | 10. A | 11. E | 12. D |
| 13. C | 14. A | 15. C | 16. B | 17. D | 18. C | 19. A | 20. E | | | | |

[B 型]

1. A　2. B　3. A　4. C　5. E

四、简答题

1. 葡萄胎一经诊断，应及时清宫，一般选用吸刮术。停经大于 16 周的葡萄胎清宫术应在超声引导下进行。术中，可在充分扩张宫颈管和开始吸宫后使用缩宫素静脉滴注。通常一次刮宫即可刮净葡萄胎组织。若有持续子宫出血或超声提示有妊娠物残留，需要第二次刮宫。每次刮出物，必须送组织学检查。对卵巢黄素化囊肿一般不需处理。预防性化疗和单纯子宫切除不作为常规推荐。对于年龄较大、无生育要求者可行全子宫切除，保留两侧卵巢；对于子宫小于妊娠 14 周大小者，可直接切除子宫，手术后仍需定期随访。

2. 葡萄胎随访内容：①hCG 定量测定：葡萄胎清宫后每周测足一次，直至连续 3 次正常，然后每月测足一次，持续至少半年，再然后每 2 个月测足一次，持续 6 个月，自第一次阴性后共计一年。②每次随访必做 hCG 测定，询问月经是否规则、有无异常阴道出血、有无咳嗽或咯血及其转移灶症状，做妇科检查，定期或必要时做妇科超声检查、胸部 X 线检查或 CT 检查。③随访期间应避孕 6 个月。④推荐避孕套和口服避孕药避孕，不宜选择宫内节育器。

3. 妊娠滋养细胞肿瘤主要经血行播散，转移发生早而且广泛。最常见的转移部位是肺（80%），其次是阴道（30%）、盆腔（20%）、肝（10%）和脑（10%）等。

4. 完全性葡萄胎发生局部侵犯和远处转移的高危因素有：①hCG 大于 100 000 U/L，②子宫明显大于相应孕周，③卵巢黄素化囊肿直径大于 6 cm，④年龄大于 40 岁，⑤重复性葡萄胎。

5. 妊娠滋养细胞肿瘤的治疗原则是采用以化疗为主、手术和放疗为辅的综合治疗。在制订治疗方案以前，必须在明确临床诊断的基础上，根据病史、体征及各项辅助检查的结果，做出正确的临床分期，并根据预后评分将患者评定为低危无转移、低危转移或高危转移，再结合骨髓功能、肝肾功能及全身情况等评估，制订合适的治疗方案。低危患者首选单一药物化疗，高危患者首选联合化疗。

6．低危患者停止化疗的指征是：每周测定血 β-hCG1 次，连续 3 次阴性后再化疗至少 1 个疗程；化疗过程中对 hCG 下降缓慢和病变广泛者再给予 2～3 个疗程化疗。高危患者停止化疗的指征尚不统一，首选推荐化疗持续到 hCG 阴性、症状体征消失和原发和转移灶消失，再巩固 2～3 个疗程方可停药。对有良好依从性的患者也可采用血 β-hCG 阴性后继续化疗 3 个疗程，其中第 1 疗程必须为联合化疗。

五、病例分析题

（1）绒毛膜癌Ⅲ期。

（2）需要与以下疾病鉴别诊断：

1）侵蚀性葡萄胎：继发于葡萄胎清宫术后，术后仍有持续阴道出血，hCG 持续异常，可能出现远处转移。但该疾病只发生于良性葡萄胎后，病理检查有绒毛结构。

2）不全流产：流产后仍有持续性或间歇性阴道出血，妇科检查子宫稍微增大而软，应与绒毛膜癌鉴别。诊断性刮宫病理学结果可与绒癌鉴别。

3）胎盘息肉：产后或流产后仍有持续或间歇性阴道出血，有时大量出血，应与绒癌鉴别。但胎盘息肉形成时间较长，合并感染时，可出现低热，下腹疼痛，白带增多。妇科检查宫口关闭或稍微扩大，子宫压痛可能阳性，血 hCG 阴性。诊断性刮宫结果可与绒癌鉴别。

4）子宫内膜癌：持续或间歇性阴道出血，子宫增大，但内膜癌多见于绝经后女性，血 hCG 阴性，诊断性刮宫可鉴别诊断。

（3）治疗原则以化疗为主，手术和放疗为辅的综合治疗。

根据年龄、上次妊娠情况、距上次妊娠时间、治疗前血 hCG 水平、最大肿瘤大小、转移部位、转移病灶数目、先前失败化疗进行预后评分，根据预后评分将患者分为低危和高危，低危通常包括 ≤ 6 分的Ⅰ～Ⅲ期患者，高危通常包括 ≥ 7 分的Ⅰ～Ⅲ期和Ⅳ期患者；低危患者一般选择单药化疗，甲氨蝶呤、氟尿嘧啶、放线菌素 D 等，高危患者选择联合化疗，国外首选 EMA-CO 方案。该患者预后评分为 5 分，诊断为绒癌Ⅲ期低危。

疗效评估：每一疗程结束后，每周测 hCG，每疗程结束至 18 日内，hCG 下降至少 1 个对数称为有效。

停药指征：hCG 连续 3 次阴性后，低危患者至少需巩固 1 个疗程化疗，对 hCG 下降缓慢和病变广泛者可给予 2～3 个疗程化疗，高危患者继续化疗 3 个疗程。

第三十章 生殖内分泌疾病

思维导图

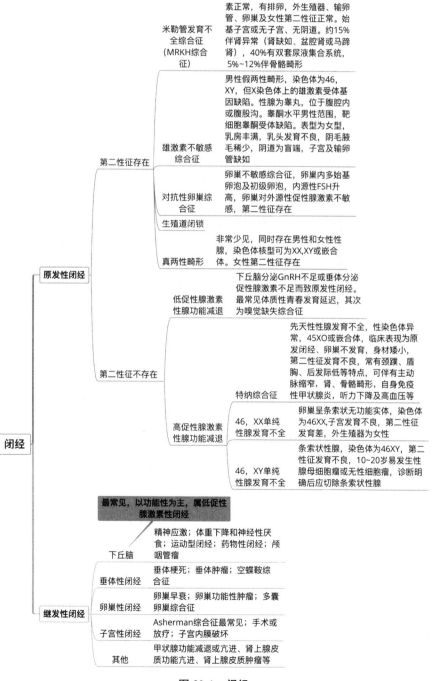

图 30-1 闭经

309

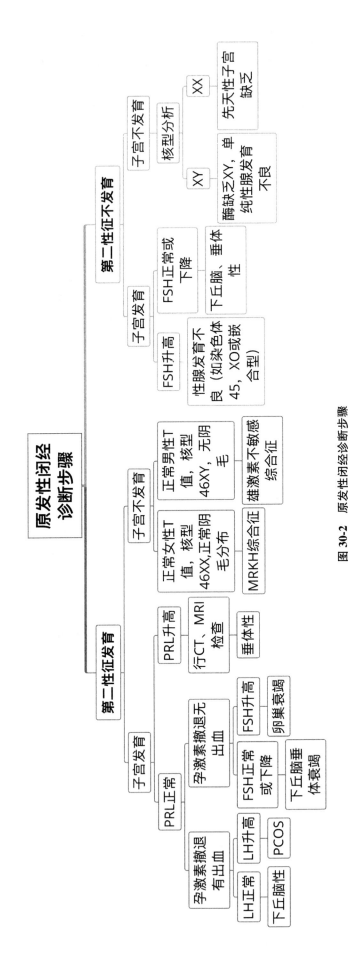

图 30-2　原发性闭经诊断步骤

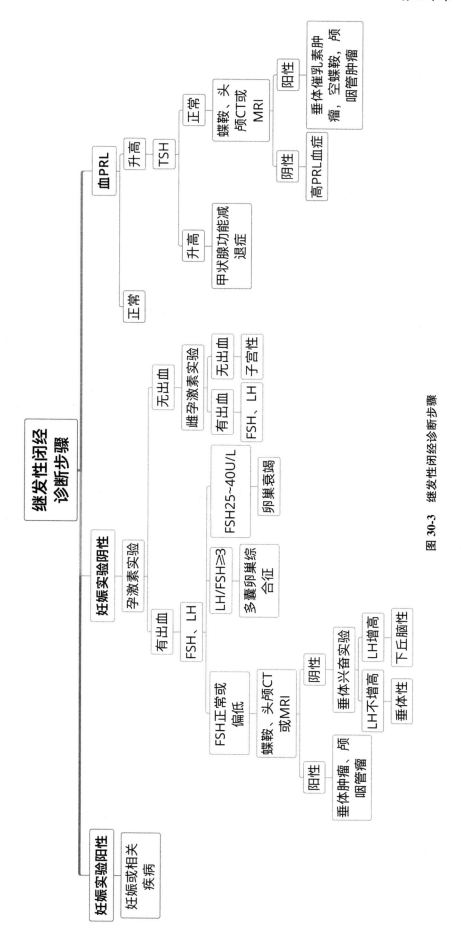

图 30-3 继发性闭经诊断步骤

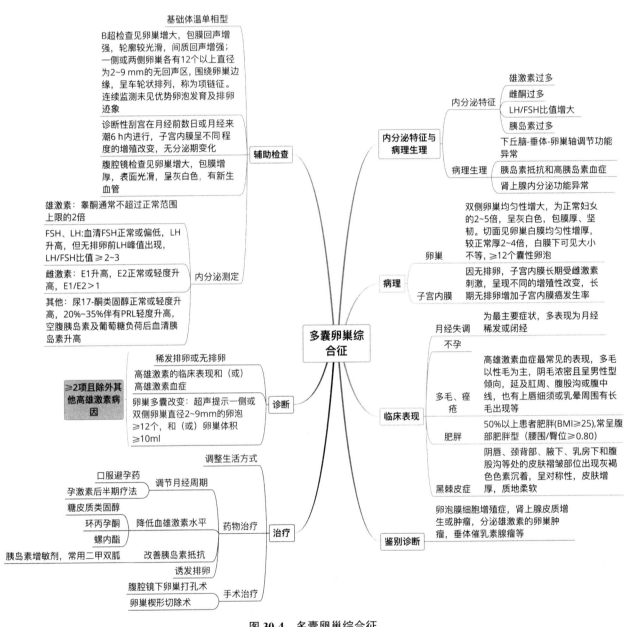

基础体温单相型

B超检查见卵巢增大，包膜回声增强，轮廓较光滑，间质回声增强；一侧或两侧卵巢各有12个以上直径为2~9 mm的无回声区，围绕卵巢边缘，呈车轮状排列，称为项链征。连续监测未见优势卵泡发育及排卵迹象

诊断性刮宫在月经前数日或月经来潮6 h内进行，子宫内膜呈不同程度的增殖改变，无分泌期变化

腹腔镜检查见卵巢增大，包膜增厚，表面光滑，呈灰白色，有新生血管

辅助检查

雄激素：睾酮通常不超过正常范围上限的2倍

FSH、LH:血清FSH正常或偏低，LH升高，但无排卵前LH峰值出现，LH/FSH比值≥2~3

雌激素：E1升高，E2正常或轻度升高，E1/E2＞1

其他：尿17-酮类固醇正常或轻度升高，20%~35%伴有PRL轻度升高，空腹胰岛素及葡萄糖负荷后血清胰岛素升高

内分泌测定

稀发排卵或无排卵

高雄激素的临床表现和（或）高雄激素血症

卵巢多囊改变：超声提示一侧或双侧卵巢直径2~9mm的卵泡≥12个，和（或）卵巢体积≥10ml

诊断

≥2项且除外其他高雄激素病因

调整生活方式

口服避孕药

孕激素后半期疗法

糖皮质类固醇

调节月经周期

环丙孕酮

螺内酯

降低血雄激素水平

胰岛素增敏剂，常用二甲双胍　改善胰岛素抵抗

诱发排卵

腹腔镜下卵巢打孔术

卵巢楔形切除术

手术治疗

药物治疗

治疗

多囊卵巢综合征

内分泌特征与病理生理

雄激素过多

雌酮过多

LH/FSH比值增大

胰岛素过多

内分泌特征

下丘脑-垂体-卵巢轴调节功能异常

胰岛素抵抗和高胰岛素血症

肾上腺内分泌功能异常

病理生理

双侧卵巢均匀性增大，为正常妇女的2~5倍，呈灰白色，包膜厚、坚韧。切面见卵巢白膜均匀性增厚，较正常厚2~4倍，白膜下可见大小不等，≥12个囊性卵泡

卵巢

病理

因无排卵，子宫内膜长期受雌激素刺激，呈现不同的增殖性改变，长期无排卵增加子宫内膜癌发生率

子宫内膜

月经失调　为最主要症状，多表现为月经稀发或闭经

不孕

多毛、痤疮　高雄激素血症最常见的表现，多毛以性毛为主，阴毛浓密且呈男性型倾向，延及肛周、腹股沟或腹中线，也有上唇细须或乳晕周围有长毛出现等

肥胖　50%以上患者肥胖(BMI≥25),常呈腹部肥胖型（腰围/臀位＞0.80)

黑棘皮症　阴唇、颈背部、腋下、乳房下和腹股沟等处的皮肤褶皱部位出现灰褐色色素沉着，呈对称性，皮肤增厚，质地柔软

临床表现

卵泡膜细胞增殖症，肾上腺皮质增生或肿瘤，分泌雄激素的卵巢肿瘤，垂体催乳素腺瘤等

鉴别诊断

图 30-4　多囊卵巢综合征

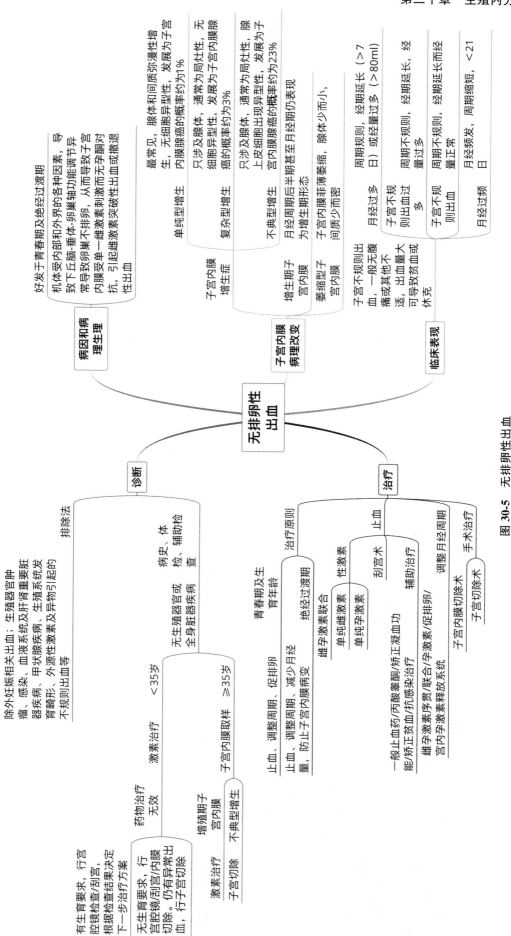

图 30-5 无排卵性出血

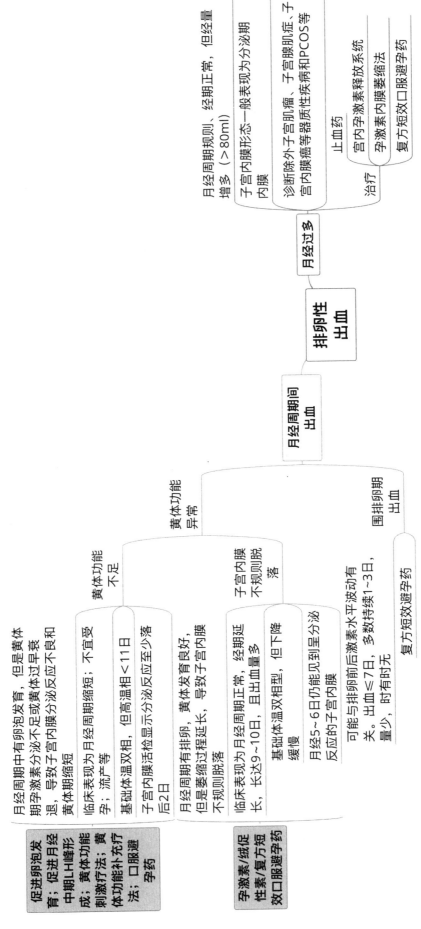

图 30-6　排卵性出血

排卵性出血

月经周期间出血　　月经过多

月经周期间出血

黄体功能异常

黄体功能不足

月经周期中有卵泡发育，但是黄体期分泌激素分泌不足或黄体过早衰退，导致子宫内膜分泌反应和黄体期缩短

临床表现为月经周期缩短；不宜受孕；流产等

基础体温双相，但高温相<11日

子宫内膜活检显示分泌反应至少落后2日

促进卵泡发育；促进月经中期LH峰形成；黄体功能刺激疗法；黄体功能补充疗法；口服避孕药

子宫内膜不规则脱落

月经周期有排卵，黄体发育良好，但是萎缩过程延长，导致子宫内膜不规则脱落

临床表现为月经周期正常，经期延长，长达9~10日，且出血量多

基础体温双相型，但下降缓慢

月经5~6日仍能见到呈分泌反应的子宫内膜

孕激素/绒促性素/复方短效口服避孕药

围排卵期出血

可能与排卵前后激素水平波动有关。出血≤7日，多数持续1~3日，量少，时有时无

复方短效避孕药

月经过多

月经周期规则，经期正常，但经量增多（>80ml）

子宫内膜形态一般表现为分泌期内膜

诊断除外子宫肌瘤、子宫腺肌症、子宫内膜癌等器质性疾病和PCOS等

治疗

止血药

宫内孕激素释放系统

孕激素内膜萎缩法

复方短效口服避孕药

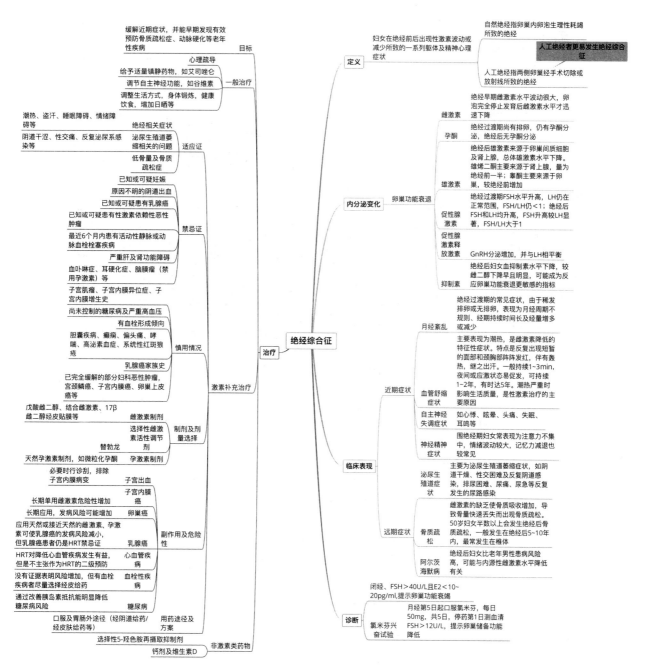

图 30-7　绝经综合征

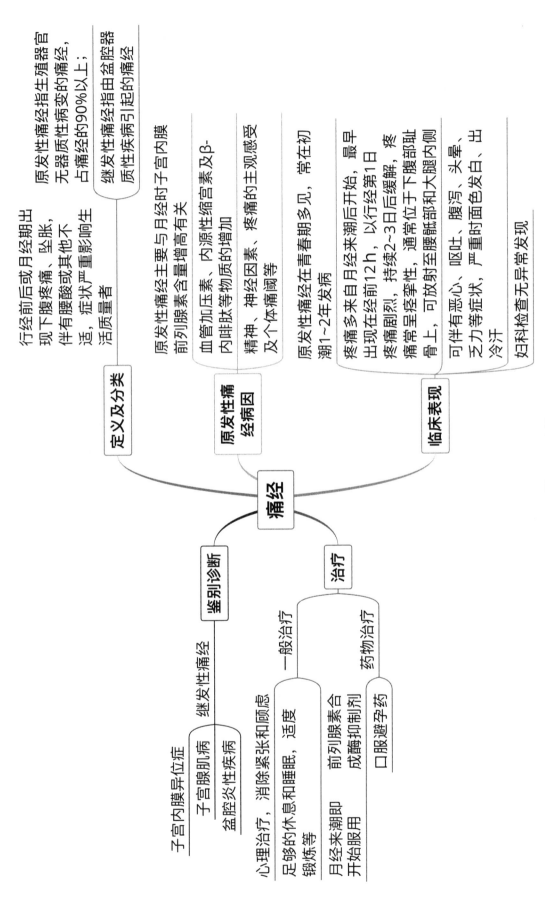

痛经

定义及分类
- 行经前后或月经期出现下腹疼痛、坠胀，伴有腰酸或其他不适，症状严重影响生活质量者
- 原发性痛经指生殖器官无器质性病变的痛经，占痛经的90%以上；
- 继发性痛经指由盆腔器质性疾病引起的痛经

原发性痛经病因
- 原发性痛经主要与月经时子宫内膜前列腺素含量增高有关
- 血管加压素、内源性缩宫素及β-内啡肽等物质的增加
- 精神、神经因素、疼痛的主观感受及个体痛阈等

临床表现
- 原发性痛经往往在青春期多见，常在初潮1~2年发病
- 疼痛多来自月经来潮后开始，最早出现在经前12 h，以行经第1日疼痛剧烈，持续2~3日后缓解，疼痛常呈痉挛性，通常位于下腹部耻骨上，可放射至腰骶部和大腿内侧
- 可伴有恶心、呕吐、腹泻、头晕、乏力等症状，严重时面色发白、出冷汗
- 妇科检查无异常发现

鉴别诊断
- 子宫内膜异位症
- 子宫腺肌病
- 盆腔炎性疾病

治疗
- 一般治疗
  - 心理治疗，消除紧张和顾虑
  - 足够的休息和睡眠，适度锻炼等
- 药物治疗
  - 前列腺素合成酶抑制剂
    - 月经来潮即开始服用
  - 口服避孕药

图 30-8　痛经

试　题

一、名词解释

1．Sheehan's syndrome　2．Basal body temperature，BBT　3．药物性刮宫　4．Perimenopause period
5．Asherman syndrome　6．Polycystic ovarian syndrome，PCOS　7．Premenstrual syndrome
8．Dysmenorrhea

二、填空题

1．引起子宫性及下生殖道性闭经的常见疾病有_____、_____、_____、_____。
2．为了解卵巢功能可以做的检查有_____、_____、_____、_____。
3．原发性闭经是指妇女年满____岁、女性第二性征已发育、月经尚未来潮，或年龄超过____岁、尚无女性第二性征发育者。继发性闭经指正常月经建立后月经停止____个月，或按自身原来月经周期计算停经____个周期以上者。

三、选择题

【A1/A2 型】

1．最简便可靠的子宫性闭经的诊断方法是
　　A．子宫输卵管碘油造影
　　B．阴道涂片
　　C．雌、孕激素试验
　　D．雌激素试验
　　E．诊断性刮宫

2．卵巢性闭经患者，体内垂体促性腺激素水平
　　A．增加
　　B．减少
　　C．波动很大
　　D．持续下降
　　E．极低

3．未婚妇女闭经，为了了解卵巢功能，下述哪种检查简便、易行
　　A．阴道细胞学涂片
　　B．内膜活检
　　C．基础体温测定
　　D．宫颈黏液测定
　　E．血尿中激素测定

4．氯米芬的促排卵作用是
　　A．促垂体分泌黄体生成素
　　B．促垂体分泌卵泡刺激素
　　C．具卵泡刺激素及黄体生成素作用
　　D．与雌激素在下丘脑争夺受体
　　E．促进下丘脑释放促性腺激素

5．更年期功能性子宫出血的激素变化是
　　A．LH 水平低
　　B．FSH 水平低
　　C．FSH 及 LH 均低
　　D．FSH 及 LH 均高
　　E．孕激素水平高

6．以下哪项激素的合成和分泌受促性腺激素释放激素的控制
　　A．催乳素
　　B．肾上腺素
　　C．促甲状腺素释放激素
　　D．LH
　　E．雌激素和孕激素

7．停经一段时间子宫出血量多，月经前查子宫黏液呈羊齿状结晶。应诊断为
　　A．无排卵型子宫出血
　　B．有排卵子宫出血
　　C．不完全流产
　　D．子宫内膜结核
　　E．生殖器结核

8．闭经患者，测血中的 FSH 水平 > 40 IU/L，应诊断为
　　A．垂体性闭经
　　B．子宫性闭经
　　C．卵巢性闭经
　　D．下丘脑性闭经
　　E．甲状腺疾患引起闭经

9．关于无排卵性功血，下列叙述错误的是

A．多见于青春期及更年期

B．基础体温呈单相型

C．周期短，规律且经量多少不定

D．月经中期缺 LH 高峰

E．月经前刮宫，内膜为增生期

10．功血时候用性激素止血，下列叙述不正确的是

A．雌激素可用于黄体萎缩不全

B．内膜增生过长可采用孕激素

C．更年期止血可用雄激素

D．无排卵型功血萎缩型内膜可用激素

E．无排卵型功血可用氯米芬促排卵达到止血目的

11．下述哪项不符合黄体功能不全

A．常不孕和流产

B．月经周期短，经量过多

C．基础体温双相

D．月经周期第 20 天，血中孕激素水平大于 15.9 nmol/L

E．月经周期的第 26 天进行子宫内膜活检提示分泌不良

12．卵巢早衰的定义是

A．绝经早于 45 岁

B．绝经早于 40 岁

C．绝经早于 50 岁

D．绝经早于 42 岁

E．绝经早于 35 岁

13．骨质疏松症的诊断标准是

A．骨密度（BMD）低于正常年轻人均值的 2.5 个标准差

B．骨密度（BMD）低于正常年轻人均值的 2.0 个标准差

C．骨密度（BMD）低于正常年轻人均值的 1.5 个标准差

D．骨密度（BMD）低于正常年轻人均值的 2.5 个标准差，且发生过非创伤性骨折

E．骨密度（BMD）低于正常年轻人均值的 1.0 个标准差

14．绝经后子宫内膜厚度应该低于多少厘米

A．1.0

B．0.8

C．0.4

D．0.3

E．0.1

15．HRT 的益处不包括

A．缓解围绝经期症状

B．预防骨质疏松症

C．避孕

D．治疗老年性阴道炎

E．改善血脂构成

16．PCOS 患者行促排卵治疗的首选药物是

A．HMG

B．HCG

C．GnRHa

D．氯米芬

E．FSH

17．继发性痛经的特点不包括

A．初潮后数年发病

B．常伴月经过多、不孕

C．妇科检查有异常

D．多于初潮 1～2 年内发病

E．多有 IUD 或盆腔炎性疾病史

18．下列说法错误的是

A．原发性痛经青春期多见

B．前列腺素合成酶抑制剂可用于治疗痛经

C．痛经下腹痛可放射至腰骶部和大腿内侧

D．原发痛经妇科检查无异常发现

E．无排卵增生期子宫内膜易发生痛经

19．经前期综合征的特点不包括

A．多出现于月经前 1～2 周，月经来潮后迅速减轻直至消失

B．可有躯体症状

C．可有行为改变

D．症状周期性反复出现

E．必须用精神类药物

20．下列不属于更年期综合征的是

A．生殖器官逐渐萎缩

B．阴道分泌物增多

C．尿频、尿失禁

D．潮红、潮热、出汗

E．阵发性心动过速

21．无排卵性功能失调性子宫出血患者诊刮的子宫内膜不会出现

A．萎缩型子宫内膜

B．复杂型增生子宫内膜

C．增生期子宫内膜

D．分泌期子宫内膜

E．不典型增生子宫内膜

22．子宫内膜癌的癌前病变是

A．萎缩型子宫内膜

B．复杂型增生子宫内膜

C．单纯型增生型子宫内膜

D．不典型增生型子宫内膜

E．增生期子宫内膜

23．51 岁女性，月经半天，量时多时少，服用甲睾酮治疗无效，此次月经量特别多，致面色苍白，心慌，宜采取何种紧急措施止血

A．黄体酮

B．双合激素（雌、孕激素）

C．雌激素

D．诊断性刮宫

E．子宫切除术

24．25 岁，原发不孕，月经周期极不规则，妇科检查：无异常，基础体温高温相持续 7 天，应诊断为

A．黄体功能不全

B．无排卵性功血

C．黄体萎缩不全

D．有排卵性功血

E．以上都不是

25．39 岁，孕 3 产 1，自然流产后出现月经不净 10 天，基础体温高温相持续 15 天，月经第 5 天刮宫，内膜活检可见少量分泌期子宫内膜，应诊断为

A．无排卵型月经

B．黄体发育不全

C．黄体萎缩不全

D．更年期月经紊乱

E．不全流产

26．30 岁，孕 4 产 1，人流后 4 个月，无月经来潮，子宫大小正常，用雌 - 孕激素序贯疗法治疗无撤退性出血，最大可能是

A．卵巢性闭经

B．子宫性闭经

C．垂体性闭经

D．下丘脑性闭经

E．妊娠

27．28 岁，闭经两年，黄体酮试验阴性，雌激素试验阳性，垂体兴奋试验：LH 为注药

前的 3 倍，请问此患者为下述哪种闭经

A．子宫性

B．卵巢性

C．垂体性

D．下丘脑性

E．大脑皮层功能失调

28．35 岁女性，孕 1 产 0，既往月经规律，但是 1 年以来经期持续时间延长，经量不多，伴腰痛，末次月经 19 天至今未净，以下哪项诊断可能性最小

A．子宫肌瘤

B．无排卵型功血

C．有排卵型功血

D．宫内节育器

E．子宫内膜炎

29．48 岁女性，孕 2 产 1，近 2 年来月经周期混乱，经量时多时少，最近闭经 2 个月后阴道淋漓出血半个多月来诊，以下检查哪项结果可考虑有排卵型功血

A．子宫正常大小，双附件压痛、增厚

B．子宫口松软，有活动出血

C．B 超提示子宫内膜厚

D．尿 hCG 阴性

E．BBT 呈双相

30．15 岁女中学生，无性生活，月经周期 7～10 天 /20～45 天，量多，上次月经持续 10 多天未净，量多，基础体温呈"单相"型，下述哪项治疗最不合适

A．诊断性刮宫

B．止血药物

C．口服避孕药

D．孕激素撤退

E．雌 - 孕激素序贯疗法

31．35 岁已婚妇女，近 3 年月经 10～15 天 /30～32 天，经量时多时少，基础体温呈不典型双相型，为明确诊断需要施行刮宫术，手术时间应安排在

A．月经来潮前一周

B．月经来潮 12 h 内

C．月经来潮 24 h 内

D．月经第 3 天

E．月经第 5 天

32．女性，20 岁，以往月经正常，4 个月来因升学考试，精神极紧张，从此不来月经，

黄体酮试验阳性，应该诊断为何种闭经

A．卵巢性

B．下丘脑性

C．子宫性

D．垂体肿瘤

E．其他内分泌性闭经

33．患者，32岁，闭经3年，以往月经稀发，3～4个月一次，经检查阴道涂片，雌激素水平高度低落，黄体酮试验（−），雌激素（+），查血中FSH 50 IU/L，此诊断为哪一类闭经

A．卵巢性

B．下丘脑性

C．子宫性

D．垂体肿瘤

E．其他内分泌性闭经

34．24岁原发闭经患者，身高1.34 m，第二性征未发育，有颈蹼，肘外翻，生殖器幼稚型别，可能的诊断是

A．先天性子宫发育不全

B．侏儒症

C．特纳综合征

D．21三体综合征

E．47XXX超雌综合征

E．绝经早于35岁

35．47岁，女性。绝经2年，潮热、盗汗明显，焦虑、抑郁、烦躁，希望有月经样定期出血。体检乳腺、妇科及肝肾功能、血脂均正常。最适宜建议患者采取以下哪种治疗方法

A．口服雌激素

B．口服孕激素

C．口服避孕药

D．雌孕激素连续联合方案HRT

E．雌孕激素连续序贯方案的HRT

36．60岁，绝经15年。阴道干燥，性交极其困难，反复患老年性阴道炎。体检除老年性阴道炎外，乳腺、妇科及肝肾功能、血脂均正常。最适宜建议患者采取以下哪种治疗方法

A．经阴道使用的HRT

B．经皮肤吸收的HRT

C．口服的HRT

D．顺其自然

E．阴道润滑剂

37．患者，女，51岁，孕2产1，自诉经期紊乱2年余，偶感潮热、眩晕。妇科检查子宫稍小，其余正常。下列诊断最有可能的是

A．黄体功能不足

B．排卵期功血

C．更年期综合征

D．神经衰弱

E．黄体萎缩延迟

38．30岁，女性，有产后大出血、休克史，继之出现闭经，生殖器萎缩，脱发、乏力，考虑闭经的原因是

A．丘脑性闭经

B．垂体性闭经

C．卵巢性闭经

D．子宫性闭经

E．阴道横膈

39．女性，14岁，12岁月经初潮，现停经2月，阴道流血22天，无腹痛，尿hCG阴性，可能的诊断是

A．先兆流产

B．难免流产

C．不完全流产

D．无排卵性异常子宫出血

E．宫外孕

40．女，34岁，产后6年，经量进行性减少，现闭经半年，泌乳3个月，首选的检查是

A．孕激素试验

B．雌激素

C．PRL

D．蝶鞍CT

E．FSH

41．女，43岁，近2～3年月经不调，表现为周期延长，经量增多且淋漓不净。此次停经3个月，阴道流血10余天，量多，给予诊刮止血，刮出物病理学检查为子宫内膜复杂型增生。最可能的诊断是

A．无排卵性异常子宫出血

B．黄体功能不足

C．子宫内膜不规则脱落

D．子宫内膜炎

E．子宫内膜癌前病变

42．女，15岁。自初潮以来出现经期下腹痛，

持续 2 ~ 3 天缓解，伴恶心、呕吐。肛查：子宫正常大小，双附件（－），应诊断为

A．原发性痛经

B．继发性痛经

C．子宫内膜异位症

D．子宫内膜炎

E．子宫腺肌症

43．女，63 岁，绝经 10 年，阴道不规则流血 1 月。乳腺癌术后 5 年，一直用他莫昔芬治疗。妇科查体：宫颈光滑，子宫体正常大小，双附件（－）。首选的辅助检查是

A．B 型超声检查

B．肿瘤标志物检查

C．性激素测定

D．阴道分泌物检查

E．宫颈细胞学检查

44．女性，15 岁，月经周期 20 ~ 60 天，经期持续 7 ~ 15 天不等，量时多时少，伴有血块。此次月经来潮持续 15 天，量较多，应选择的止血方法是

A．诊断性刮宫

B．黄体酮肌内注射 5 天

C．氨甲环酸（氯米芬）治疗 5 天后加用孕激素

D．止血环酸治疗 2 周后可加用孕激素

E．大剂量雌激素、止血后逐渐减量，2 周后加用孕激素

45．女，38 岁，经产妇，近半年经期 8 ~ 10 天，周期正常，经量多。妇科检查子宫前位，常大，无压痛，双附件（－），基础体温双相，分段诊刮未见异常，恰当的处理是

A．口服氯米芬（克罗米芬）

B．下次月经前 10 ~ 14 日开始，每日口服地屈孕酮 10 mg bid，连服 10 日

C．肌内注射 HMG

D．经前 7 天肌内注射黄体酮

E．月经干净后肌内注射黄体酮

46．女，32 岁，婚后 5 年不孕，月经周期延长，随后闭经 1 年。查体：身高 160 cm，体重 66 kg，挤压乳房有溢乳，检查 PRL 25 μg/L。最可能的诊断是

A．多囊卵巢综合征

B．单纯肥胖

C．月经不调

D．闭经泌乳综合征

E．卵巢早衰

【B 型】

A．雌孕激素序贯试验阳性

B．雌孕激素序贯试验阴性

C．E2 > 20 mg/ml

D．FSH、LH 均 < 5IU/L

E．FSH > 40IU/L

1．子宫性闭经的特点是

2．下丘脑性闭经的特点是

3．卵巢性闭经的特点是

A．雌 - 孕激素序贯疗法

B．雌 - 孕激素联合疗法

C．绒毛膜促性腺激素促排卵

D．孕激素疗法

E．雄激素疗法

4．调整月经周期，适用于更年期功血的是

5．调整月经周期，适用于青春期功血的是

6．调整月经周期，适用于生育期功血的是

A．PRL > 50 ug/L

B．LH/FSH > 3

C．LH、FSH 均 < 5IU/L

D．E2 < 20 ng/ml，FSH > 40IU/L

E．五项激素均正常

7．最支持 Asherman 综合征的诊断为

8．最支持 PCOS 的诊断为

9．最支持卵巢早衰的诊断为

A．选择性 5- 羟色胺再摄取抑制剂

B．钙剂

C．维生素 D

D．组织选择性雌激素活性调节剂

E．外用雌激素软膏

10．改善血管舒缩功能失调症状和精神神经症状的是

11．减少骨质丢失的是

12．有利于钙质吸收的是

13．反复老年性阴道炎，阴道萎缩、干燥、性交困难的是

四、问答题

1. 检查卵巢功能的方法有几种?
2. 多囊卵巢综合征（PCOS）的临床表现有哪些?
3. 试述无排卵性功血的发病机制?
4. 绝经综合征常见的症状有?（5 条以上）

参考答案

一、名词解释

1. Sheehan's syndrome：席汉综合征，常常发生在产后、流产后大出血休克，至垂体的血管栓塞，组织缺血坏死，随之出现性腺及其他内分泌腺功能减退的症状，如闭经、生殖道萎缩、性欲减退、毛发脱落、消瘦、怕冷、无力等症状。

2. basal body temperature，BBT：基础体温，指经过 6 ~ 8 h 睡眠，醒后尚未进行任何活动之前口表所测得的体温，可以反映静息状态下的能量代谢水平。

3. 药物性刮宫：孕激素使增生期或增生过长的子宫内膜变为分泌期，于停药后 3 ~ 5 个工作日子宫内膜脱落，形成撤退性出血。这种内膜脱落较为彻底，称为药物性刮宫。

4. perimenopause period：围绝经期，指从出现与绝经有关的内分泌、生物学和临床特征至绝经 1 年内的时期。

5. Asherman syndrome：Asherman 综合征，由人工流产刮宫过度或产后、流产后出血刮宫损伤引起，尤其当伴有子宫内膜炎时，导致宫腔粘连或闭锁而闭经。

6. polycystic ovarian syndrome，PCOS：是一种生殖功能障碍与代谢紊乱综合征，以不排卵或稀发排卵、雄激素过多和胰岛素抵抗为特征，是生育期妇女月经紊乱的常见原因。

7. premenstrual syndrome：经前期综合征，是指反复在黄体期出现的周期性以躯体、精神症状为特征的综合征，月经来潮后，症状自然消失。

8. dysmenorrhea：痛经，是指行经前后或月经周期出现下腹部疼痛、坠胀，伴有腰酸或其他不适，症状严重时可影响生活质量，分为原发性痛经和继发性痛经，原发性痛经为生殖器官无器质性病变的痛经。

二、填空题

1. MRKH 综合征　雄激素不敏感综合征　宫腔粘连　下生殖道发育异常
2. BBT　性激素水平　AMH　超声
3. 16　14　6　3

三、选择题

【A1/A2 型】

1. C　2. A　3. C　4. D　5. D　6. D　7. A　8. C　9. C　10. E　11. D　12. B
13. A　14. C　15. C　16. D　17. D　18. E　19. E　20. B　21. D　22. D　23. D　24. A
25. C　26. B　27. D　28. B　29. E　30. A　31. A　32. B　33. A　34. C　35. E　36. A
37. C　38. B　39. D　40. C　41. A　42. A　43. A　44. E　45. B　46. D

【B 型】

1. B　2. D　3. E　4. B　5. A　6. C　7. E　8. B　9. D　10. A　11. B　12. C　13. E

四、简答题

1.（1）阴道穹隆的脱落上皮细胞学检验。
（2）子宫颈黏液结晶检验。

（3）基础体温测定。

（4）直接测血内性激素含量。

2．PCOS 的临床表现有：

（1）月经失调。

（2）不孕。

（3）多毛、痤疮。

（4）肥胖。

（5）黑棘皮症。

3．无排卵性功血好发于青春期和绝经过渡期，也可发生在生育年龄。各种原因导致的子宫内膜受单一雌激素刺激而无黄体酮（孕酮）对抗，引起雌激素突破性出血或撤退性出血。

4．绝经综合征常见的症状有：

（1）月经紊乱。

（2）血管舒缩症状：超潮热、多汗。

（3）自主神经失调症状：如心悸、眩晕、头痛、失眠、耳鸣。

（4）神经精神症状：如易怒、焦虑、情绪低落、抑郁等。

（5）泌尿生殖道症状：主要表现为泌尿生殖道萎缩症状，出现阴道干涩、性交困难及反复阴道、泌尿系感染，排尿困难等。

（6）骨质疏松。

第三十一章　不孕症和辅助生殖技术

思维导图

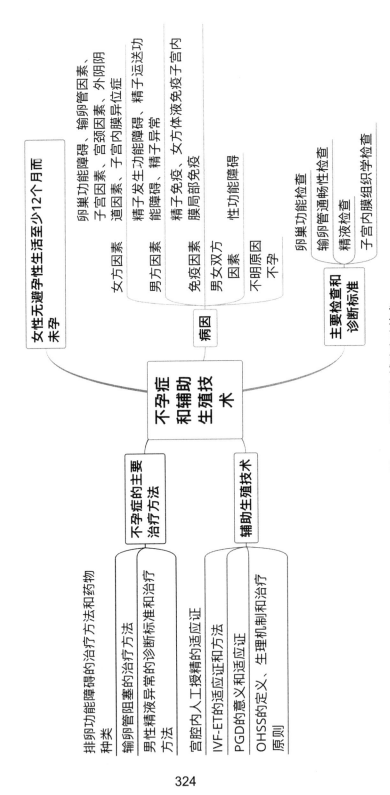

图 31-1　不孕症和辅助生殖技术

试　题

一、名词解释

1．preimplantation genetic diagnosis　2．ovarian hyperstimulation syndrome　3．infertility
4．*in vitro* fertilization and embryo transfer

二、填空题

1．IVF-ET 的适应证为_____、_____、_____、_____、_____、_____。

2．卵巢储备能力的检查方法包括_____、_____、_____。

3．辅助生殖技术的并发症主要包括_____、_____、_____。

4．女性不孕的主要原因是_____、_____，其他原因还有_____、_____、_____。

5．男性不育的主要因素是_____和_____。

6．ART 包括_____、_____、_____、_____等。

三、选择题

【A1/A2 型】

1．在我国引起输卵管阻塞导致女性不孕的常见主要因素是
A．输卵管炎症
B．输卵管畸形
C．子宫内膜异位症
D．子宫肌瘤压迫
E．生殖器结核

2．体外受精 - 胚胎移植技术治疗不孕，下面叙述不是其临床适应证的是
A．输卵管性不孕
B．原因不明的不孕症
C．子宫内膜异位症
D．无排卵性功血
E．男性因素不孕

3．下面叙述不是体外受精 - 胚胎移植技术（IVF-ET）常见并发症的是
A．卵巢过度刺激综合征
B．早产
C．异位妊娠
D．多胎妊娠
E．流产

4．体外受精 - 胚胎移植技术（IVF-ET）的主要步骤，不包括
A．促进与监测排卵
B．取卵
C．体内受精

D．胚胎移植
E．移植后处理

5．下列不属于辅助生殖技术的是
A．IUI
B．IVF-ET
C．ICSI
D．OHSS
E．PGD

6．32 岁女性，结婚 2 年不育，月经周期规律，但间隔时间短，欲检查有无黄体功能障碍，下列检查对诊断无帮助的是
A．子宫内膜检查（月经前）
B．测基础体温
C．分析以往月经周期长短
D．测血清雌激素水平
E．测血清孕酮水平

7．女性 28 岁，结婚 3 年不孕，下面叙述不能证明有排卵的是
A．分泌期子宫内膜
B．基础体温升高呈双相型
C．妊娠
D．血孕酮水平
E．有月经发生

8．25 岁女性，IVF-ET 后 10 天，出现恶性、呕吐、尿少、腹胀症状，尿 hCG 呈阳性，下列处理错误的是

A．继续黄体支持

B．输胶体液扩容

C．呋塞米利尿

D．超声检查腹水情况和卵巢直径

E．检查肝肾功能

9．25岁夫妇，未避孕未孕2年，男方检查未见明显异常，女方检查输卵管通畅，PCOS，月经不规律，下列辅助生殖技术应建议选择

A．IVF-ET

B．ICSI

C．IUI

D．促排卵治疗 +IUI

E．PGD

10．对于男方严重少精子症的夫妇，下列治疗应选择

A．IUI

B．IVF-ET

C．ICSI

D．PGD

E．PGS

四、简答题

1．简述 IVF-ET 的主要步骤。

2．简述排卵障碍的类型。

参考答案

一、名词解释

1．preimplantation genetic diagnosis：胚胎植入前遗传学诊断技术，也称是第三代"试管婴儿"技术。是指从卵母细胞或受精卵取出极体或从植入前阶段的胚胎取出 1 ~ 2 个卵裂球或多个滋养层细胞进行特定的遗传学性状的检测，然后据此选择合适的胚胎进行移植的技术。

2．ovarian hyperstimulation syndrome（OHSS）：卵巢过度刺激综合征，它是诱发排卵过程中较常见的并发症，严重者可引起血液浓缩、胸腹水、肝肾功能损坏、血栓形成、成人呼吸窘迫综合征。在诱发排卵过程中必须严密监测，预防并积极治疗 OHSS。

3．infertility：不孕症，育龄夫妇性生活正常且未采取任何避孕措施，一年以上未能受孕者成为不孕症，分为原发不孕和继发不孕。

4．in vitro fertilization and embryo transfer：体外受精 - 胚胎移植技术，指从女性体内取出卵子，在体外培养与精子结合，再将发育到一定时期的胚胎移植到女性子宫内，使其着床发育成胎儿的全过程，通常称为试管婴儿。

二、填空题

1．输卵管梗阻性不孕　排卵障碍　子宫内膜异位症　男方少弱精子症　不明原因不孕　免疫性不孕

2．基础激素水平测定　基础窦卵泡数目测定　AMH 检测

3．OHSS　多胎妊娠　周围脏器损伤

4．排卵障碍　输卵管因素　子宫因素　子宫颈因素　阴道因素

5．生精因素　排精因素

6．人工授精　IVF-ET　ICSI　PGD

三、选择题

[A1 /A2 型]

1．A　2．D　3．B　4．C　5．D　6．D　7．E　8．C　9．D　10．C

四、简答题

1. IVF-ET 的主要步骤包括：①术前准备，②控制性超促排卵，③取卵，④体外受精，⑤胚胎移植，⑥黄体支持，⑦随诊结局。

2. 排卵障碍的类型包括：①中枢系统性无排卵，②下丘脑性无排卵，③垂体性无排卵，④卵巢性无排卵，⑤卵泡黄素化不破裂综合征，⑥全身其他内分泌异常导致的排卵障碍。

第三十二章 计划生育

思维导图

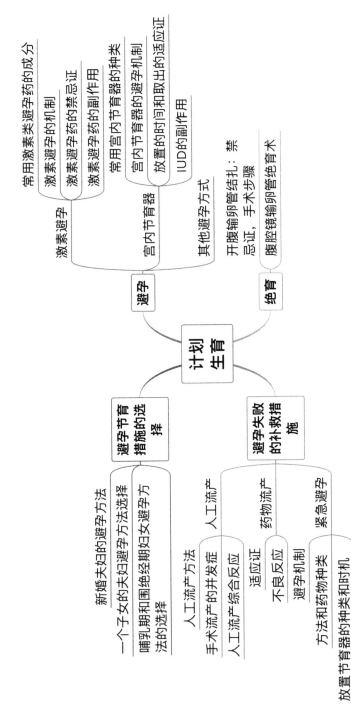

图 32-1 计划生育

试　题

一、名词解释

1．intrauterine device　2．emergency contraception　3．Asherman's syndrome

4．cesarean scar pregnancy，CSP

二、填空题

1．宫内节育器放置的时间应该在＿＿＿＿＿＿＿，主要副作用有＿＿＿＿＿＿＿、＿＿＿＿＿＿＿。

2．中期引产可能出现的严重并发症包括＿＿＿＿＿＿、＿＿＿＿＿＿＿、＿＿＿＿＿＿＿、＿＿＿＿＿＿＿。

3．短效避孕药由＿＿＿和＿＿＿类药物构成，紧急避孕药由＿＿＿＿＿类药物构成

4．人工流产综合反应出现心率减慢时，静脉注射＿＿＿＿＿＿效果满意

5．紧急避孕的机制是＿＿＿＿＿＿＿＿＿＿和＿＿＿＿＿＿＿＿＿或＿＿＿＿＿＿＿＿。

三、选择题

【A1/A2 型】

1．28 岁，生育 1 名女孩 3 岁，平时月经量多，有轻度贫血，用工具避孕失败，怕再次妊娠，应选用何种最佳避孕措施

　　A．IUD

　　B．阴茎套

　　C．短效口服药

　　D．长效避孕针 Depo-provera

　　E．皮下埋植

2．中期妊娠钳夹时患者突有烦躁、寒战、呕吐咳嗽，继之呼吸困难，发绀、心率快，血压迅速下降，首先考虑

　　A．人流综合征

　　B．子宫穿孔

　　C．羊水栓塞

　　D．人流后感染

　　E．宫腔粘连

3．早孕 50 天行电吸人流术，吸宫后 3 周阴道出血不净、量多，伴下腹痛，尿妊免可疑阳性，首先应考虑

　　A．宫腔粘连

　　B．再次妊娠

　　C．人流不全

　　D．排卵推迟

　　E．异位妊娠

4．30 岁已婚妇女，闭经 1 年半，闭经半年时曾注射黄体酮 5 天，有阴道出血 4 天，以往月经 2 ～ 3 个月一次。妇科检查无异常，黄体酮试验（－），雌激素试验阳性，垂体兴奋试验静脉注射 LH-RH50 μg，注射后半小时血 LH 值较注射前增高 3 倍，应诊断为

　　A．子宫性闭经

　　B．下丘脑部闭经

　　C．垂体性闭经

　　D．卵巢性闭经

　　E．其他内分泌腺紊乱

5．女性 30 岁，人流后月经 9 ～ 12/22 ～ 24 天，量较多，怀疑黄体功能不正常，用药时间应选在

　　A．预计月经来潮前

　　B．月经来潮后

　　C．经后 5 天开始

　　D．排卵期

　　E．月经干净后

6．15 岁女中学生，月经周期 7 ～ 10/20 ～ 45 天，量多，上次月经持续 10 多天未净，量多，基础体温呈"单相"型，无性生活，下述治疗较合适的是

　　A．诊断性刮宫术

　　B．止血药物

　　C．雄激素

　　D．月经后半期添加孕激素

　　E．雌激素，孕激素序贯疗法

7．未婚女性，19 岁，原发性闭经，乳房发育正常，外阴部未见异常，肛诊触及子宫，两

侧附件未触及，给予激素试验结果是：给予孕酮未引起子宫出血，再给雌激素 - 孕序贯法，也未引起子宫出血，请指出功能异常的部位在下述哪一项

A．丘脑下部

B．垂体

C．肾上腺

D．卵巢

E．子宫

8．48 岁已婚妇女，停经 2 个月后阴道出血，出血量初如月经以后增多，顺腿流，已有 2 天不能起床，盆腔检查子宫如经产大小。最好的止血方法是以下哪项？

A．给予 Vitk、Vic、安洛血及酚磺乙胺（止血敏）等

B．诊断性刮宫

C．妇康片

D．丙酸睾丸酮

E．人工周期

9．剖宫产术后 10 年未怀孕。此次月经干净 3 天来放环，术中突发下腹痛及阴道流血

A．人流不全

B．宫外孕

C．子宫穿孔

D．不全流产

E．葡萄胎

10．一位 30 岁妇女，放置宫内避孕器 3 年，月经周期规律，经期 7～10 天，近 10 余天阴道淋漓出血，伴轻微下腹痛，无停经史，血 hCG 为 1200 mIU/ml，未做其他检查，则进一步检查措施，下列叙述不属于必要措施的是

A．腹腔镜检查

B．诊刮

C．B 超盆腔检查

D．血雌激素水平测定

E．盆腔内诊

11．最适于进行输卵管结扎术的时间是

A．正常月经干净后 15 天

B．正常产后 10 天．难产后 72 天

C．人流后 35 天

D．月经后 3～7 天

E．月经前 3～7 天

12．妊娠 80 天施行钳刮术时，出血量多，此时可立即采取的措施是

A．注射催产素

B．注射止血剂

C．输液输血

D．迅速清除妊娠物

E．按摩子宫

13．吸宫后闭经伴周期性腹痛，最有可能的原因是

A．人流综合征

B．子宫穿孔

C．羊水栓塞

D．人流后感染

E．宫腔粘连

14．下列避孕方法中失败率最低的是

A．安全期避孕

B．按规定口服避孕药

C．使用避孕套

D．使用避孕隔膜

E．放置宫内节育器

15．下列情况可行人工流产吸宫术的是

A．妊娠 14 周

B．急性生殖道炎症

C．各种慢性疾病的急性期

D．手术当天体温超过 37.5℃，1 h 后再测仍高者

E．妊娠剧吐

16．妊娠 120 天，需终止妊娠，最常用的方法是

A．钳刮术

B．负压吸引术

C．天花粉肌内注射

D．催产素静脉滴注

E．雷凡诺尔羊膜腔内注射

17．25 岁未婚女子，早孕行药物流产，情况不明，此后阴道淋漓出血，出血 40 天不净，应首选的检查是

A．诊刮

B．血常规化验

C．盆腔检查

D．尿妊娠试验

E．血 hCG 测定

18．人工流产综合征反应发生的主要原因是

A．受术者高度精神紧张：

B．受术者有心脏病

C．人流术中出血过多

D．人流术中对子宫或宫颈局部刺激引起迷走神经反应

E．手术吸宫不全

19．30岁妇女，带环3年，停经40天后阴道不规则出血20余天，有轻微下腹痛，下面哪种疾病可能性最低

A．宫外孕

B．宫内孕流产

C．子宫内膜炎

D．月经不调

E．阴道炎

20．停经50天吸宫流产半月，阴道出血时多时少，查子宫口松，子宫如40多天妊娠大小，软，尿妊免试验可疑阳性，下述哪种疾病可能性最大

A．子宫内膜炎

B．吸宫不全

C．绒毛膜癌

D．子宫复旧不良

E．恶性葡萄胎

21．24岁，孕3产0，现停经42天，妊娠（+），药流后阴道出血48 h仍未见胎囊排出，第三天突然右下腹痛。下列对此病例的分析哪种可能性大

A．胎囊已随血排出但没有发现

B．并未妊娠，是妊免假阳性

C．异位妊娠

D．继发感染

E．卵巢囊肿破裂

22．30岁女性，下述避孕方法能防止STD传播的是

A．IUD

B．避孕套

C．口服避孕药

D．安全期

E．阴道隔膜

23．下列避孕方法不会出现阴道不规则出血症状的是

A．长效避孕药

B．皮下埋植

C．IUD

D．紧急避孕

E．安全期

24．目前我国较常应用的紧急避孕药称毓婷，

有效成分为

A．左炔诺孕酮

B．米非司酮

C．18甲基炔诺酮

D．炔诺酮

E．甲地孕酮

25．米非司酮用于紧急避孕的机制不包括

A．抑制排卵

B．抑制受精

C．干扰着床

D．影响输卵管正常蠕动

E．无菌性炎症反应

26．宫内节育器避孕原理，下述错误的是

A．通过异物的局部效应发挥作用

B．异物刺激子宫内膜产生非细菌性炎症反应，不利于胚胎发育

C．机械作用，阻止孕卵着床

D．宫内节育器通过抑制下丘脑—垂体—卵巢轴起作用

E．节育器刺激内膜产生前列腺素，影响孕卵着床

27．关于放置宫内节育器时间，下列叙述不正确的是

A．人工流产后，如出血不多可立即上环

B．中期妊娠引产后3个月

C．剖宫产术后半年以上

D．月经干净后3～7天

E．药物流产排胎当日

28．宫内节育器避孕，下列叙述错误的是

A．抑制排卵

B．机械作用，阻止孕卵着床

C．通过异物局部效应发挥作用

D．刺激子宫内膜产生PG影响着床

E．刺激子宫内膜产生非细菌性炎性反应

29．33岁，孕5产3，月经7天，量中等，查：阴道前后壁膨出，宫颈重糜，宫口松，子宫后位，大小正常，附件（-），要求避孕，以下何种方法最适宜

A．阴道隔膜

B．宫内节育器

C．口服避孕药

D．阴茎套

E．安全期避孕

30．39岁，3个月前曾因妊娠2个月而行人工

流产，人工流产后月经未来潮，无任何不适，自测基础体温呈"双相"，妇科检查无异常发现，最可能引起闭经的原因是

A．妊娠

B．宫颈粘连

C．子宫内膜海绵层和致密层损坏

D．子宫内膜基底层损坏

E．卵巢功能早衰

31．26岁女性，人工流产术后25天，仍有少量阴道流血，查子宫饱满，质中，压疼明显，宫口闭，双附件（-），血hCG（-），应首先考虑为

A．子宫穿孔

B．子宫内膜炎

C．子宫复旧不良

D．人流不全

E．宫外孕

32．26岁女性，人流手术顺利，阴道出血1天净。人流过后45天，未来月经，下腹痛渐加重3天。盆腔检查，子宫饱满，软、压痛明显，双附件阴性。考虑哪种可能性大

A．盆腔感染

B．人流不全

C．宫外孕

D．宫颈粘连

E．早孕

33．25岁女性，人工流产过后20天，有较多阴道流血，查子宫饱满，稍软，宫口松。应考虑

A．子宫穿孔

B．子宫内膜炎

C．子宫复旧不良

D．人流不全

E．宫外孕

34．28岁女性，带环3年，来院常规检查环，平时月经正常，末次月经10天前，阴道检查未见尾丝。以下情况不可能存在的是

A．环脱落

B．尾丝断裂

C．尾丝进入子宫内

D．环异位

E．环下移

35．关于药物流产，下列说法错误的是

A．停经49天内B超胎囊直径小于2.5cm

B．药物是米非司酮和前列腺素

C．可以作为一种避孕方法在院外使用

D．失败率为5%～10%

E．妇科急慢性炎症期不宜实施

36．关于IUD，下列叙述错误的是

A．人工流产后可立即放置

B．生殖器官急性炎症时禁止放置

C．放置节育器后不需定期随访

D．绝经半年以上应取出节育器

E．若发生带环妊娠宫内、宫外均有可能

37．有关人工流产，下列叙述错误的是

A．术前要查清子宫位置、大小

B．消毒宫颈后即可用吸管吸引

C．孕10周内适于负压吸宫术

D．通常应在吸宫后用小刮勺轻刮宫腔1周

E．感染、出血、人流不全等为人流的并发症

38．下列避孕方法不可能引起阴道不规则出血的是

A．皮下埋植药物

B．IUD

C．长效避孕针

D．口服避孕药

E．避孕套

39．Asherman氏综合征是指

A．染色体异常闭经

B．垂体功能低下闭经

C．闭经溢乳综合征

D．宫腔粘连的闭经

E．先天性子宫缺如的闭经

【A3/A4型】

26岁妇女，使用宫内避孕器3年，月经基本规律，末次月经6月10日，于7月8日阴道出血淋漓10天不净，咖啡样，伴下腹痛，不剧烈，未经任何诊治入院，

1．医师最先采取的步骤是

A．立即诊刮

B．血常规化验

C．抗生素治疗

D．盆腔检查

E．药物止血

2．首先要进行的检查为

A．B超盆腔检查

B．尿妊娠试验

C．腹腔镜检查

D．血 hCG 测定

E．盆腔检查

3．下述哪项为临床最常见的诊断

A．早孕

B．功能性子宫出血

C．子宫内膜炎

D．宫外孕

E．宫内避孕器异位

【B 型】

A．继续服用加用 1 片避孕药

B．停止服用 5 天后，服药周期重新开始

C．改用其他避孕方法

D．加用炔雌醇继续服用

1．女，28 岁，1-0-0-1，服用复方炔诺酮片避孕，于月经第 20 天时出现阴道出血，量多，如何处理

2．女，35 岁，1-0-1-1，连续 3 个周期在停服复方炔诺酮 5 天时不转经，如何处理

四、简答题

1．简述短效口服避孕药的作用原理。

2．甾体类避孕药除起避孕作用外对妇女还有什么好处？

3．简述 CSP 分型。

五、病例分析题

1．28 岁，1 年半前剖宫产下一女孩，产后母乳喂养，于术后 7 个月放置宫内避孕器，术时感腹痛，术后出血 4 天净。产后 1 年月经复潮，现停经 8 周，尿妊免试验（+）。子宫增大，软，透视盆腔有环，做人流时未取出环。请分析此病例的诊断。

2．30 岁，停经 42 天，尿妊免试验（+），要求人流。平时月经准，末次月经 3 月 1 日，G3P1，2017 年足月顺产一男婴，人流 2 次。术前检查外阴阴道正常，清洁度 I 度，滴虫（−），宫颈轻着色，子宫稍软，饱满，前位，双附件（−）。术时探宫腔 9 cm，吸出物未见胎囊。追问病史，平时坚持用避孕套避孕，于 3 月 22 日套破，精神紧张，怕怀孕。请分析此病例诊断有几种可能性，根据是什么？需要进一步完善哪些检查？

参考答案

一、名词解释

1．intrauterine device：宫内节育器，是放置在子宫内起到避孕作用的装置，分为惰性 IUD 和活性 IUD。

2．emergency contraception：紧急避孕，是在无保护性生活，或避孕失败或特殊情况性交后 3 日内，妇女为防止非意愿妊娠而采用的紧急避孕方法，其目的是预防非意愿妊娠的发生，以减少不必要的人工流产。

3．Asherman's syndrome：宫腔粘连综合征，由于宫腔操作损伤子宫壁，使宫腔粘连，术后月经不能正常来潮，伴或不伴有周期性下腹痛。

4．cesarean scar pregnancy（CSP）：剖宫产瘢痕妊娠，是受精卵着床于剖宫产瘢痕处的异位妊娠，较为罕见，是剖宫产术后严重的远期并发症，可能导致突发性大出血、胎盘植入、子宫破裂，甚至孕产妇死亡。

二、填空题

1．月经干净后 3 ～ 7 天　出血　腰部不适感

2．羊水栓塞　大出血　感染　子宫破裂

3．雌激素　孕激素　孕激素

4．阿托品

5．阻止或延迟排卵　干扰受精　阻止着床

三、选择题

[A1/A2 型]

 1. C　 2. C　 3. C　 4. B　 5. A　 6. D　 7. E　 8. B　 9. C　 10. D　 11. D　 12. A

13. E　14. B　15. E　16. E　17. E　18. D　19. E　20. B　21. C　22. B　23. E　24. A

25. E　26. D　27. E　28. A　29. C　30. D　31. B　32. D　33. D　34. E　35. C　36. C

37. B　38. E　39D

[A3/A4 型]

1. D　2. D　3. C

[B 型]

1. B　2. A

四、简答题

1. 抑制排卵；改变宫颈黏液性状，不利于精子通过，改变子宫内膜形态与功能，不利着床。

2. 有以下好处：

(1) 可减少宫外孕发生机会。

(2) 减少月经血量，从而纠正贫血。

(3) 减少子宫内膜异位症。

(4) 减少卵巢癌的发生率。

3. CSP 临床分型：近年来国内外学者建议将 CSP 分为 3 型：

Ⅰ型：瘢痕处宫腔内妊娠囊存活型，妊娠囊大部分位于剖宫产瘢痕上方的下段宫腔内，可见胚胎及胎心搏动，绒毛下局部肌层薄，妊娠囊周围局部肌层血流信号丰富。

Ⅱ型：瘢痕处肌层内妊娠囊型，妊娠囊生长于子宫前壁下段瘢痕处肌层，妊娠囊附着处肌层缺如或者变薄，常常胚胎结构模糊，妊娠囊周围局部肌层血流信号丰富。

Ⅲ型：包块型或者类滋养细胞疾病型，主要表现为子宫前壁下段可见囊实性或实性混合回声包块，局部肌层缺如或变薄，与正常肌层界限不清，局部血流信号丰富，可探及高速低阻的血流频谱。

五、病例分析题

1. (1) 宫内早孕；(2) 环异位。放置时为哺乳期，子宫壁薄脆，操作不慎易发生穿孔，将节育器放至宫腔外，但在下部透视时仍可见节育器。节育器不在宫腔不能起避孕作用而妊娠。

2. 有 3 种可能：

(1) 宫内孕：虽停经 42 天，但一直坚持避孕，于 3 月 22 日套破，受孕仅 20 天可能胚胎还在宫角故未吸出。

(2) 宫外孕：妊娠在输卵管部位故吸不出，但尚未破裂出血，故暂未出现宫外孕典型症状和体征。

(3) 未妊娠：尿妊免试验假阳性，因精神情绪因素使月经推后。

需要进一步行血 hCG 和超声检查，明确是否妊娠和妊娠位置。